Davinia Taylor

Hackea tus HORMONAS

Con prólogo y notas
del Dr. Mohammed Enayat

Traducción de Roberto Romero

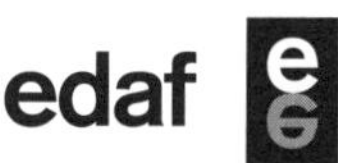

www.edaf.net

MADRID - MÉXICO - BUENOS AIRES - SANTIAGO
2024

Título original: *Hack your hormones*
© 2023. Del texto, Davinia Taylor
© 2024. Del prólogo, Dr. Mohammed Enayat
© 2024. De la traducción, Roberto Romero González
© 2024. De esta edición, Editorial Edaf S.L.U., Jorge Juan, 68, 1.º, 28009 Madrid, por acuerdo con
        The Orion Publishing Group Ltd, Carmelite House, 50 Victoria Embankment London EC4Y 0DZ

Diseño de portada: Marta Elza
Maquetación y diseño de interior: Diseño y Control Gráfico, S.L.

Todos los derechos reservados

Editorial Edaf, S.L.U.
Jorge Juan, 68,
28009 Madrid, España
Teléf.: (34) 91 435 82 60
www.edaf.net
edaf@edaf.net

Ediciones Algaba, S.A. de C.V.
Calle 21, Poniente 3323 - Entre la 33 sur y la 35 sur
Colonia Belisario Domínguez
Puebla 72180, México
Teléf.: 52 22 22 11 13 87
jaime.breton@edaf.com.mx

Edaf del Plata S.A.
Chile 2222
Buenos Aires – Argentina
edafdelplata@gmail.com
fernando.barredo@edaf.com.mx
Teléf.: +54 11 4308-5222 / +54 9 11 6784-9516

Edaf Chile S.A.
Huérfanos 1178 Oficina 501
Santiago – Chile
comercialedafchile@edafchile.cl
Teléf.: +56 9 4468 0539/+56 9 4468 0537

Noviembre de 2024

ISBN: 978-84-414-4335-8
Depósito legal: M-18157-2024

PRINTED IN SPAIN   IMPRESO EN ESPAÑA

COFÁS

Papel 100 % procedente de bosques gestionados de acuerdo con criterios de sostenibilidad.

ÍNDICE

PRÓLOGO

por Dr. Mohammed Enayat

He tenido la inmensa fortuna de trabajar junto a Davinia durante bastante tiempo, en calidad de doctor y también como amigo. El enfoque que ella ha aplicado para cambiar su biología y transformar su vida es el vivo ejemplo de las posibilidades que se abren cuando actuamos con curiosidad y ponemos en tela de juicio nuestro estilo de vida para aplicar cambios. *Hackea tus hormonas* es una guía que se basa en los síntomas para comunicar su estrategia, siempre con base científica, con un lenguaje directo y fácil de entender. Si sigues a Davinia en las redes sociales, ya sabrás que es una persona honesta, franca y sin pelos en la lengua.

Su sinceridad nos ayuda a estimular la curiosidad sobre nuestra propia biología y a introducir cambios positivos. Yo estudié Medicina en el Reino Unido y por mi experiencia puedo afirmar que la formación se centraba en identificar y tratar enfermedades, sin prestar demasiada atención a optimizar la salud de mis pacientes. Mi vida y mi forma de trabajar comenzaron a cambiar cuando dejé atrás las expectativas habituales sobre el «control de las enfermedades» y me propuse cuestionar qué aspecto y forma tiene la auténtica salud. Davinia comparte esa misma perspectiva: la clave no se limita a tratar los síntomas, sino que estriba en procurar que cada persona se sienta lo mejor posible.

Haber puesto en pie una clínica de medicina funcional que aplica en la práctica muchas de las técnicas que se exponen en este libro me ha proporcionado la experiencia para poder afirmar que cientos de mis pacientes han descubierto que tomar el control sobre su salud les ha servido para mejorar su estado de ánimo, potenciar su nivel de energía, mejorar la calidad del sueño y también la digestión, reforzar su sistema inmunitario y reavivar su libido entre otras cosas. Por no mencionar el espaldarazo a la confianza en sí mismos que experimentan al saber que cuentan con información de calidad y pueden actuar, además de comprender cómo funciona en realidad su organismo.

La medicina funcional se basa en un concepto holístico de la salud, que afecta a todos los sistemas y aparatos del cuerpo, sin olvidar la salud intestinal, la inflamación, los micronutrientes y las hormonas. Se sirve de intervenciones sobre la nutrición y el estilo de vida para actuar sobre las causas raíz de los desequilibrios y corregirlas. Si se aplica correctamente, esta modalidad de la medicina trabaja en cooperación con la medicina convencional, sin que sea necesariamente una alternativa para sustituirla. Si te parece interesante y te apetece informarte más en detalle, hay multitud de servicios y profesionales de la medicina formados en esta modalidad que ponen en práctica ese enfoque integrado y holístico, con terapeutas especialistas en nutrición, psiquiatría integrativa y psicología. Aprender a tomar decisiones más inteligentes y mejor fundadas sobre tu salud hormonal exige tiempo y dedicación. Una inversión tanto por tu parte como por parte de tu médico o doctora. Tras años de avances, hoy conocemos mucho mejor las hormonas, pero la ciencia no deja nunca de avanzar. Hace años, lo más habitual era que cualquier doctor prescribiese la píldora anticonceptiva a cualquier adolescente que sufriese algún tipo de problema con su periodo. En la actualidad, lo primero que yo haría sería investigar para buscar posibles desequilibrios hormonales que pudiesen ser el origen desencadenante de dolores menstruales o irregularidades.

En los últimos años, los estudios han dado grandes saltos adelante para desentrañar las ventajas de la terapia de sustitución hormonal para mujeres perimenopáusicas y menopáusicas. El pilar fundamental es la concienciación. Y desde luego, creo que este libro es una herramienta que te ayudará a conocer mejor tus propios equilibrios o desequilibrios hormonales. Es posible que necesites más ayuda, de la mano de un (o una) profesional de la medicina. Por eso, a lo largo de esta misma obra, te daré algunos consejos para que hables con tu médico o doctora si sospechas que padeces algún trastorno hormonal. En cualquier caso y en resumidas cuentas, si hay algún detalle que te preocupe, acude a tu consulta. Porque los y las profesionales son una ayuda imprescindible. Cuanto antes comiences tu camino hacia una mejor salud, mejores y más duraderos serán sus resultados. Te lo ruego: no esperes a encontrarte mal de salud.

Estoy absolutamente convencido de que nadie sabe mejor cómo se siente que cada paciente, personalmente. A menudo es esa persona quien tiene las respuestas a sus problemas de salud y solamente necesita algo de información, una guía que sirva de ayuda para llegar a la solución. *Hackea tus hormonas* te ayudará a recobrar el control y el poder, además de proporcionarte orientación para saber qué hacer de cara a sentirte mejor.

Recuerda que no solo lo haces por ti: una sociedad más saludable es una sociedad más feliz, más satisfecha y también más productiva.

Dr. Mohammed Enayat
Médico especialista en Medicina general y Medicina funcional
Fundador de HUM2N

INTRODUCCIÓN

Equivocaciones e ideas erróneas sobre las HORMONAS

Lo que yo misma entendí mal desde el principio...

Yo misma empecé a trastear y armarme un lío con las hormonas antes de tener bien claro qué son. A los 14 años me prescribieron la píldora anticonceptiva como terapia porque padecía un poquito de acné juvenil. Quería que mi piel estuviese limpia y radiante, quería sentirme un poquito más segura de mí misma. Así que tomé la píldora, porque eso era lo habitual en la década de 1990. El médico no me hizo ni una pregunta y no mencionó ni de pasada los posibles efectos secundarios. Pero bueno, si te soy sincera, aquello de tomar la píldora hacía que me sintiera una auténtica adulta. Ni por un instante me planteé que aquello iba a ser una bomba para mis niveles hormonales.

Por supuesto, siendo como soy, un poco alocada, ni siquiera respeté demasiado bien las dosis. Me olvidaba de tomarla durante días y luego, para compensar, me tragaba cinco de una tacada, a ver si así lo solucionaba. Más tarde también me pasó algo muy típico de adolescentes en vacaciones, cuando seguías tomando la píldora sin interrupción para evitar que te viniese la regla. La realidad es aún peor, porque tardé años en enterarme de que el periodo que provoca la píldora ni siquiera es una regla de verdad. En resumen, si lo contemplas en perspectiva, mis desequilibrios hormonales empezaron bien pronto. Mucho más tarde, cuando quería quedarme embarazada y me costaba concebir a mi primer hijo, me sometí a un tratamiento de fertilización *in vitro*. Tampoco es ningún secreto que, tras dar a luz, padecí un problema de adicción bien conocido, además de una depresión muy profunda. Pero hoy sé que el principal motor de todo aquello fue un desequilibrio hormonal agudo tras la fecundación *in vitro*. Un desequilibrio que, en su momento, ni siquiera se planteó. En absoluto. Y te preguntarás, ¿en serio? Sí, en serio.

¿Por qué nunca se analizaron mis niveles hormonales, por qué en vez de eso me prescribieron *Valium* y un programa de 12 pasos? ¿Cómo es que nadie se fijó en mis estrógenos y en la progesterona? ¿Por qué sentía tanto miedo que no me quedaba otro remedio que beber alcohol para calmar los nervios? ¿Por qué nunca me hicieron una analítica para medir el cortisol? Me pasé días y días paseando por Harley Street* de un extremo al otro, solicitando consulta a las clínicas más reputadas, buscando al mejor doctor... y al final me pusieron una medicación para aliviar el trastorno bipolar.

Todavía hoy no se borra de mi mente la misma pregunta: ¿por qué? Bueno, pues porque hace 15 años, las hormonas no le interesaban a nadie. Así que yo he vivido en mi propia piel las consecuencias que puedes sufrir cuando las hormonas se descontrolan sin freno. Me volví una adicta, me derrumbé y perdí la custodia de mi hijo. Han pasado ya 15 años, pero me siguen llegando cartas de juzgados e instituciones similares que me obligan a enfrentarme con mi diagnóstico de desequilibrio mental y la adicción que al fin superé. En ningún momento se contempló cuál podría ser la causa originaria del problema. La opinión unánime era que yo «estaba loca, y por tanto, no era una persona fiable». Me hundí por completo. Pero sabiendo lo que hoy sé, soy consciente de que todo aquello no era necesario ni inevitable. La raíz de todas nuestras conductas se encuentra en las hormonas. Por eso son tan importantes. Y no quiero que nadie más acabe en la situación que yo tuve que atravesar. Retomar el control sobre las hormonas me ha salvado la vida. De verdad.

Cómo empecé a enderezar el rumbo

Hace unos años, cuando ya había vencido al alcoholismo, todavía era una persona con sobrepeso, madre de cuatro hijos e insatisfecha con la vida. Me atiborraba de antidepresivos, estaba inflada como una pelota y sin chispa de energía. Todo empezó a cambiar tras ver un documental de la *BBC* sobre la

---

* Harley Street es una calle del centro de Londres, en el distinguido barrio de Marylebone, donde se encuentran ubicadas gran cantidad de consultas médicas y clínicas de prestigio *(N. del T.)*.

depresión. Era un programa que explicaba que es posible reforzar tus niveles de dopamina de forma natural simplemente exponiéndote al agua fría. Fue como si se me encendiese una bombillita: ahí pensé que, si no me atrevía a probar lo de la ducha fría, algo tan sencillo, no probaría con nada. Total, que puse en marcha el experimento unas cuantas veces, ¡era horrible, de veras! Aún hoy sigue sin gustarme, ¡menuda tortura! Pero sí que me hizo sentir que había conseguido un pequeño logro. Al terminar me iba a la cocina para limpiarla a fondo. Causa y efecto. En aquel momento no me daba cuenta, pero había empezado a reconquistar el control sobre las hormonas de una forma positiva. Ahora demos un salto adelante, a un par de años más tarde. Entonces me di cuenta de que el síndrome premenstrual se me estaba agudizando y empeorando. Así que me propuse llevar un diario de mis ciclos y mis estados de humor en una aplicación para el móvil, con el objetivo de identificar si estaba ya en la perimenopausia. Empecé a profundizar, más y más; leía todo lo que caía en mis manos sobre las hormonas y los distintos aspectos en los que influyen. Así fue como descubrí algo que me cambió la vida: resulta que las hormonas no son simplemente unas diablillas traviesas e incontrolables, como piensa tanta gente. Son mucho más que eso. De hecho, cuando están correctamente equilibradas, hacen que te sientas de maravilla. Te ayudan a dormir, a reír, a sentirte a gusto, sin miedo, con motivación y mucha energía. Vamos, que provocan mil sensaciones positivas.

Cuando entendí que equilibrar las hormonas es un factor fundamental para vivir de una manera más feliz, supe cuál debía ser el siguiente paso para mí. Me fijé como meta aprender y entender todo lo que pudiese sobre las hormonas, para avanzar en pos de mis objetivos: ser mejor mamá, esposa y amiga. Así que me he dedicado a asimilar todos esos conocimientos y luego a toquetear y afinar un sinfín de detalles para reconquistar el equilibrio. En mi caso, implicó una combinación de desintoxicación, reducción de los alimentos con efectos inflamatorios, ponerme a correr, más exposición a la luz, saunas, suplementos nutricionales, ejercitación en la respiración, fármacos nootrópicos, kombucha, ayuno intermitente, salud intestinal y... sí, me temo que sí, exposición al frío (¡lo siento!).

Más adelante entraré en detalles sobre todas estas cosas, pero lo primordial es averiguar qué es lo que mejor funciona para TI, para tu caso individual, y seguirle la pista. No existe una regla de oro ni una receta universal para todo el mundo, no se trata de editar tu genética: la cuestión es adoptar una perspectiva holística para actuar sobre tu salud y que vivas de la mejor forma posible.

¿Qué diablos son las hormonas?

En palabras sencillas, las hormonas son los mensajeros químicos del organismo.

Hay unas células especiales, alojadas en las glándulas endocrinas, que se encargan de sintetizarlas para que luego se viertan al torrente sanguíneo y transmitan mensajes a otras partes del cuerpo. Seguro que has oído hablar de las hormonas sexuales, como los estrógenos y la progesterona, cuya misión es regular la fertilidad y que también afectan al aumento de peso. Pero es que las hormonas controlan muchas más áreas aparte de la reproducción. La verdad, ¡participan en casi todos los procesos!

Por ejemplo, las glándulas adrenales dirigen la respuesta al estrés, ya que producen adrenalina y cortisol. La glándula tiroidea (o tiroides a secas) libera hormonas que regulan los niveles de energía. Y esas solo son dos ejemplos, hay muchas más, como la glándula pineal, el timo y la hipófisis (también llamada glándula pituitaria). Todas cumplen misiones fundamentales para la salud. A lo mejor todo esto te suena demasiado científico, quizás pienses que empiezo muy fuerte. Pero te prometo que pienso hablar con un vocabulario sencillo y fácil de entender. Básicamente, la manera en que funcionan las hormonas condiciona nuestros estados de humor y de ánimo, la calidad del sueño, el apetito, nuestros límites de paciencia con la familia, las amistades y los compañeros de trabajo, pero también nuestra motivación para hacer ejercicio e incluso la forma de reaccionar ante una crisis. Las hormonas no solo se dedican a influir en la menopausia y el síndrome premenstrual; hacen mucho, pero que mucho más que eso. Son bloques esenciales sobre los que se construye nuestra dimensión física Y TAMBIÉN nuestra personalidad. Por eso, cuando se descontrolan, pueden tener efectos devastadores: nos resulta más difícil conciliar el sueño, llevar una dieta saludable, sentirnos a gusto o mantener la concentración. Por eso mismo, este libro se centra en los síntomas a los que quizás te enfrentes. Ellos serán la puerta para adentrarnos a investigar qué papel desempeñan las hormonas y qué se puede hacer para mantenerlas bajo control.

Que no te dé vergüenza: ¡la culpa de todo la tienen las hormonas!

Si ya has intentado anteriormente resolver tus problemas pero tus iniciativas no han llegado a buen puerto, no te eches la culpa. Hay demasiadas sentimientos de vergüenza y culpa en torno a la obesidad, la depresión y las adicciones. Personas que se sienten culpables y miserables por no ser capaces de hacer frente a sus problemas hasta machacarlos y perder peso, sentirse más vitalistas, dejar de beber o lo que sea a base de pura fuerza de voluntad. Pero es que todos esos problemas tienen un motor común y NO es culpa tuya, sino que son las hormonas. No tiene lógica que tú te consideres responsable de los sofisticadísimos procesos químicos que ocurren en tu interior. Repito: son las hormonas las que dirigen todo ese asunto. Controlan nuestras conductas, nuestros apetitos, la actitud y el estado de ánimo... vamos, casi todo lo que se te ocurra. Todo lo que la humanidad siente y hace está regulado por un montón de hormonas que bailotean alegremente. Por ejemplo: si consumes demasiada comida basura, quizás sea porque una resistencia a la insulina impulsa esa adicción al azúcar. No es por «falta de voluntad».

Si me lo preguntas, yo opino que el azúcar es más adictivo que la cocaína. Cuando tienes los niveles de dopamina por los suelos, resulta casi imposible levantarte de la cama, porque no te sientes con fuerzas para nada. Personalmente, pienso que mis altísimos impulsos de dopamina fueron los desencadenantes de mi adicción a la bebida, porque fantaseaba sin cesar con el siguiente subidón. Y atención, porque para mí, «subidón» era el nivel de ánimo «normal» para cualquier otra persona. Así que vamos a olvidarnos de una vez de todo ese mantra inútil de la supuesta fuerza de voluntad. Vamos a tacharlo de la lista. No serviría de nada empezar por ahí. Lo que nos interesa es establecer protocolos de actuación prácticos, medidas útiles, y eso es lo que pretendo hacer en este libro. Para empezar, hay que desentrañar qué alteraciones tienes en tu química interior, para después ponerles remedio y convertirte en una superpersona... sea lo que sea eso para ti. Para afrontar la tarea, disponemos de un armarito lleno de ingredientes y con ellos diseñaremos una receta que afecte a las hormonas que queramos poner bajo control para que tú puedas disfrutar de la vida al máximo.

Hora de derribar mitos sobre las hormonas

Si algo me fastidia en el alma son la estigmatización y la tontería que revolotean en torno a las hormonas y lo que hacen. En primer lugar, según dice una antigua leyenda, las hormonas tan solo causan efectos negativos. De hecho, es bastante habitual que se critique a muchas personas (fundamentalmente a mujeres, no nos engañemos) por tener un comportamiento muy influido por las hormonas. Vale, es verdad que las hormonas pueden arruinarnos el ánimo o estresarnos, pero también son capaces de lograr justo lo contrario: nos hacen sentir vitales, nos infunden seguridad, provocan que quememos grasas, nos pueden dejar la piel limpia y reluciente e incluso dotarnos de una melena de fábula.

Por desgracia, aunque la palabra «hormonas» está en boca de medio mundo, poca gente tiene bien claro cómo funcionan y para qué sirven. Hablemos claro: a no ser que hayas estudiado mis analíticas de sangre y los resultados de mi análisis de sedimentos urinarios, ¿de qué hormonas me hablas cuando me acusas de «tenerlas alteradas»? ¿Te refieres a mi nivel de cortisol o a que sufro resistencia a la insulina? ¡Hablemos claro! También es verdad que cabe la posibilidad de no usar esa palabra con tono de desprecio, como si fuera un insulto.

Vamos con el siguiente mito: que tan solo deberías preocuparte por las hormonas si eres mujer, si estás en plena pubertad o si estás en edad de menopausia. Pues no es cierto, porque TODAS las personas, sin excepción, tenemos niveles hormonales que fluctúan. Hombres o mujeres, todos los seres humanos experimentan a diario ciclos de hormonas que interactúan y se influyen entre sí, provocando una cascada de efectos constantemente. Equilibrar y entender esa sinfonía de hormonas es importantísimo para cualquier persona.

Lo «normal» no existe

Otra cosa que quiero dejar muy clara es que este no es un libro cuyo fin sea lograr ningún tipo de estado hormonal unificado y perfecto para todo el mundo. Cada persona es un mundo y funciona de una manera específica y diferente. Lo que sirve para unas probablemente sea irrelevante para otras.

Yo misma tengo un montón de amigos y amigas cuyo estado ideal sería repantingarse a leer o a ver la tele con un gatito amodorrado en el regazo. Muy bonito, desde luego, pero para mí, esa NO es una zona de confort. Yo soporto muy mal el aburrimiento y no me pide el cuerpo relajación, sino más bien disfrutar de un estado hiperactivo, con toda la potencia de la dopamina. Así que para mí el yoga no vale para nada, pero salir a correr sí. Y no hay nada de malo en ello, sencillamente es que esa es mi configuración hormonal.

Suelo pensar que todos los seres humanos forman parte de una misma tribu, en la que cada integrante aporta algo único y distinto. Vamos, que unos cubren los huecos que dejan otros. Te daré otro ejemplo: gracias a Dios, mis hijos no salieron tranquilitos y creativos, porque se me dan fatal las manualidades y soy terrible como cocinera. Pero te reto a que encuentres una guía mejor para llevarlos a una carrera de obstáculos o de aventuras por la montaña. Cada cual tiene una configuración hormonal particular y puntos fuertes (y débiles) específicos. Así que toca exprimir a fondo tus dones y olvidarte de idealizar y emular a nadie.

Otro detalle: analizar los niveles hormonales puede ser un recurso muy útil, pero tal vez no sea imprescindible ni demasiado recomendable compararlos con los de otro individuo. Por ejemplo, los niveles de testosterona en hombres que hace 20 años se consideraban crónicamente bajos hoy se consideran normales. Entonces, ¿de qué sirven esas comparaciones? En serio, ¿acaso valen para algo? Además, los niveles hormonales difieren en la escala global: lo que es normal para alguien de Francia puede no serlo para alguien de Singapur, ¡y quizás sea totalmente distinto si la persona vive en Nueva York o en Wigan! A mí, lo que me parece, es que no deberíamos obsesionarnos tanto con las cifras y prestar más atención a los síntomas. Y esa es la premisa básica de este libro. Vamos a centrarnos en la realidad.

¿Te atenaza la ansiedad? ¿Duermes mal, tienes problemas para descansar? ¿Tus hábitos alimentarios dejan bastante que desear? Vale, pues con esa información ya podemos comenzar a trabajar.

¿Cómo quiero ayudarte con este libro?

Retomar el control sobre mis hormonas me ha liberado del alcoholismo, me ha permitido recuperar la figura, me ha transformado en una persona más productiva y en una mujer más segura de sí misma. Todavía me considero una persona muy desorganizada y padezco trastorno de déficit de atención e hiperactividad (TDAH)... pero bueno, ¡no se puede tener todo!

Lo que cuenta no es alcanzar la perfección, sino progresar. Más adelante te contaré todo lo que debes saber sobre el TDAH, porque, efectivamente, también en eso influyen las hormonas. Mi idea es que este libro te sirva de manual para averiguar qué motivos se ocultan tras los problemas que padeces y que te sugiera cambios sencillos y prácticos que sean útiles. Hay un par de capítulos que son algo más largos (concretamente, los que hablan del sueño y la alimentación), y lo son porque esos son temas MUY importantes, dos áreas donde las hormonas están muy presentes. He procurado no dejar fuera ningún detalle de todo cuanto he leído y estudiado sobre estos aspectos, además de exponerlo de la manera más sencilla y fácil de entender y aplicar para ti y para tu vida.

No me centro exclusivamente en hacer una dieta concreta ni en eliminar hábitos de tu estilo de vida, no. Yo lo que quiero es que incorpores hábitos positivos. Odio expresiones como «anti-ansiedad», prefiero otras como «pro-seguridad». Naturalmente, cuando toque hablar de las hormonas, repasaremos los conceptos básicos, pero también profundizaré en donde sea necesario para que dispongas del vocabulario necesario para expresarte.

Quiero que te armes con toda la información necesaria para entender cuáles son las raíces de los problemas, identificar tus síntomas y hablar con seguridad cuando acudas a una consulta médica. Llevamos años quejándonos pero con la boca amordazada: a las mujeres nos han tachado de locas, nos han marcado como un colectivo complicado, incluso nos han recetado terapias de electroshock y en algunos casos se han provocado suicidios... y todo debido a esas hormonas, porque nadie sabía entonces cómo funcionaban. Pero se ha ido avanzando y hoy ya sabemos que, cuando sentimos que tenemos las hormonas «alteradas», es porque existe algún desequilibrio.

Este libro te explicará que, en realidad, las hormonas son unas herramientas fabulosas y que estarán a tu servicio siempre que sepas controlarlas correctamente.

El fantástico doctor E.

Repartidas a lo largo del libro te irás encontrando con contribuciones del doctor Mohammed Enayat, más conocido en ciertos ámbitos como el Doctor E. Es un médico fantástico, un especialista con una amplísima formación en medicina funcional y regenerativa. Ahora se ha especializado en medicina preventiva, una disciplina que se centra en lograr la máxima vitalidad en cada estado de salud y no se limita a anular las enfermedades sin más. La primera vez que me topé con el Doctor E. fue cuando yo andaba investigando sobre las cámaras de oxígeno hiperbáricas, hace unos años. Estoy empeñada en prolongar la vida de mi padre todo lo posible y mejorar su estado de salud, así que me puse a escudriñar en Internet y me encontré con la clínica del Doctor E. Me pareció que su ética coincidía con mis principios. Vamos, ¡que no se daba demasiados aires!

Desde aquel momento hemos ido construyendo una relación de trabajo fantástica, porque a los dos nos interesa muchísimo el «hackeo biológico» y explorar qué beneficios puede aportar para la salud. Eso de *hacking* biológico o *biohacking* quizás te suene muy técnico o un tanto amenazador, pero en realidad se apoya en una máxima muy sencilla: devolver al organismo a un estado de homeostasis (o sea, de equilibrio) interviniendo sobre los problemas con una serie de protocolos prácticos y técnicas que nos permiten verificar qué herramientas son más eficaces para cada individuo de cara a optimizar su estado de salud. Me encanta charlar con el Doctor E. acerca de las perspectivas de futuro, porque yo me paso el día rastreando novedades y él trabaja en la vanguardia, acompañado de un equipo de profesionales de una calidad increíble. Es él quien ha aprobado personalmente toda la información de carácter médico y los consejos de salud que incluyo en este libro, pero es que además, nos va a dar directrices prácticas sobre qué recursos tenemos a nuestra disposición en los sistemas de salud públicos, nos va a enseñar el vocabulario que necesitamos y nos sugerirá ideas para colaborar con tu médico o médica de cabecera. Y también tiene unas cuantas ideas muy útiles si quieres buscar ayuda en sistemas de salud privados. Yo soy una defensora acérrima del sistema público, pero conviene tener presente que se trata de una maquinaria colosal con una finalidad clara: tratar enfermedades. Y aquí nos proponemos una meta algo distinta: en lugar de tratar enfermedades, queremos sentirnos bien, ¡pero bien de verdad!

Los desajustes de la evolución: hay que recuperar el equilibrio

La vida contemporánea es un torbellino que gira demasiado deprisa, así que, lógicamente, las hormonas son incapaces de seguirle el ritmo. Hace mucho tiempo, y me refiero a siglos o hasta milenios, paríamos a nuestros hijos apenas cumplidos los 16 años, porque a esa edad nuestra fertilidad está en lo más alto. Y al llegar a los 40, ya éramos la viejecita sabia del poblado. ¡Nada de lidiar con chiquillos berreando ni con el estrés del trabajo diario! Pero hoy las cosas son radicalmente diferentes, ¿o no? La combinación entre el estrés, nuestro estilo de vida y la forma en que ha evolucionado la sociedad nos pinta un panorama complicado. Así que tenemos que ajustarnos las hormonas, hay que hackearlas, porque, si no, continuaremos viviendo en un desajuste evolutivo.

Tener hormonas prehistóricas en un mundo tan moderno supone un gran problema, pero es un problema que podemos aprender a resolver, hazme caso. Porque al fin estamos empezando a comprenderlas, ¡aleluya! Y eso que nuestra especie lleva miles de años sobre este planeta... Da igual qué edad tengamos: las hormonas nos afectan. Pero, por fortuna, la ciencia y la tecnología actuales nos ayudan a vivir más años. Así que ahora el objetivo tendría que ser vivir más años con más salud. En este libro te voy a presentar conocimientos prácticos e ideas sobre qué aspectos pueden ser problemáticos y te propondré trucos, soluciones prácticas, protocolos e información que pueden ayudarte a corregir la situación.

Retoma el mando, recupera el poder

El objetivo de este libro no es convertirte en una supermamá todopoderosa ni en un ejecutivo agresivo infalible. No; yo me propongo aumentar la confianza que sientes en ti mismo/a, para que cambies tu actitud, para que seas una persona más productiva, segura y feliz. Quiero darte permiso para exprimir la vida y disfrutarla al máximo, no para transitar por ella sin pena ni gloria. A lo mejor no te afecta ningún trauma dramático (piensa que el organismo desarrolla la misma reacción hormonal tanto al sufrir uno como si padece nerviosismo por haber extraviado un mensaje de correo electrónico importante): no pasa nada, ¡ni que tuvieras que sentirte culpable! Cada cual responde a estímulos distintos y quizás ni siquiera sepamos por qué, pero eso carece de importancia.

Al fin y al cabo, todo gira en torno a tomar el control de tu cuerpo y recuperar el poder, para así controlar también tu estado de humor, tu sueño y tu vida. Que a lo mejor luego sucede que pasas una mala noche o te sientes fatal o acabas con un montón de marrones encima un día... pues qué le vamos a hacer. No te preocupes, es un rasgo puramente humano: nadie es perfecto.

Yo tengo un sistema hormonal bastante caprichoso, al que le gusta salirse de sus casillas, y a veces tengo que reconducirlo. Tengo cierta predisposición a dejarme dominar por el estrés y que los cambios alteren mi rutina. Especialmente cuando estoy de viaje. Resulta irónico, pero el hecho de irme de vacaciones me hace descarrilar muy fácilmente y provoca que me sienta en muy baja forma, falta de ánimos. Y desde luego, sí me doy cuenta de que, a medida que voy cumpliendo años, soy más débil ante los embates de la VIDA. La gran diferencia es que ahora conozco los riesgos y sé qué arsenal tengo a mi alcance para luchar por recuperar el equilibrio, en lugar de rendirme y echar mano a una botella de vino, un pedazo de pastel o todo a la vez. Así que vamos allá: pongamos las hormonas en su lugar, en la configuración óptima para cada persona. Porque si yo me puedo sentir mejor, cualquiera puede conseguirlo. Ojo, te lo dice alguien que llegó a estar en un estado de desequilibrio extremo, tanto mental como físicamente. Se trata de tomar el poder, de empoderarse de verdad, y no como en esos anuncios de productos de higiene femenina. Porque se trata de tu cuerpo. Del tuyo. ¿Quién va a saber cuidarlo mejor que tú personalmente?

1

¿Por qué duermo tan **MAL**?

EN ESTE CAPÍTULO, NOS CENTRAREMOS EN LAS SIGUIENTES HORMONAS:

- ***Serotonina:*** *Nos hace sentir a gusto, con una agradable sensación de bienestar, satisfacción y seguridad.*

- ***Melatonina:*** *La principal reguladora de la sensación de somnolencia.*

- ***Cortisol:*** *Regula la respuesta ante el estrés.*

- ***Adrenalina:*** *La hormona del reflejo que nos empuja a huir o plantar batalla.* **Noradrenalina/norepinefrina:** *La adrenalina en el cerebro, que nos ayuda a despertar y estar alerta.*

- ***GABA:*** *Le pone freno a la ansiedad y nos ayuda a relajarnos.*

- ***Vitamina D:*** *En realidad, se trata de una hormona que contribuye a regular el sueño.*

Empezaremos por aquí, porque cuidar la calidad del sueño es la herramienta más esencial para gozar de una mejor salud. Desde luego, yo cuando era joven no consideraba que dormir fuera una prioridad. O sea, que no me iba a la cama hasta las tantas, me pasaba las noches en vela y los fines de semana de fiesta ininterrumpida. Incluso cuando no iba tan a tope, me bebía una botella de vino cada noche. Total, que la calidad de mi sueño era muy, pero que muy mala. Penosa. Y como me faltaba sueño, pues también me faltaba energía para hacer frente al siguiente día. En lugar de afrontarlo con fuerzas, me arrastraba. La fatiga me machacaba, así que para compensar, me atiborraba de café y cruasanes. Pensándolo bien, creo que reflejaba bastante la actitud general hacia el sueño que imperaba en aquella época, que lo menospreciaba. La idea global era que «dormir es para flojos» y la mentalidad «Ya descansaré cuando me muera». Yo interioricé esas máximas y las integré en mi principio maestro, que era «total, ¿qué más da?». Sinceramente, estoy convencida de que todavía noto los efectos secundarios de esa privación del sueño en la actualidad: tengo niveles bajos de cortisol (la hormona que te pone en marcha) durante el día y, si me descuido, tengo picos de cortisol cuando cae la noche, justo cuando no son precisamente lo más recomendable. Dentro de un poquito te explicaré cómo funciona esta hormona.

¿Qué efectos tiene el sueño de mala calidad?

Cuando duermo mal, me siento fatal, es un asco. Ser incapaz de conciliar el sueño o dormir a saltos, con muchas interrupciones, es una especie de tortura. De hecho, se emplea como tortura: para destrozar la moral y el ánimo de los prisioneros de guerra, es habitual impedirles que duerman.

Cuando estaba embarazada, padecía de insomnio y, por supuesto, me tenía que levantar una docena de veces por noche a hacer pis. Pero eso no fue nada comparado con la catástrofe que viví cuando ya era madre y tenía que soportar noches llenas de sobresaltos. Era una sensación absolutamente horrible y además, completamente inesperada. Notaba un sabor odioso en la garganta, tenía la mente siempre nublada y me enfadaba a la mínima. No tenía ni pizca de paciencia... y cuando tienes un carácter como el mío, bastante vivo y peleón, saltar como una fiera ante cualquier problema es lo primero que te pasa si no has descansado bien. Mi madre era totalmente opuesta a mí, porque aunque también sufría unas enormes dificultades para dormir, sí que conseguía mantener la calma. Yo me parezco más a mi padre: si no duerme bien, estalla. Es esa sensación horrorosa, la de perder el control. En mi caso, si no he descansado bien la noche anterior, entro en modo de pánico total.

Menos mal que en la actualidad sí duermo bien, en líneas generales, aunque todavía sufro alguna noche mala de vez en cuando. A veces me ataca el insomnio los primeros días de mi ciclo menstrual o cuando me salgo de mi rutina habitual. Los seres humanos somos criaturitas de costumbres, no hay vuelta de hoja. Por eso, cuando estoy de viaje, nunca duermo igual de bien que en casa. Mi hogar me sirve de red de seguridad, es mi refugio, aunque la mitad de los días sea un desastre. Cuando pasas la noche en un hotel, el organismo se pone en alerta, porque no está habituado al entorno ni a los ruidos.

Hace un tiempo, tuve que pasar una noche en Londres. Yo me imaginaba que sería genial; una noche tranquila sin críos alrededor. Pues no, me dejó destrozada. Había un millar de luces que se colaban por la puerta desde el pasillo, ruidos rarísimos de la tele, del aire acondicionado y de la calle. Y yo en medio de todo aquello, con el antifaz puesto, preocupadísima y sin pegar ojo, como una abuelita miedosa. No fue una noche ni de glamur ni de diversión, para nada. La verdad, como en casa no se está en ningún lado.

Hay personas que sufren para dormir

Los trastornos del sueño adoptan formas muy diferentes. Puede ser insomnio, o que te levantes a medianoche (o demasiado temprano), o que duermas pero no descanses, o que los puñeteros niños te despierten mil veces y te impidan dormir del tirón. Sé de un montón de amigos y amigas a quienes les cuesta muchísimo pegar ojo. Algunos recurren al alcohol para quedarse fritos. No me refiero a emborracharse hasta perder el sentido, pero sí a tomarse unas copas de vino para rebajar la ansiedad y calmar los nervios. Sin embargo, ese remedio puede agudizar el problema, deteriorando la calidad del sueño. Y además, en cuanto se pasa el efecto, te despiertas de madrugada. Pero bueno, yo misma sé qué desagradable es enfrentarse a esos problemas, así que aquí no vamos a juzgar a nadie.

Por mi cuenta de *Instagram* me entero de que también hay un montón de gente que padece verdaderos problemas para dormir, sobre todo porque no consiguen desconectar. La cabeza sigue y sigue en marcha, les impide conciliar el sueño o provoca que se despierten con los ojos como platos en plena noche, sin posibilidad de caer otra vez en el abrazo de Morfeo. Para muchas personas esta es una crisis muy seria. Devanarse los sesos a las 2 de la madrugada pensando en cómo afrontar el día que llegará en unas horas es una situación muy desagradable y además, muy pero que muy solitaria. Yo, cuando no duermo, soy una pesadilla. Me porto fatal, odio la vida misma, no confío en mí misma, soy cero productiva y lo único que me apetece es mandar todo a hacer gárgaras. Es lo peor que me puede pasar, de veras. Prefiero soportar un hambre de lobo que sentirme así de agotada. Y eso es mucho decir en mi caso.

¿Cómo te puede ayudar la ciencia a controlarte y dormir mejor?

Más de dos tercios de la población del Reino Unido padece interrupciones del sueño y casi un tercio se enfrenta al insomnio, así que no pierdas la perspectiva: si te cuesta dormir bien, ¡NO ERES UN CASO AISLADO! Es una epidemia, pero es posible ponerle coto y controlarlo. Por tanto, si te encuentras en esa situación, no pasa nada, ahora la ciencia tiene herramientas útiles. Y no me refiero a ir a ver a tu médico y que te prescriba pastillas para dormir, que harán sentir todavía peor y con una resaca espantosa al día siguiente (por no mencionar que pueden ser muy adictivas). La clave es conocer unos cuantos principios científicos para entender POR QUÉ nos pasa esto. Y el aspecto más importante, de largo, es el equilibrio hormonal.

Lo que pretendemos explorar en este capítulo es cómo afectan las hormonas al sueño y cómo puedes hackearlas para ayudarte. El secreto de dormir bien no es el dichoso *mindfulness* ni está en ningún cristal. Aquí hablamos de ciencia, de investigación empírica, de resultados reales.

Te diré la verdad, honestamente: a mí me parece que todo ese rollo de «tratarse bien» no sirve de nada. Soy mucho, pero mucho, más cínica. Necesito saber cuáles son las bases científicas, entender las pruebas. No me ayuda para nada la sensación de que estoy perdiendo el tiempo en charlas inútiles. En tu caso, si estás probando el enfoque magufo (pseudocientífico) y no obtienes resultados, cuidado, porque podrías acabar machacándote aún más. Lo que te quiero transmitir es que no pasa nada. No te preocupes, si no duermes bien, no es culpa tuya. Lo más probable es que tengas las hormonas fuera de control. Seguramente esas dificultades estén relacionadas con la contaminación lumínica y atmosférica, con la alimentación y con tus ritmos circadianos. En esta época que nos ha tocado vivir, los estilos de vida parecen diseñados precisamente para aplastarnos.

Cuando estás en la cama con el corazón palpitándote y el cerebro a cien por hora a la 1 de la madrugada, es por causa de la adrenalina, y quizás también del cortisol. Esas dos sustancias son totalmente naturales y participan en los procesos químicos del cuerpo. Eso sí: no deberían estar activas justamente en esos momentos. Vamos a devolver la química de tu organismo a una situación de equilibrio, porque en el fondo, el objetivo de tu organismo es que logres sobrevivir y prosperes.

¿Por qué es tan crucial el sueño?

Literalmente, el sueño conforma la base de todo lo que hacemos con nuestra salud. El cuerpo necesita dormir para reparar los músculos, consolidar los recuerdos en la memoria y restablecer el equilibrio en el organismo. Por ejemplo, para regular correctamente la insulina (que a su vez regula el nivel de azúcar en la sangre). Cuando caemos en el sueño profundo, entramos en el modo detox. O sea, que eliminamos los residuos y las toxinas del cerebro, liberamos hormonas, reducimos los procesos inflamatorios y permitimos que el organismo sane y se repare en el estado de «descanso y digestión». Dormir es absolutamente imprescindible. Prácticamente para cualquier proceso. Cualquiera sabe qué mal te sientes al día siguiente cuando no descansas bien: irritable, quejica, con una fatiga terrible, de mal humor, sin energías... un asco, vamos. Pero es que, además, la falta de sueño puede tener efectos muy persistentes, como el aumento de peso, la depresión e incluso enfermedades cardiovasculares.

Por tanto, no sorprende en absoluto que el sueño reparador se cite cada vez más como ingrediente esencial para disfrutar de una buena salud física y mental. Por suerte, la imagen del sueño en la sociedad ha registrado un cambio radical durante los últimos años. Fuera de los círculos médicos, en la vertiente más social, la gente habla cada vez con más frecuencia sobre la importancia de dormir mejor. A ver, ¡si hasta Kim Kardashian y Gwyneth Paltrow se han puesto a comparar en *Instagram* las puntuaciones de sueño que sacan en los anillos Ōura! Hace unos años, este tipo de conversaciones eran impensables. Ahora estamos empezando a reverenciar y respetar el sueño. Casi como si fuese el nuevo *rock'n'roll*.

Las distintas fases del sueño ¿para qué sirve cada una?

Cuando dormimos, pasamos por distintas fases, que se repiten en el transcurso de la noche. Cada una cumple una misión distinta para nuestros cerebros y el organismo. Yo me solía imaginar un gráfico que registraba qué aspecto tendría el discurrir del sueño, como una curva en forma de campana boca arriba.

O sea, que nos hundimos en el sueño para luego ir subiendo escalones gradualmente a medida que pasa la noche, hasta subir a la consciencia y despertar. Pero en realidad, los gráficos que registran la actividad cerebral indican que el asunto sube y baja a lo largo de la madrugada, según se suceden las distintas fases del sueño, se segregan distintas hormonas y se generan diferentes tipos de ondas cerebrales. Yo también tengo un anillo Ōura, igual que Kim Kardashian y Gwyneth. Y la verdad, mirar los ciclos de las ondas del sueño a la mañana siguiente me parece fascinante. El sueño se divide en estas fases:

Fase 1

Es la transición, en la que caemos en la inconsciencia y nos dormimos. Te sitúas en un estado casi meditativo mientras el cerebro emite ondas beta y quizás experimentes esa extraña sensación de caer al vacío cuando el organismo concilia el sueño. En este punto, todavía se mantiene el estado de alerta en líneas generales y quizás ni siquiera te sientas presa del sueño.

Fase 2

La fase del sueño ligero, que dura entre 20 y 30 minutos. En este período, el cerebro protagoniza repuntes periódicos en su actividad, llamados «husos del sueño», que hacen posibles los sueños oníricos. En estos instantes el organismo sí está totalmente inmerso en la somnolencia, la temperatura corporal baja y el ritmo cardíaco se ralentiza. Sin embargo, en esta fase todavía es fácil que cualquier estímulo externo te despierte.

Fases 3 y 4

Ahora estás completa y totalmente dormido/a y tu respiración se vuelve muy estable. Justo en este momento es cuando Matthew empieza a respirar como un oso, ¡no lo soporto! Hace un par de noches me tuve que ir a dormir a la cama de mi hijo Jude porque no aguantaba que Matthew hubiese entrado en la Fase 3 antes que yo. Volviendo a lo nuestro: tienes los músculos absolutamente relajados, la presión sanguínea baja y también la temperatura corporal. El cerebro se dedica a emitir ondas delta muy lentas. En este tramo, el organismo se dedica a reparar los tejidos dañados y a segregar hormonas. En esta fase resulta muy difícil despertarse. Suele durar entre 30 y 40 minutos.

Sueño REM (de *Rapid Eye Movement* o «Movimiento Rápido de los Ojos»).

Aquí viene el pilar maestro del asunto. El sueño REM es crucial para regenerar las células nerviosas del cerebro. Este órgano permanece despierto mientras el resto del cuerpo descansa. De hecho, tendrás paralizados los músculos del cuello para abajo, para evitar que te puedas levantar y caminar en estado sonámbulo. Debajo de los párpados, los ojos se agitan a toda velocidad y en estos momentos es cuando más se sueña. No dura más que 30-40 minutos y cuando termina, regresamos de un salto a la Fase 1. Y vuelta a empezar. Este ciclo se repite entre cuatro y cinco veces cada noche. Eso si duermes toda la noche, como es debido, obviamente.

¿Y cuándo entran en escena las hormonas?

Las hormonas regulan el descanso y, cuando funcionan bien, dormimos de maravilla. Si no funcionan bien, pues tenemos un problema. La lista de hormonas que influyen sobre la calidad del sueño es larguísima, así que me voy a centrar tan solo en las más relevantes.

Serotonina

Es una candidata ideal para comenzar. De producirla se encarga la glándula pineal, emplazada en lo más profundo del encéfalo. Mucha gente la llama la «hormona de la felicidad», porque regula el estado de ánimo. La serotonina provoca que sientas seguridad y calma, bienestar, que te encuentres a gusto. Como cuando estás en un pub tan a tus anchas que no quieres irte jamás, o cuando te repantingas a ver tu serie de TV favorita con una taza de té o de chocolate a mano.

Un dato alucinante y que volveremos a encontrar a lo largo de todo el libro: la serotonina se sintetiza a partir de los nutrientes de la alimentación. El 95% de esta hormona se fabrica en los intestinos, nada menos.*

La serotonina empieza en forma de triptófano, un aminoácido esencial que necesitamos para crecer durante la infancia y después para controlar un montón de funciones metabólicas que afectan al estado de ánimo y a la conducta en edad adulta. El ser humano es incapaz de sintetizar el triptófano, así que lo obtiene de alimentos donde abunda esa sustancia. Si te cuesta mucho dormir, te recomiendo que aumentes la cantidad de alimentos ricos en triptófano para favorecer la secreción de serotonina. Aquí tienes varias opciones excelentes:

- carnes de pollo y pavo.
- carnes rojas (de ganado alimentado con hierba).
- atún.
- queso, leche y lácteos enteros.
- plátanos.
- cerezas agrias.
- péptidos presentes en el colágeno bovino.

Cuando consumimos estos ingredientes, el organismo transforma el triptófano en 5-HTP, otro compuesto distinto. Luego se convierte en serotonina, la cual a su vez, unas horas más tarde, se convierte en la hormona más importante para el sueño... redoble de tambores, por favor...

Melatonina

La estrella del espectáculo, la hormona más destacada en lo que atañe al sueño. El cuerpo se encarga de verter la melatonina y eso suele ocurrir por medios naturales, unas dos horas antes de irse a dormir. Esta es la etapa final de la secuencia triptófano> 5-HTP>serotonina>melatonina y no te dormirás hasta que no se complete. Hace poco me enteré de que los bebés no producen melatonina hasta cumplir los tres meses, por eso los recién nacidos quieren fiesta toda la noche y te arruinan las perspectivas de descansar. Tu organismo necesita esa sensación de seguridad y tranquilidad totales que

---

* https://www.apa.org/monitor/2012/09/gut-feeling

proporciona la melatonina para rendirse al sueño. Si en tu cabeza bullen pensamientos marcados por la ansiedad o te tiras hasta las tantas mirando la pantalla del móvil con el brillo al máximo, interrumpirás el proceso e impedirás que la melatonina haga su magia.

Y eso se debe a que esta hormona es muy sensible a la intensidad de la luz. La glándula pineal (vuelve a escena) aumenta la producción de melatonina al caer la tarde, cuando el cielo se oscurece, hasta alcanzar su pico máximo a mitad de la noche. A primeras horas de la mañana desciende su actividad hasta el nivel normal diurno. Esto explica que exponerse al tipo de luz más adecuado en el momento ideal del día es muy beneficioso para regular mejor los niveles de melatonina. Más adelante, dentro de este mismo capítulo, te explicaré cómo hacerlo.

Otro detalle sobre la melatonina: en algunos países, como el Reino Unido, no es nada fácil de encontrar en formato de suplemento alimentario. Me parece una chifladura, si tenemos en cuenta que en los Estados Unidos es un remedio muy popular, que se dispensa sin más complicaciones para combatir problemas de sueño y también el *jet-lag*. En el Reino Unido y otros lugares solamente se vende con receta médica. A ver, aclarémonos: ¿o sea que puedes comprar *vodka* en cualquier gasolinera de autopista pero las autoridades no se fían y consideran que vender libremente una hormona que regula el sueño en las farmacias es demasiado peligroso? Personalmente, yo prefiero las gotas de melatonina a las pastillas.

Adrenalina

Esta es la hormona que dirige el impulso de «luchar o huir». Su nivel lo regulan las glándulas suprarrenales, que están justo encima de los riñones. Se libera cuando el cerebro les envía una señal para avisarlas de que nos encontramos en una situación estresante. Piensa en esa energía de puro nervio que te inunda justo antes de tomar la salida en una carrera o empezar un examen. El corazón se acelera, la musculatura se tensa... hasta parece que vayas a romper a sudar. Y todo eso es por la adrenalina, que es potente y muy útil, ya que su cometido es mantenernos en una situación segura. Nos aporta un subidón de energía, imprescindible cuando tienes que escapar de una amenaza inminente o necesitas ponerte las pilas y cumplir cierta tarea antes de que expire el plazo límite. Pero cuando lo que quieres es dormir, pues no es lo más indicado. De hecho, es una verdadera lata.

A lo mejor también te suena la noradrenalina, la cual se denomina a veces norepinefrina. Básicamente, se trata de adrenalina que se segrega en el cerebro para que tu organismo se predisponga a entrar en acción, para lo cual constriñe los vasos sanguíneos. Su finalidad es servir de apoyo a la respuesta de «luchar o huir» y lo hace incrementando la presión sanguínea, descomponiendo grasas para obtener más energía y disparando los niveles de glucosa. Además, ayuda a organizar y mantener los ciclos de sueño-vigilia, para lo que te estimula por la mañana y agudiza tu capacidad de concentración durante el día.

Cortisol

La solemos llamar «la hormona del estrés» y forma parte de la misma familia de hormonas que la adrenalina. También se sintetiza en las glándulas suprarrenales. Los efectos del cortisol no se manifiestan tan rápidamente como los de la adrenalina, porque su producción implica un par de pasitos más. Venga, me voy a poner científica, pero paciencia, que no es tan complicado.

En primer lugar, hay una parte del cerebro conocida como amígdala, que es la encargada de detectar el estrés y enviar un mensaje al hipotálamo, que es otra parte del cerebro. Entonces, el hipotálamo segrega una hormona dirigida a la glándula pituitaria, que a su vez envía otro mensaje a las glándulas suprarrenales para que produzcan cortisol. Menudo lío.

El caso es que el organismo libera cortisol una vez cada 24 horas, con un potente chorro de esta hormona que se vierte más o menos a los 30 minutos de habernos levantado de la cama. Su principal misión es favorecer el estado de alerta cuando el cuerpo se pone en modo de «luchar o huir» y mantener la periodicidad del ciclo de sueño-vigilia, para garantizar que recibes la dosis de descanso necesaria. Es bastante habitual que se desprecie y demonice al cortisol porque está íntimamente relacionado con el estrés, pero es una hormona imprescindible y tu organismo seguirá produciéndola hasta el último aliento. Sirve para que salgas de la cama, ayudes a tus hijos a que se vistan, los convenzas para desayunar y los pongas camino del colegio para que no lleguen tarde. Es pura motivación. A mí, si me faltara el chorro de cortisol natural por las mañanas, poco faltaría para que me tuvieran que recoger en camilla.

Por si fuera poco, el cortisol cumple una función importantísima como ayuda al sistema inmunitario para combatir a los virus. Tener el cortisol bajo equivale a niveles bajos de energía y un sistema inmunitario débil. ¿Te vendría bien darle un empujoncito? Pues prueba con regaliz, rodiola y bebiendo agua con electrolitos. ¡Pero un momento! Naturalmente, si tienes el cortisol descontrolado, eso significa problemas. Si tu organismo produce esta hormona en exceso en momentos inadecuados y durante períodos de tiempo prolongados, tendrás permanentemente los nervios a flor de piel. Y por encima, te resultará imposible conciliar el sueño cuando realmente lo necesites.

GABA

Estas son las siglas en inglés del ácido gamma-aminobutírico. La verdad, con ese nombre, casi será mejor que nos quedemos con «GABA», ¿de acuerdo? Se trata de un neurotransmisor (o sea, un mensajero químico) que actúa en el cerebro para inhibir la ansiedad y ayudar a bloquear el sistema nervioso central. El sistema nervioso constituye el centro de mando del organismo y lo controla todo, desde los movimientos y las reflexiones hasta procesos automáticos como la digestión y la respiración. El GABA ralentiza el runrún de tus pensamientos y aplaca la ansiedad, proporcionando esa sensación de calma y relajación que es insustituible para dormir.

El cerebro segrega el GABA de forma natural hacia el final de cada día, pero si padeces algún tipo de depresión o los problemas del sueño te provocan inquietud, es muy frecuente que se registre un déficit. Y eso es un desastre, porque en lugar de sentir seguridad y calma en tu mente a la hora de irte a la cama, te estresas y te pones a elaborar listas mentales sobre cumpleaños y los mil regalos que tendrás que comprar o sobre cualquier otra tontería.

Al igual que pasa con la melatonina, en el Reino Unido* y otros países, el GABA no se puede adquirir en formato de suplemento alimentario. Pero sí puedes reforzar sus niveles con la ayuda de ejercicio físico y si tomas ciertos alimentos, de los que te hablaré más adelante.

---

* En este y en otros muchos casos, la autora hace referencia directa a la realidad británica y a las posibilidades que ofrece su ecosistema sanitario y el seguro de salud público (NHS). Téngase en cuenta que las condiciones pueden variar y ser distintas en otros países *(N. del T.)*.

Una nota breve sobre la vitamina D

Antes de que digas nada, ¡la vitamina D es una hormona! ¿Que por qué la llaman entonces «vitamina»? Pues no tengo ni idea. Ya ves, otro botón de muestra que ratifica que hay muchísima confusión en torno a qué son las hormonas. Se produce en la piel, como respuesta a la exposición a la luz solar y la interacción de sus rayos con el colesterol debajo de la epidermis. Porque, ¡sorpresa! El colesterol tiene sus beneficios, que veremos unas páginas más adelante.

La vitamina D ayuda a absorber el calcio recogido en el intestino para que pase al torrente sanguíneo, pero tiene otra función que cada vez se conoce mejor: cumple un papel en la regulación del sueño.*

Hay ya una larga serie de estudios de investigación que han vinculado los niveles bajos de vitamina D a un riesgo mayor de sufrir trastornos del sueño. O sea, que es muy importante que potencies los niveles de esta vitamina, digo hormona, ¡hormona! Sin embargo, conviene tener en cuenta que tiene efectos supresores sobre la melatonina. Por lo tanto, si tomas vitamina D en formato de suplemento, deberías hacerlo por la mañana y no por la tarde, porque en la segunda mitad del día lo que te interesa es favorecer la producción de melatonina.

¿Cómo funcionan y cooperan todas estas hormonas durante el sueño?

Ya lo he dicho antes y te lo repito ahora: las hormonas no trabajan aisladas, sino que interpretan una danza coral y tienen efectos unas sobre otras. Las necesitamos a todas: cortisol y adrenalina, serotonina y melatonina. Pero si se segregan en momentos inadecuados del día, ¡no te dejarán dormir!

Ahora te voy a enseñar qué aspecto tendría una liberación de hormonas durante el transcurso de una jornada normal, suponiendo que tienes un patrón de sueño bueno:

- **7:30:** La secreción de melatonina está en su nivel mínimo. El cortisol toma el mando y como consecuencia, te despiertas. En estos instantes se registran los niveles de cortisol máximos, que te motivan para salir de las sábanas.

---

* https://pubmed.ncbi.nlm.nih.gov/32156230

- **12:00:** A esta hora, el nivel del cortisol ha bajado drásticamente y hacia primera hora de la tarde es normal que sientas cierto cansancio.

- **18:00:** El nivel de la serotonina empieza a subir mientras tú mantienes una agradable conversación con tus hijos e hijas y con tu pareja. Quién sabe, quizás hasta penséis en cenar a la luz de las velas (¡no estaría nada mal!).

- **21:00:** El nivel elevado de la serotonina propicia que el organismo empiece a segregar melatonina, que te induce esa suave sensación de somnolencia que debería llegar un par de horas antes de irte a la cama.

- **23:00:** La subida del nivel de melatonina causa estragos, se te cierran los párpados.

- **03:00:** Más o menos en esta franja es cuando se registra el pico más alto de melatonina.

Descubre cómo nos desequilibra la vida moderna

Sería sensacional que todo el mundo viviese siguiendo este ritmo, ¿o no? Con todos los detalles en armonía y segregando las hormonas siempre en el momento más indicado. ¡Qué maravilla! El caso es que la realidad es muy distinta. En la actualidad, el ritmo de vida moderno es puro caos para los niveles de las hormonas que regulan el sueño.

Piensa un poco en todos los sobresaltos que tenemos que afrontar en un día cualquiera. De camino al trabajo, te pilla un atasco. Luego, una avalancha de correos electrónicos sin leer. Y encima, sin recibir suficiente luz natural, porque muchos trabajos implican un encierro en la oficina. Más tarde toca otro encontronazo con algún capullo en plena hora punta de tráfico y, claro, llegas tarde a recoger a los niños. Y los niños se quejan porque no les gusta la cena y te hacen enloquecer (y a tu pareja también), hasta que la casa se vuelve un desastre. Mientras intentas solucionar esta crisis, te llega otro maldito mensaje de correo del jefe o la jefa, ¡a las 9 de la noche! Vamos, lo que faltaba para entrar en pánico. Pues lo que sucede es que todos esos contratiempos disparan la liberación de adrenalina y cortisol durante todo el día.

Esta clase de estilo de vida nos aboca a vivir con niveles altísimos crónicos de hormonas estresantes, que no nos conceden ni unas horas de tregua.

Para intentar desconectar y tranquilizar el panorama, nos pasamos horas y horas por la noche mirando el teléfono móvil o encadenando capítulos de cualquier serie de *Netflix* sin pausa.

Lo malo es que eso nos expone a lo bestia a una cantidad tremenda de luz azul que emiten las pantallas y claro, el cuerpo se cree que es de día. Y por tanto, procede a interferir en la secreción de melatonina. ¿Y entonces? ¡Premio! Que no hay forma humana de dormir. Cuando pierdes el ritmo, es muy fácil que se convierta en un círculo vicioso. Si te cuesta conciliar el sueño, se agudiza la ansiedad que te origina ese problema. Y después, como te sientes así de mal, sometes a tu cuerpo a otra ronda de efectos estresantes, sin parar. Como resultado, cuando caiga la noche tendrás el cortisol por las nubes y claro, eso te impedirá relajarte. Todo lo contrario, te inundará esa odiosa mezcla de fatiga + nervios. Incluso hay gente que afirma que experimenta subidones de adrenalina cuando se va a la cama a intentar conciliar el sueño, porque su pobre cerebro percibe que irse a dormir supone un peligro. Vamos, que todo está fuera de control y te enfrentas a una desregulación de las glándulas suprarrenales y, por supuesto, ¡NO CONSIGUES DORMIR! ¡Argh!

La situación se puede convertir en una pesadilla, si lo sabré yo. Pero existen medios para ponerla bajo control. La cuestión es conseguir que las hormonas se segreguen en el momento debido y en coordinación con los ritmos circadianos naturales. O sea, con tu reloj biológico.

¿Por qué el reloj biológico nos regula el sueño?

Da igual quién seas o en qué esquina del planeta vivas, tienes un reloj corporal interno, como cualquier otro ser humano. Todas y cada una de nuestras células trabajan siguiendo el ritmo de un reloj que tiene ciclos de 24 horas (aproximadamente) y les dicta qué deben hacer y cuándo. Así es como hemos ido evolucionando a lo largo de milenios. Mucho antes de que inventásemos el reloj, las células ya sabían qué hora era en todo momento. Total, que somos criaturas configuradas para trabajar de acuerdo con nuestro reloj biológico interno, que a su vez está perfectamente sincronizado con los ciclos de luz y oscuridad.

Piensa un poco. ¿Cómo saben los gallos cuándo les toca empezar a largar sus «kikirikís» al amanecer, una mañana tras otra? Porque ellos no tienen la alarma puesta en el reloj *Apple Watch*. Pues lo saben por la luz. Y así es como ha evolucionado también la humanidad, porque la intensidad de la luz o la oscuridad activa la secreción de distintas hormonas en distintos momentos del día. A su vez, esas hormonas influyen sobre mil aspectos: si tenemos hambre o no, si nos sentimos con fuerzas, si predomina la ansiedad, la relajación o el sueño.

Por supuesto, como ya hemos visto, el ritmo de vida acelerado de nuestra época ha echado por tierra ese equilibrio y tiene efectos perniciosos para la calidad del sueño. A lo mejor dentro de 3.000 años nuestros descendientes habrán evolucionado un poco más hasta lograr adaptarse a ese ajetreo, pero para la población actual, es demasiado tarde. Lo que deberíamos hacer es reajustarnos según el ritmo circadiano correcto de cada persona y coordinar los ciclos de luz y oscuridad con los ciclos de vigilia y sueño.

Cuatro cosas que puedes ajustar para controlar las hormonas del sueño

Tienes que hackear tu reloj biológico y para ello, sincronizarlo con los momentos en que el organismo segrega las hormonas correspondientes. El objetivo es que cada una de ellas aporte su pizca de magia: cortisol, adrenalina, serotonina y melatonina. Pero solamente nos serán de ayuda si están bien coordinadas con nuestro ritmo circadiano natural. En relación con eso, hay cuatro elementos fundamentales que sí están bajo tu control. Luego los veremos detalladamente, pero en resumidas cuentas, son estos:

1. Luz.
2. Alimentación.
3. Temperatura.
4. Respiración.

1. Luz

Un sueño de calidad empieza a primera hora de la mañana

De verdad, por más que recalque lo importante que es la luz para resolver tus problemas para dormir, no exagero. Es la pura verdad, todo gira en torno a ese eje y es el pilar fundamental para empezar a controlar la situación. Y lo mejor de todo es que es GRATIS. Tienes en la cara dos joyas preciosas, que son tus ojos, que están constantemente recibiendo señales de la luz a la que los expones. En su interior están las retinas, la puerta que da acceso a nuestros receptores hormonales. La naturaleza de la luz o penumbra a la que los expongas afectará a los mensajes que envían al cerebro, en los que también indican si hay que segregar tal o cual hormona.

O sea, que es posible hackear la química del cerebro si aprendemos a exponer (o evitar la exposición de) los ojos a ciertas frecuencias de luz en distintos momentos del día. Es necesario que tengamos más en cuenta cómo nos afectan las distintas longitudes de onda de la luz, sencillamente porque el organismo está configurado de esta manera. Hay cientos de estudios científicos publicados sobre el tema, que demuestran qué impacto tiene la exposición a la luz sobre el cerebro y el sistema endocrino.

En serio, no tiene nada que ver con ponerse en plan *hippy* y sintonizar con la naturaleza, coleguita. Esto es ciencia, pura y dura, y la investigación ha comprobado que la luz es una fuerza colosal aunque llevemos décadas ninguneándola. Esta es la historia y ya es hora de ponerle fin.

Ponte a la luz por la mañana si quieres más cortisol

La luz diurna dispara la secreción de cortisol a primera hora de la mañana, es un hecho empírico. El cortisol nos aporta energía e impulso para afrontar el día, así que necesitamos esa hormona a primera hora, NO cuando toque irse de vuelta a la cama. Para que se cumpla esto, la primera medida eficaz para regular mejor el equilibrio del cortisol es que salgas al aire libre por la mañana y te dé la luz natural. Créeme, es verdad, porque aunque enciendas todas las lámparas que tengas en el dormitorio, no será lo mismo. No causan el mismo efecto, ni de lejos. La intensidad de la luz se mide en unidades denominadas *lux* y es alucinante la diferencias entre niveles que provocan las distintas fuentes de luz. Veamos una comparación:

- Luz solar de un día despejado: 100 000 *lux*, tarda entre 2-3 minutos en estimular la secreción de cortisol.

- Día nublado (para quienes viven en lugares como el Reino Unido... como yo): 10 000 *lux*, por eso tarda unos 30 minutos en estimular la secreción de cortisol.

- Luz brillante en interiores: 1000 *lux*, ¡tarda horas en estimular la secreción de cortisol!

- Luz tenue en interiores: 100 *lux*, ya te puedes imaginar el resultado.

Las ventanas, por cierto, son un estorbo. Hace poco leí que, suponiendo que estés dentro de un avión, tendrías que clavar la vista en la ventanilla y pasarte 6 horas mirando al exterior para conseguir que la luz provoque el mismo efecto que originaría estar apenas un par de minutos al aire libre.

En fin, que la cuestión es activar la secreción de cortisol en el momento más adecuado, y para eso hay que exponerse a la luz. Así que, nada más levantarte, agarra la taza de café y sal a mirar al cielo (bueno, no te fijes directamente en el sol, no hace falta y sería una tontería). No es imprescindible ponerse a meditar, ni saludar al astro rey, ni vibrar con el «OMMM» cósmico. Esto es neurociencia práctica y sirve para favorecer la secreción de hormonas. Muchos de mis lectores viven en el Reino Unido, un lugar cuyo clima es bastante fresquito y lluvioso, vale. Pero, por lo que a mí respecta, el concepto «mal tiempo» no existe. Solo existen las «malas elecciones de atuendo». Yo tengo una especie de albornoz impermeable de la marca *DryRobe* y me lo pongo encima del pijama para salir si resulta que llueve. Luminosa, seca y calentita, todo en uno.

Para controlar la melatonina, aplica la oscuridad

A lo mejor te tienta la idea de ponerte unas gafas de sol por la mañana, si el día está muy luminoso, pero yo te recomiendo que no lo hagas. Si te las pones, favorecerás la secreción de melatonina en un momento inapropiado Porque esas gafas engañan a los ojos y les hacen creer que está oscureciendo y se acerca la hora de irse a dormir. Entiendo que te puede costar acostumbrarte, sobre todo si tienes el hábito de no salir de casa sin las gafas de sol.

Pero créeme, bastan unos minutos sin ellas por la mañana para provocar un cambio radical en tus hormonas. Lo que sí te interesa es activar el patrón serotonina-melatonina al atardecer. Y eso empieza cuando la luz natural comienza a apagarse. Te recomiendo que empieces a reducir la intensidad de la iluminación según la estación del año que sea. Es decir, más temprano en invierno y más tarde en verano. Si puedes, atenúa las luces, apaga los fluorescentes que tanto deslumbran y utiliza lámparas de mesa, que den una luz más cálida y suave, porque ayudan a imitar la luz natural del ocaso. Incluso puedes recurrir a las velas si buscas un ambiente más en penumbra. No hace falta que sean velas de diseño carísimas con perfumes de diseño y elaboradas con derivados del petróleo (que tampoco ayudan para nada a las hormonas). Elige velas sin aroma, de cera de abeja natural o de soja y, si el cuerpo te pide poner una fragancia en el aire, usa aceites esenciales orgánicos.

En resumen, que vayas atenuando las luces a medida que transcurra el día. Reserva las gafas de sol para la tarde e incluso para el anochecer. Quizás te parezca una bobada, pero ponla en práctica durante una semana, más o menos, y te ayudará a resetear. Cuando ya sea de noche, procura que el dormitorio esté tan oscuro como sea posible. Las persianas y las cortinas gruesas son tus mejores aliadas. A lo mejor no te lo crees, pero cuando la luz llega a tu piel puede estimular el cortisol aunque tengas los ojos cerrados. Así que ya sabes: persianas abajo y cortinas opacas, nada de estores translúcidos o similares. Por la noche, cualquier tipo de luz interfiere con el nivel de melatonina. Entonces, si tienes una tele en la habitación, ponle una pegatina o cinta aislante encima al piloto rojo del encendido, o aún mejor, desconéctala o apágala con su interruptor principal. Y cuando te levantes en plena noche para ir al aseo, intenta no encender la luz (y apunta con cuidado).

Es fundamental hacer todo lo posible para fomentar que el organismo produzca melatonina en el momento justo, para gozar de esas maravillosa sensación de somnolencia.

Luz natural y luz azul, una comparación

La luz natural se caracteriza por ser de espectro completo, lo que quiere decir que contiene todos los colores del arco iris e incluso longitudes de onda que somos incapaces de percibir, como la luz infrarroja y la ultravioleta. Las pantallas de teléfonos, tabletas, ordenadores y demás emiten una luz sintética de espectro azul, que trata de imitar la luz del día y, de hecho, sí que engaña a nuestros cerebros prehistóricos. Como consecuencia, en lugar de que el cerebro piense «vaya, es hora de segregar melatonina y pensar en dormir a pierna suelta», sigue las mismas instrucciones que le han servido durante 3 millones de años de evolución: «hay una luz brillante, es de día, así que toca salir de caza».

Por eso, cuando te dedicas a mirar el móvil o devorar capítulos de *Netflix* a las 22:00 (confieso que yo también lo hago, es el único vicio que me hace feliz, ¡lo siento!), confundes a tu pobre cerebro. Es un auténtico desastre para la secreción de hormonas, porque impide que se libere la melatonina justo cuando hace más falta. Probablemente te pase como a mí, que aún soy capaz de dormirme tras un atracón de *Netflix*, pero la verdad es que ese no es el sueño reparador y de verdadero descanso que te pide el cuerpo, porque todavía quedará cortisol residual rondando. Cuando observas los efectos de limitar la luz azul en acción, te llevas una sorpresa.

Hace unos años, Matthew y yo nos fuimos de acampada y mi pequeño búho se quedaba frito a las 22:00, porque no le daba la luz azul. Reconozco que era algo molesto, porque se quedaba dormido antes que yo y en mis narices, en la tienda. Caía exhausto y se apagaba, como si se hubiese tomado una pastilla, cuando normalmente no se duerme hasta las 2 de la madrugada (sí, es un vampiro chupasangre). Pero como no nos habíamos llevado ni los teléfonos ni las tabletas, no alteraban la secreción de melatonina. Así que dormía como un angelito y recargaba la batería.

Entiéndeme, no quiero ser un monstruo: no espero que prohíbas radicalmente el uso de pantallas a partir de las 18:00 y no te voy a ordenar que te dediques a hacer ganchillo o lo que sea a la luz de un quinqué. La realidad es que a mucha gente le encanta la tele, empezando por mí misma, que enciendo la pantalla a gusto cada noche. Pero si te cuesta mucho dormir bien y no logras prescindir de las pantallas, puedes aliviar sus efectos con unas gafas que bloqueen la luz azul. A mí me han cambiado la vida, te lo digo en serio. Se venden por Internet y son baratas, un billete de 10 debería ser suficiente. ¿Cómo funcionan? Detienen la luz azul que emiten las pantallas y que estimula al cerebro haciéndole creer que es de día. Yo me las pongo a partir de la tarde cuando veo la tele o trasteo con el teléfono. Te prometo que, si buscas un poco, encontrarás algún modelo que no sea espantoso ni te haga parecer un ciborg.

2. Alimentación

Qué comes y cuándo comes afecta al sueño

Otra palanca muy potente para mejorar la calidad del sueño es controlar qué comes y CUÁNDO comes. Este último detalle es crucial. Como he mencionado anteriormente, interesa fomentar un nivel saludable de serotonina, la hormona de la felicidad, porque después se transforma en melatonina, la hormona del sueño. Y sería ideal que sucediese en el momento propicio, o sea, cuando te vas a ir a la cama. Es fascinante y absolutamente cierto: es posible dormir mejor si tienes cuidado con tu alimentación.

Si te cuesta mucho conciliar el sueño, probablemente sea porque padeces un nivel de serotonina muy bajo. Hace años había cierta incertidumbre en la comunidad científica acerca de la importancia de los niveles saludables de serotonina para el sueño. Pero diversos estudios han ratificado esa relación y despejado cualquier duda. Los investigadores del *CalTech* en los Estados Unidos detectaron que la serotonina presente en el cerebro tiene un vínculo directo con la creación de la «presión homeostática del sueño»*, que son los niveles de cansancio naturales. Así pues, si tienes la serotonina por los suelos, lo normal es que no te entre el sueño tan fácilmente. No te preocupes, el problema se puede corregir, empezando por las tripas.

Salud intestinal y microbioma

Si deseas dormir bien, tienes que pensar en tu salud intestinal, aunque no creo que ningún médico de familia mencione o trate el tema si le consultas por insomnio. Y es absolutamente crucial. Antes te expliqué que el 95% de la serotonina se produce en los intestinos, ¿te acuerdas? ¿Sí? ¿Se me oye bien ahí al fondo? Genial. Pues para que eso sea posible, se requiere un microbioma saludable en los intestinos. La microbiota intestinal es la comunidad formada por miles de millones de bacterias y otros microorganismos que coexiste en tus intestinos. Los científicos están empezando a descubrir y entender que la microbiota es esencial para la salud, la digestión, el metabolismo, el sistema inmunitario y la producción de hormonas.

Una de las cosas que arruinan la variedad de un microbioma intestinal benéfico es consumir en exceso alimentos procesados. Y cuando digo alimentos procesados, me refiero a cualquier cosa que esté envasada y no en su estado natural. Platos precocinados, chocolatinas, cereales de desayuno, bolsas de patatas fritas, cruasanes, hasta esos tentempiés veganos autoproclamados «sanos». Y la lista no es exhaustiva, tan solo un puñado de ejemplos del interminable catálogo de ultraprocesados que incorporan grasas vegetales de origen dudoso y otros ingredientes que agudizan los procesos inflamatorios, como el azúcar. Diversos estudios han demostrado que una dieta rica en alimentos procesados frena la producción de serotonina, porque afecta negativamente a la flora intestinal, al microbioma y a los niveles de triptófano.

---

* https://www.sciencedaily.com/releases/2019/06/190624173822.htm

Para sintetizar cantidades suficientes de serotonina* es imprescindible contar con un microbioma sano y diverso. Recuerda que la serotonina es la hormona precursora de la melatonina. Por lo tanto, si te pasas el día tomando cositas azucaradas y picoteando alimentos procesados, es mucho más probable que padezcas problemas para conciliar el sueño y descansar bien (por no mencionar otros trastornos del bienestar, que ya iremos viendo en este mismo libro).

El poder de los alimentos fermentados

También tengo buenas noticias, y es que hay montones de formas sencillas (y deliciosas) de favorecer el desarrollo de un microbioma robusto y potenciar la producción de serotonina. Los alimentos fermentados han cobrado protagonismo recientemente porque aumentan la diversidad del microbioma intestinal (y cuanta más variedad bacteriana haya ahí abajo, mejor para ti) y varias investigaciones han comprobado que tienen efectos increíbles.**

Un reciente estudio de la universidad estadounidense de Stanford comparaba a dos grupos: en uno, personas que tomaban una dieta rica en fermentados y en otro, personas con una dieta de alto contenido en fibra. El primer grupo registró una diversidad mucho mayor en sus microbiomas intestinales y una inflamación menor a nivel molecular. Uno de los investigadores calificó el hallazgo de «asombroso» y yo no podría estar más de acuerdo.

La lista de alimentos fermentados incluye cosas como:

- kéfir.
- kombucha (esa bebida elaborada con té fermentado, que tiene burbujitas).
- chucrut o sauerkraut, llámala como quieras (repollo fermentado).
- pan de masa madre.
- quesos elaborados con leche cruda.
- kimchi (repollo y otras hortalizas fermentados).

Personalmente, los tres últimos de la lista son ingredientes que encajan de maravilla para picotear en la cena. También me encanta beber kombucha

---

* https://www.wellandgood.com/foods-that-deplete-serotonin/

** https://med.stanford.edu/news/all-news/2021/07/fermented-fooddiet-increases-microbiome-diversity-lowers-inflammation en cualquier momento del día… vale, me estoy volviendo un poquito adicta, ¡pero es mejor para la salud que el vino! Todos ellos favorecen la proliferación de bacterias benignas en el microbioma intestinal.

Refuerza tus niveles de triptófano

El triptófano es el aminoácido que terminará convirtiéndose en serotonina (que a su vez se transformará en melatonina, a estas alturas seguro que ya te lo sabes). Lo malo es que el organismo humano no sabe fabricar triptófano, así que no hay más remedio que incluir en la dieta muchos ingredientes que lo aporten en abundancia. Lo más eficaz sería tomar esos alimentos hacia el final de la tarde, un par de horas antes de irnos a dormir.

Alimentos ideales para este fin:

- arroz blanco.
- carnes blancas (de pollo o pavo, mejor si son cortes asequibles pero orgánicos, en lugar de pechugas, además son más nutritivos).
- carnes rojas (de ganado alimentado con hierba).
- huevos.
- frutos secos.
- lentejas (si las dejas en remojo antes de cocinarlas, todavía mejor).
- semillas de sésamo y pipas de girasol.
- pescados blancos.
- cerezas (sobre todo las de la variedad ácida Montmorency).
- aguacates (pero que no estén demasiado maduros).
- plátanos (ídem que con el aguacate).

Yo además hiervo el arroz en caldo de huesos o con péptidos de colágeno (10 g) para reforzar el nivel de aminoácidos*, un truquito marca de la casa. Y si el estómago todavía me pide algo más al terminar de comer, me preparo un batido ultrarrico en triptófano con estos ingredientes:

- 1 plátano.
- 1 vaso de leche cruda (sin pasteurizar, con un montón de bacterias beneficiosas para unirse a los microbios del intestino).

---

* https://www.healthline.com/nutrition/bone-broth#vitamins-and-minerals

- 15 g de caldo de huesos en polvo, de animales alimentados con hierba.

- 1 cucharadita de cacao en polvo (prescinde de ella si eres muy sensible a la cafeína, porque el cacao contiene pequeñas cantidades de ella).

- Un par de gotas de extracto de vainilla.

- 1 o 2 gotas de estevia edulcorante (es opcional).

- 1 pizca de sal marina.

Lo paso todo junto por la batidora y me lo tomo un par de horas antes de irme a la cama. Además, me ahorra una visita al cajón de las chocolatinas. También se puede conseguir triptófano en forma de complementos dietéticos, en cuyo caso, lo más aconsejable es consumirlo acompañado de carbohidratos. Honestamente, yo creo que los alimentos reales siempre son mejores que los suplementos, porque alimentan la salud intestinal y además, casi siempre son más económicos que cualquier complemento.

Pero ante encerronas como la comida de un viaje en avión o tren, sin otra alternativa, los suplementos te brindan la oportunidad de salvar la papeleta. Dentro de un ratito hablaremos de suplementos que ayudan a regular el sueño.

Grasas saludables, un apoyo básico para la serotonina

Hagas lo que hagas, no te centres en tomar alimentos bajos en grasas. Ya sé que en ocasiones anteriores me he puesto muy pesada con el tema, pero lo repito ahora y lo repetiré hasta que me muera: olvídate de todo lo que se dijo en los 80 y en los 90, los alimentos bajos en grasas NO son los mejores. Y respecto al sueño, una dieta baja en grasas supone un inconveniente para la producción de serotonina. Es fundamental que tu dieta incluya grasas saludables, porque constituyen los ladrillos básicos de las células con sus ácidos grasos, como el omega-3. O sea, que incorpores en tu menú tantos alimentos ricos en omega-3 como puedas:

- caballa.
- sardinas.
- salmón.
- anchoas o boquerones.
- nueces.
- semillas de chía.
- y si tienes el día un poco caprichoso, ostras y caviar.

Como ya expliqué en mi libro anterior, para comer bien hay que contar compuestos químicos y no calorías. Que no te den miedo. A continuación me propongo profundizar en cómo regulan las hormonas el apetito, será en el capítulo «¿Por qué no puedo parar de comer?». Pero no olvides esto: sin grasas, te mueres, así de simple.

Retrasa la ventana de alimentación

Qué comes es importante, pero cuándo comes es igual de importante. Cuando sales de la cama, te encuentras en un estado de ayuno. Fantástico, porque el ayuno acelera los niveles de dopamina y adrenalina. En cuanto comes, se pone en marcha el proceso que impulsa los niveles de serotonina, así que lo más interesante sería aplazar esa secreción tanto como sea posible. Porque serotonina = melatonina = somnolencia. En resumen, lo ideal sería atrasar la ventana de tiempo en la que comes hasta un momento más tardío del día. Quizás te asuste la idea y pienses que te vas a morir de hambre. Pero hazme caso, te lo prometo: en cuanto cambies de hábitos y te acostumbres un poquito, la sensación desaparecerá. En serio, sé de lo que hablo y sé muy bien cómo son esos nervios, porque me atacaron cuando me desenganché del alcohol y llegó la sensación de delirio. Aguantar y esperar un par de horas más para desayunar es mucho más fácil. Es posible reajustar por completo el reloj biológico en el plazo de tres días tras aplazar el desayuno, hasta que no sientas ni pizca de apetito en ese tiempo extra. O sea, que si normalmente te sientas a desayunar a las 7:00, primero prueba a esperar a las 7:45 y luego ve retrasándolo un poquito más cada día. Al final podrías acabar por plantearte desayunar cerca ya del mediodía. Fíjate a ver qué tal te sienta.

Si respetas un horario de este tipo, olvídate de contar calorías y no te preocupes por esas bobadas. Porque estarás hackeando tus hormonas del sueño, para que el organismo las segregue cuanto tú las necesitas. A mí lo del horario de desayuno me trastoca el día, me aletarga. Así pues, aunque suene a chifladura lo de saltarte el desayuno a primera hora, ponlo a prueba unos días y a ver qué resultados te da.

Nos han enseñado que deberíamos ir comiendo a poquitos a lo largo de todo el día para mantener el metabolismo en marcha (sí, vale, me detendré en este tema dentro del próximo capítulo), pero lo cierto es que comer sin pausas dilatadas es un suplicio para otros factores. Entre ellos destaca el ritmo circadiano. Y como ya hemos visto, si queremos dormir bien, tenemos que bailar al paso que marca ese ritmo.

¿Carbohidratos para cenar? Pues sí

Pues resulta que tomar una buena ración de carbohidratos para la cena es una idea estupenda. Mejor que durante el día. Son muy beneficiosos para las hormonas que regulan el sueño, porque el cuerpo los transforma en azúcares, que elevan el nivel de azúcar en sangre y desencadenan una respuesta en forma de insulina. Esta reacción entorpece la acción del cortisol y rebaja su nivel, un detalle ideal para dormir y también para elevar el nivel de serotonina. Perfecto para calmarnos y relajarnos.

Pero a lo mejor te sucede lo mismo que a mí, que si me como un bocadillo o un plato de pasta a mediodía me caigo de sueño por la tarde. ¿Sabes por qué? Porque se frena la acción del cortisol y cuando todavía queda la mitad de la jornada por delante, no es la mejor perspectiva. Por eso en mi caso, reservar los carbohidratos para la cena temprana es una medida muy eficaz. Noto que me conducen a un estado de relajación total, ya que también incrementan el nivel de GABA (el neurotransmisor que ralentiza el ir y venir acelerado del cerebro). Por tanto, en la medida de lo razonable, trata de tomar la mayoría de tu ración de carbohidratos hacia el final del día. Y date un par de horas de margen para digerirlos antes de irte a la cama.

No te equivoques conmigo: yo no cumplo todo esto a rajatabla, ¡ojalá! Pero aunque cometo mil errores, como comer en la cama, me esfuerzo por eliminar hábitos perjudiciales. Empecé a tomarme el picoteo (queso y pan de masa madre) en la cocina o la sala de estar, pero como yo soy como soy, pues acabó por ocurrírseme la gran idea: ¿por qué no preparar una tabla de quesos para disfrutarla en cama, mientras me pegaba una maratón de *Netflix*? No digas nada, ya me doy cuenta yo del ridículo.

Al final lo convertí poco menos que en costumbre, todas las noches, aunque con el estómago lleno no duermo del todo bien. Ya sé que no es lo más recomendable, me siento como un abuelo tras la comida de Navidad. Pero resulta muy fácil y tentador caer en hábitos no muy aconsejables como este. Ahora me propongo cenar siempre en la cocina, un par de horas antes de ir a la cama. ¡Lo prometo!

Suplementos dietéticos que favorecen el sueño

Como ya comenté antes, es más económico y razonable elegir alimentos saludables que tragarte un puñado de pastillas alegremente, no hay duda. Carnes y pescados están cargados de micronutrientes que es imposible sustituir a base de complementos, la ciencia es poderosa pero todavía no llega a tanto. Ahora bien, sí existen suplementos dietéticos útiles para retomar el control y dormir mejor. Naturalmente, yo no te sugiero que te pongas a tomarlos todos a la vez, ¡nada de eso! Sin embargo, espero que esta lista te ofrezca alternativas. Te sugiero que vayas experimentando hasta dar con lo que mejor funcione en tu caso. Pruébalos de uno en uno y presta atención a ver cómo te sientan.

Magnesio

El magnesio es un mineral esencial para muchas funciones del organismo, especialmente para regular el sueño. ¿Por qué? Pues porque activa la parte del sistema nervioso que se ocupa de calmarnos y relajarnos, además de contribuir a regular la producción de melatonina. Por si fuera poco, activa los receptores de GABA que, como hemos aprendido, tranquilizan el cerebro para que deje de correr como loco.*

En el mercado hay cientos de suplementos distintos que incorporan magnesio, pero el más popular y usado para el sueño es el glicinato de magnesio (y también es el más benigno para el estómago, en comparación con otros). La dosis diaria estándar oscilaría entre 250 y 300 mg.

L-teanina

Se trata de un aminoácido presente de forma natural en tés y hongos comestibles, que ayuda a regular el sueño porque potencia los niveles de GABA y serotonina. Se vende en cápsulas o en polvo. Yo me suelo tomar una cápsula de 100 mg con el café todas las mañanas. Me parece que evita que la cafeína se pase de la raya, limitándola a que me active un poco, pero sin exagerar. Luego me tomo 400 mg antes de irme a dormir, con un vaso de agua.

Taurina

Otro aminoácido, en este caso presente en nuestro organismo, con un papel muy importante que desempeñar en la función cardiovascular, el desarrollo de la musculatura y el bienestar del sistema nervioso central. Es vital para dormir bien porque activa los receptores de GABA del cerebro y también

---

* https://www.healthline.com/nutrition/magnesium-and-sleep#TOC_TITLE_HDR_9

está implicado en la síntesis de la melatonina. Puedes tomar entre 500 y 1500 mg de taurina una hora antes de irte a dormir. Por cierto, el *Red Bull* contiene taurina, ya lo sé. Pero yo NO recomendaría el *Red Bull* para dormir, en ningún caso. ¿No te parece una estupidez?

5-HTP

Para obtener serotonina (y después melatonina), el organismo humano transforma primero el triptófano en 5-HTP. Es posible reforzar el nivel de esta sustancia con suplementos de 5-HTP, en forma de cápsulas o en polvo. Puedes tomar entre 100 y 200 mg una hora antes de irte a dormir. Eso sí, muy importante: si estás tomando inhibidores selectivos de la recaptación de la serotonina como tratamiento contra la depresión, ES IMPRESCINDIBLE que consultes antes a tu médico, porque los suplementos de 5-HTP podrían interferir.

Vitamina D ¡que es una hormona!

La hormona-que-se-disfraza-de-vitamina-D participa en el proceso de relajación y está involucrada también en un montón de funciones distintas ligadas al sueño.

Prueba a tomar un suplemento acompañado de grasas saludables por la mañana, pero no por la noche, porque afectaría negativamente a la producción de melatonina.

Extracto de raíz de regaliz

Si el corazón te corre como loco y las dificultades para conciliar el sueño te causan auténtico pánico y ansiedad porque tus glándulas suprarrenales están fuera de sí, el extracto de regaliz puede ayudar. Ayuda a conseguir unos niveles saludables de cortisol, porque contiene ácido glicirrícico (menudo trabalenguas), pero no deberías tomarlo de noche, sino por la mañana. Se vende con un cuentagotas para diluirlo en un vasito de agua.

Zinc

El zinc eleva de forma natural los niveles de testosterona y lo cierto es que se ha observado que los niveles bajos de testosterona contribuyen al insomnio.*

---

* https://www.everydayhealth.com/hs/low-testosterone-guide/good-sleeplow-testosterone/

En las personas que tienen un nivel de zinc saludable este mineral reduce el plazo que necesitan para conciliar el sueño y aumenta la duración del tiempo que pasan dormidas.

Ashwagandha

En este caso, se trata de un adaptógeno relajante. O sea, un remedio a base de extractos de hierbas medicinales que te ayuda a resistir toda clase de factores estresantes. Diversos estudios han constatado que la ashwagandha puede ser útil para agilizar la conciliación del sueño, pasar más tiempo durmiendo y disfrutar de una mejor calidad de descanso. Puedes tomarla en forma de cápsulas o en polvo, que se disuelve en una bebida. Tan solo una precaución: puede causar anhedonia (la sensación de indiferencia ante cosas que en condiciones normales nos harían disfrutar), así que úsala con moderación.

Ling zhi (también llamadas hongos reishi)

Otro adaptógeno para la lista. Los hongos reishi tienen efectos muy potentes para favorecer una buena calidad del sueño. Se cree que es debido a que contiene compuestos con efecto calmante y sedativo. No es mala idea tomarte una tisana de estos hongos a sorbitos antes de acostarte para conciliar más fácilmente el sueño, pero también se puede tomar en cápsulas.

3. Temperatura: es necesario que haga fresquito

Llevamos toda la vida pensando que lo ideal es meterse en la cama bien arrebujados en mantas, con una bolsa de agua caliente o incluso con una manta eléctrica. Nos han dicho por activa y por pasiva que esos serían los compañeros ideales de una noche reparadora, así que lo del fresquito quizás te suene raro. Pero exponerse al frío supone un cambio radicalmente positivo para mejorar la calidad del sueño. En lugar de acalorarte, incomodarte y amenazar con despertarte, el frío ayuda a que produzcas las hormonas más idóneas para dormir. Te pido perdón por adelantado, pero aquí llega el momento de que te explique por qué sería tan recomendable que te dieses un baño o una ducha con agua fría (ya me imagino la cara que pondrás). Confía en mí, no soy una sádica, es que hay bases científicas muy sólidas que respaldan la teoría y explican por qué exponerse al agua fría tiene efectos tan positivos.

Afina el nervio vago

El nervio vago es el más largo del cuerpo humano y conecta el cerebro con el intestino por vía directa. Además, es el principal componente del sistema nervioso parasimpático. Tal vez suene algo confuso, pero en esencia, el sistema nervioso parasimpático se encarga de todo lo que tiene que ver con «descansar y digerir». Regula todas las funciones automáticas del organismo cuando estamos en reposo, como la digestión. Básicamente, condiciona al cuerpo para que se ponga en modo restaurativo, para lo cual ralentiza la frecuencia cardíaca y la respiración. Precisamente por eso, para dormir bien es imprescindible que el nervio vago funcione de manera óptima. También controla otros detallitos, como la vejiga urinaria, ¡por eso no nos hacemos pis mientras dormimos!

En el lado opuesto, el sistema nervioso simpático controla las reacciones de «luchar o huir» y nos prepara para entrar en acción durante el día. Resumiendo: sistema nervioso parasimpático = nos calma; sistema nervioso simpático = nos pone en marcha. Es posible activar el sistema nervioso parasimpático y favorecer los estados de calma por medio del nervio vago, que controla entre el 75 y el 80% de ese sistema. ¿Y sabes qué es lo que más le gusta al nervio vago? Un buen baño de agua fría.

¿Por qué es tan eficaz someterse al agua fría?

Cuando el cuerpo humano se expone al frío, se intensifica la estimulación del nervio vago, el cual, como ya sabemos, sirve de autopista de comunicaciones para la digestión y el descanso. Básicamente, el organismo reacciona al *shock* del frío con una respuesta del tipo «¡Uy! ¿Pero se puede saber qué pasa?» y desencadena un torrente de maravillosas hormonas parasimpáticas con efecto calmante, que son vitales para dormir bien.

Como ya mencioné en mi primer libro, en mi caso el agua fría es un remedio superefectivo. Muy a menudo me preparo antes pasando un rato en mi sauna portátil de infrarrojos (que se vende por poco más de 200 euros en *Amazon*) hasta entrar en calor de verdad, sudando a tope (mmm, qué sensual) y luego salto directamente a la ducha fría. Aguanto como puedo y dejo que el agua helada me corra por la nuca, para que caiga directamente sobre el nervio vago, que arranca de la parte superior de la médula espinal. Por mi experiencia, unos 20 minutos después de salir de la ducha me inunda una marea de hormonas calmantes que me ponen a tono para dormir como un bebé.

También se sabe que cantar o tararear son dos medios geniales para activar el nervio vago, así que si quieres darle más intensidad al tratamiento en frío, prueba a soltar la voz con tu canción favorita bajo la ducha fría.

¿Y cómo me puedo entrenar para resistirlo?

Vale, tienes razón. A nadie, pero nadie, le gusta de verdad soportar una ducha fría. Yo todavía tengo que sobreponerme a algo que en mi interior me ruega «no lo hagas, por favor». Porque el deseo de rodearse de calorcito es algo humano, por naturaleza. La verdad, no te recomiendo que te lances directamente a la ducha fría si nunca lo has probado antes, porque puede que te pongas a chillar y no aguantes ni dos segundos bajo el chorro.

Lo que sí podrías probar es irte acostumbrando poco a poco y prepararte bien. Primero, eleva la temperatura del cuerpo a lo bestia. O sea, activa en el organismo el deseo de refrescarse. Cuando empecé con este método, lo que yo hacía era tomar justo antes un baño de agua muy, muy caliente. ¿Sabes de ese momento en que notas el pulso martilleándote en las sienes? Sí, eso es, justo ahí. Yo me ponía un podcast y me sentaba a sudar en la bañera tanto tiempo como pudiese soportarlo. Cuando terminaba el capítulo del podcast, me sentía fatal y el cuerpo reclamaba agua fría a la desesperada. Merece la pena que lo pruebes, porque luego la sensación del agua fría es fantástica y hasta te entrarán ganas de darle unos tragos. De hecho, si practicas con esta técnica, te irás adaptando con el paso del tiempo hasta que ya no te parezca que el agua está tan helada. Ese proceso tiene su pizca de magia.

Pero eso sí, reconozco que no le funciona a todo el mundo. Mi amiga Lucy probó lo de las duchas frías y lo dejó porque salía del cuarto de baño con los nervios de punta. Cada persona es distinta, así que hay que ir experimentando para ver qué nos sirve y qué no. Yo te sugiero que pruebes durante una semana y a ver qué tal te va. Intenta aguantar 30 segundos bajo la ducha como mínimo, hasta un máximo de 2 minutos. No hace falta más (si es que eres capaz de resistir tanto).

No es necesario darse un baño helado a diario. De hecho, lo ideal es espaciarlos para jugar un poco con la aleatoriedad. Si no, tu cuerpo aprenderá a esperarlo como algo rutinario. Échale un vistazo a la programación intermitente de la dopamina en el capítulo «¿Por qué me siento como si estuviera perdiendo la cabeza?». Bastará con que lo hagas unas cuantas veces por semana. Será una ayuda fantástica, pero eso sí: asegúrate de que planificas esta torturita al menos una hora antes de irte a la cama. O a lo mejor resulta que a ti te sienta mejor por la mañana... tú prueba, ve experimentando y así averiguarás cuál es el remedio más eficiente para ti.

Baja la temperatura

Otro truquito mucho más fácil y menos intimidante que las duchas frías sería asegurarte de que el dormitorio esté a una temperatura adecuada por la noche, sin calor excesivo. Cuando caes en el sueño profundo, la temperatura del cuerpo baja de forma natural, así que es recomendable jugar a favor de este factor. Si el ambiente en el dormitorio es demasiado caluroso o cargado, puede repercutir negativamente sobre el sueño y dificultar que descanses bien o que entres en la fase REM, absolutamente esencial. Piensa en lo que sucede durante las olas de calor: la sensación es horrible y nos cuesta muchísimo trabajo dormir cuando la temperatura es tórrida, ¿a que sí?

Lo ideal sería que la temperatura del dormitorio se situase entre 17–19°, así que lo primero que puedes hacer es ir a regular el termostato de la calefacción. O todavía mejor, apagar la calefacción de noche (que así también te ahorras un pico en la factura). Si es posible, abre las ventanas y deja que corra el aire para ventilar bien. Si sueles mantener siempre cerradas las ventanas debido al ruido o al tráfico, prueba a invertir en un antifaz y unos buenos tapones para los oídos.

Si resulta que pasas mucho calor en cama, puedes recurrir a almohadillas refrigerantes para refrescarte un poco la zona del tronco. También se llaman a veces esterillas refrescantes y básicamente, consisten en una colchoneta o esterilla, en forma de lámina muy fina, que se coloca bajo la sábana. Son fantásticas durante los meses de verano e incluso si padeces de sofocos (ya hablaremos de ellos más adelante, en el capítulo «¿Pero qué diablos le pasa a mi ciclo hormonal?»), aunque no tengas problemas para dormir. Si te cuesta dormir, desde luego, te aconsejo que las pruebes.

4. La respiración

Es la medida práctica más fácil de aplicar para mejorar la calidad del suelo. Y está a tu alcance, es como un extintor con la etiqueta de «Usar en caso de emergencia». La respiración es el medio más rápido de alterar la química del organismo, mucho más veloz que cualquier suplemento. De hecho, controlar la respiración sirve para desatar un torrente de hormonas sin salir de la cama. Trabajar las técnicas de respiración consiste en tomar conciencia de cuál es nuestro estado físico, o sea, dejar un ratito las reflexiones del cerebro a un lado y centrarse en las sensaciones del cuerpo físico. No requiere grandes cambios en el estilo de vida ni hay que ir a ningún lugar en particular. Se pueden practicar distintas técnicas de respiración en la cama de madrugada, no hay problema. Y lo mejor de todo es que es GRATIS.

¿Por qué nos ayuda a dormir la respiración profunda?

Respirar funciona porque afecta al sistema nervioso parasimpático, siguiendo una vía similar a la del agua fría. Cuando respiras profundamente, puedes estimular el nervio vago, porque se eleva la presión sanguínea, y este detalle le envía un mensaje al nervio. A su vez, el nervio vago baja la frecuencia cardíaca para rebajar la presión. Al respirar bien hondo, en esencia estás activando las hormonas relajantes que son necesarias para relajarse y dormir.

Te voy a hablar de un gran defensor y promotor de las bondades de la respiración profunda (y de las duchas frías), Wim Hof. Es un holandés al que se conoce en muchas partes del mundo como *Iceman* («el Hombre de Hielo») y también es uno de los conferencistas motivacionales más increíbles que hay. Yo sigo el método de respiración de Wim Hof y siempre que me enfrento a un momento de crisis, sea por causa del sueño o POR CUALQUIER OTRO TEMA, es la primera herramienta de la que echo mano. O sea, que hago entre tres y cuatro rondas de la técnica de Wim Hof y eso me lleva unos 15 minutos.

Que no te asuste la duración, porque cuando te pones a ello, la percepción del paso del tiempo cambia. Este es el procedimiento:

- Realiza 35 inhalaciones muy rápidas y profundas, tomando aire que luego debes soltar también muy rápido (es como inflar un globo, pero al revés, plantéatelo así). Yo hago esto hasta que casi empiezo a marearme.
- Exhala todo el aire hasta vaciar los pulmones a fondo y aguanta así tanto tiempo como puedas.

- Cuando no resistas más, inspira a fondo lentamente, llénate de aire y retenlo durante 10 segundos antes de soltarlo.
- Repite el ejercicio tres veces.

Después de esta miniterapia, yo noto que se disparan las hormonas que me hacen sentir mejor. Es el método más fulgurante para conseguir que mi organismo segregue serotonina para calmarme y sacarme de cualquier catastrofismo. Tiene un efecto muy similar al de la meditación, que también desencadena la secreción de serotonina y melatonina. Yo entré en contacto con la meditación trascendental en un programa de recuperación del alcoholismo, hace muchos años. Pero la meditación no encajaba con mi personalidad. Ahora bien, si sufres para dormir bien, sí que me parece recomendable que pruebes varias modalidades de meditación. Experimenta y descubre si son útiles para tu caso.

Utiliza *apps* con guías que te ayudarán

Naturalmente, si te has desvelado y la fatiga de la situación te machaca en plena noche, concentrarte para meditar o practicar técnicas de respiración no resulta nada sencillo. Conozco bien esa sensación, cuando estás tan hasta las narices que no tienes ni ganas de ponerte a corregir la situación y ayudarte. Es una cosa de locos, pero es lo que hace cualquier ser humano típico, así que no te sientas culpable. Además, cuando nos atacan el pánico y el agotamiento a las 2 de la madrugada, es mucho más probable que sintamos que estamos a punto de estallar y que el mundo debería dejar de tocarnos la moral.

Si te ocurre esto mismo, te recomiendo que utilices una aplicación para controlar la respiración o practicar meditación. Así tendrás a tu lado una voz que te dé instrucciones, cosa que facilita muchísimo la tarea. Cuando no me siento en plena forma, yo tiendo a dejar las cosas para más tarde... por eso, aunque me sé de memoria cómo va el ejercicio Wim Hof, prefiero usar su aplicación para que me guíe. Por cierto, es totalmente normal sentir dificultades para motivarte.

A veces necesitamos que alguien nos ponga las pilas. Sencillamente, porque funcionar siempre a base de nuestra propia fuerza de voluntad es im-po-si-ble. Hay otras aplicaciones que merece la pena probar, como *Calm*, *Headspace* y también *Insight Timer*. Como siempre, aquí la clave consiste en encontrar la que mejor te funcione a ti. Eso requiere un proceso de prueba y error, claro.

¿Por qué funciona taparse la boca para dormir?

Otro método supersencillo para mejorar el sueño es cerrarnos la boca con una cinta, esparadrapo o similar. El objetivo es que respires por la nariz y NO por la boca. Esto segundo es lo que hacemos muchos cuando dormimos. La respiración nasal genera más óxido nítrico, que a su vez contribuye a aumentar el caudal de oxígeno y estimular la circulación, rebajar la presión sanguínea y mejorar el sueño. Pero si respiras por la boca, no solo corres el riesgo de roncar, sino también de padecer una presión sanguínea más alta e incluso apnea del sueño (esos episodios en los que paras de respirar durante breves períodos). Por si fuera poco, reseca la garganta y eso favorece que te desveles más a menudo, lo que activa la secreción de cortisol y esta, a su vez, te impide retomar el sueño donde lo dejaste.

Mi marido Matthew duerme siempre con la boca abierta y, aunque no ronca, sí que me molesta porque hace ruido con la garganta. Hace unas noches, le cerré la boca yo misma y ese retumbar desapareció al instante. Eso sí, a la mañana siguiente me preguntó si había intentado ahogarlo o es que estaba soñando. Me gustaría que probase la solución del esparadrapo, pero de momento, soy yo la que se pone tapones en los oídos. Por todo esto, si sabes que respiras por la boca, prueba a tapártela. Hay esparadrapos, cintas, tiritas y similares diseñados específicamente para este fin, pero también puedes usar un esparadrapo con microporos (transpirable) genérico. No es necesario cubrir los labios por completo; los estudios científicos han constatado que basta adherir una tira finita en la zona central, que una los dos labios. Eso será suficiente para animar a tu organismo a respirar por la nariz. Un consejito muy útil: aplica un poco de vaselina en los labios antes de ponerte el esparadrapo, así no te costará retirarlo por la mañana y te ahorrarás rozaduras (¡ay!).

Nota rápida sobre las limitaciones de la higiene del sueño

Si duermes mal, probablemente ya habrás consultado *Google* a lo bestia en busca de soluciones. Y muy probablemente, te hayas encontrado consejos y trucos de higiene del sueño. En muchos casos, son recomendaciones sólidas (cosas como procurar que la cama sea cómoda, tapar la luz con cortinas o persianas, evitar las pantallas en el dormitorio, no tomar cafeína por la tarde, relajarte mentalmente antes de ir a la cama, quizás practicando algún ejercicio de conciencia plena o *mindfulness*, etc.).

No hay nada que sea exactamente incorrecto en ninguno de esos consejos (de hecho, muchos encajan con lo que te he propuesto en este mismo capítulo), pero obsesionarse con la higiene del sueño como si fuera la solución definitiva no te va a servir de nada. Kathryn Pinkham, de la *Insomnia Clinic*, es una experta especialista en el sueño y ha escrito un sinfín de artículo sobre el tema. Ella misma lo ratifica: obsesionarse con cumplir a rajatabla las normas de higiene del sueño podría incluso empeorar la situación. En sus propias palabras: «Casi todas las semanas acude gente a mi consulta que duerme fatal aunque respetan al detalle la higiene del sueño. Y la verdad es que hay muy pocas pruebas empíricas que demuestren que la higiene del sueño sea una cura válida para el insomnio»*.

Por lo tanto, si en tu caso sigues minuciosamente todas las indicaciones para lograr una higiene del sueño «correcta» pero sigues teniendo dificultades, no te preocupes. En lugar de eso, aquí nos centramos en protocolos prácticos que puedes aplicar en TU vida, en cualquier momento del día, y que inciden directamente sobre la secreción de hormonas.

¿Cómo regulo yo mis hormonas para dormir? ¿Y cómo puedes conseguir que funcione para ti?

He aprendido un montón sobre cómo controlan el sueño las hormonas y he adaptado lo que ahora sé aplicándolo a mi vida para que me resulte útil para mí y para mi programación cronológica. Es imposible cambiar cómo está configurado tu organismo, así de simple. Por suerte para mi familia, yo soy del cronotipo alondra, mientras que Matthew encaja más en el arquetipo de búho. Así que él es el mejor para atender a los críos por la noche cuando necesitan cualquier cosa... pero no le pidas que madrugue, ¡no sacarás nada en limpio!

Yo soy el opuesto de todo eso. En cuanto noto que el cortisol se manifiesta, salto de la cama. Pongo la cafetera al fuego, enciendo la radio para escuchar las noticias y salgo para darme un baño fortificante de hormonas, saco los uniformes del colegio de la secadora (y me habré olvidado de programarla por la noche, seguro)... es un caos total, pero yo en ese entorno me encuentro a mis anchas. Hago todo lo que puedo para estimularme por la mañana. Incluso hago ejercicio físico, después de liquidar las tareas relacionadas con los niños. Si tuviese el típico trabajo de oficina de 9:00 a 17:00, me levantaría a las 6 y saldría a correr antes de despertarlos. O sea, que me ajustaría a la rutina que mejor encaja conmigo.

---

* https://www.theinsomniaclinic.co.uk/blog//sleep-hygiene-does-it-reallywork

Una vez pasado el mediodía, empieza a decaer mi nivel de energía. Alrededor de las 3 de la tarde, ya estoy en plan pasivo. Si me pongo a hacer ejercicio por la tarde, no aguanto ni un instante. No disfruto, me cuesta horrores, porque mis mecanismos están cableados para lo contrario. O sea, que no es para mí. Cuando avanza la tarde, hago cosas que promuevan la secreción de serotonina-melanina, como ir a la sauna y luego darme una ducha fría, sin olvidarnos de esos carbohidratos tan saciantes y calmantes. Al irme a la cama, abro las ventanas para que el cuarto esté bien ventilado en todo momento y me pongo el antifaz y los tapones de cera en los oídos. ¡El atuendo más sexy! Me reconforta dormir acompañada de los perros, pero sé que a mucha otra gente eso la pondría de los nervios. ¿Cuál es la cuestión fundamental? Que estos detalles que a mí me resultan tan beneficiosos son totalmente individuales. Por eso hay que experimentar hasta dar con la tecla y descubrir qué funciona mejor en tu caso. No hay una sola persona que encaje en el «perfil medio» y además, cada uno vive la vida a su manera, con demandas, exigencias y presiones distintas. Por tanto, es lógico que las dificultades para dormir sean también completamente personales e intransferibles. En resumen: que te tomes lo aprendido en este capítulo y trates de adaptarlo a tu vida y tu ritmo.

¿Y cómo se prepara la casa para dormir bien?

Lo primero es anotar una lista de puntos clave del entorno donde vas a dormir, para verificar qué factores podrían ser perjudiciales. Plantéate las siguientes preguntas y haz cambios si son necesarios en función de tus respuestas:

- ¿A qué temperatura está la casa por la noche? Si el termostato de la calefacción está por encima de 18, bájalo hasta ese nivel.
- ¿El dormitorio está totalmente a oscuras? Si no lo está, cómprate unas buenas cortinas o persianas, o un buen antifaz.
- ¿Tienes las ventanas abiertas? Ábrelas si es posible. Si afuera hay bastante ruido, prueba a ponerte unos tapones.
- ¿Hay algún piloto rojo de aparatos electrónicos como TV y demás? Apágalos con el interruptor principal o tápalos con un esparadrapo o cinta adhesiva.
- ¿Pones el móvil en modo de vuelo o lo *apagas*? Se sabe que la radiación que emiten los teléfonos móviles puede alterar los patrones del sueño.*

---

* https://economictimes.indiatimes.com/mobile-phone-radiation-disruptssleep-causes-headaches/articleshow/2717605.cms

¿Tienes a mano un antifaz y unos tapones para los oídos? ¿Sí? ¿Unos que arruinan tu aspecto físico por completo y serían el principal estorbo para una noche de pasión? ¡Entonces, genial!

Mis 10 trucos estrella para programar la secreción de hormonas

Este capítulo está repleto de información y yo quiero animarte para que pruebes unas cuantas cosas distintas hasta encontrar la combinación de trucos que te dé mejor resultado. Veamos un resumen de las principales medidas que puedes tomar para ayudarte.

Por la mañana:

- Exponte a la luz natural: sal al exterior, en el jardín, en la terraza, en el balcón o asomándote por la ventana. Haz lo que sea para controlar la situación y asegurarte de que te bañas en la luz, porque potencia la secreción de cortisol y te coordinará con tu ritmo circadiano natural.

- Quítate las gafas de sol: son un obstáculo para los receptores de luz de los ojos y podrían inducir a tu organismo a pensar que está anocheciendo.

- Retrasa la hora de desayunar: mantener el cuerpo en ayunas tanto como sea posible contribuirá a reforzar la secreción de cortisol por la mañana.

A la hora de comer:

- Toma alimentos fermentados y alimentos ricos en grasas saludables: una microbiota intestinal sana es un apoyo fundamental para tus niveles de serotonina. Introduce en el menú kombucha, kimchi, kéfir y más cosas que no empiecen por la letra «k».

Por la tarde y al anochecer:

- Ponte gafas que bloqueen la luz azul si vas a mirar una pantalla.

- La idea es reducir la exposición a la luz azul, porque esa frecuencia de iluminación empuja al organismo a creer que es de día.

- Los plátanos, por la noche, no por la mañana: reserva alimentos ricos en triptófano (plátanos, avena, lentejas, panes de masa madre, etc.) para los últimos momentos del día.

- Suaviza la iluminación: el cerebro empezará a producir melatonina como respuesta directa a la oscuridad, así que procura que la casa sea acogedora y esté inundada de una luz tan tenue como sea posible.

- Date una ducha fría o túmbate sobre una esterilla de acupresión: libera un torrente de hormonas parasimpáticas que favorecen el sueño.

- Cierra la boca con un esparadrapo o similar: además de mejorar la calidad del sueño, respirar por la nariz reduce la cantidad de veces que te desvelas.

- No te pongas a ver películas que te disparen la adrenalina a las 23:00: ¡o te quedarás con los ojos como platos toda la noche!

- Alcohol: rebaja la calidad del sueño SIEMPRE, aunque solo sea un sorbito. Si necesitas una alternativa al alcohol, prueba el kava kava. Todavía no está disponible en algunos países (como el Reino Unido), pero donde sí se vende puede ser de ayuda cuando salgas por la noche. También puedes probar con la L-teanina… ¡Lo siento!

Tu cronograma prosueño, antes y después

Ya hemos visto que hay que programar y coordinar todo para que siga el ritmo de tu viejo reloj biológico y juegue a su favor, no en contra. Para terminar este capítulo, me gustaría que dieses un repaso a lo que haces habitualmente en tu rutina cotidiana. Te ruego honestidad total, piensa en qué haces a cada momento del día y qué podría afectar negativamente a las hormonas del sueño. ¿Cuándo tomas cafeína? ¿Cuándo haces ejercicio físico (o si no lo haces en absoluto)? ¿Sales al aire libre por la mañana/ en otro momento del día? ¿Te pones las gafas de sol demasiado temprano, a primera hora? ¿Cuándo y qué comes? ¿Hasta qué hora te dedicas a mirar las redes sociales o el móvil? Repito, sinceridad radical. No te olvides ni un detalle que pueda ser perjudicial para disfrutar de una calidad del sueño óptima.

Cuando hayas reflexionado sobre tu rutina diaria actual, llegará la oportunidad de actuar sobre cada uno de los hábitos negativos para los ciclos de sueño naturales. Repasa lo que has leído en este capítulo y revisa mi resumen de trucos estrella. Pon en práctica los que creas que te serán útiles. Algunos implican cambios muy importantes, pero seguro que encuentras un montón que son sencillísimos de cumplir, como puede ser salir al aire libre un par de minutos a primera hora.

No te olvides de incluir un protocolo de emergencia para cuando te desveles de madrugada. Y sigue adelante. La situación no cambiará drásticamente de un día para otro, pero sí que PUEDES dormir mejor y de hecho, DORMIRÁS mejor.

Dr. E: ¿Cómo puedes consultarle a tu médico sobre los problemas para dormir?

En la atención sanitaria es bastante frecuente que no se le preste atención al sueño. Me parece que cuando hablamos con los pacientes pasamos demasiado tiempo explorando y analizando los síntomas que manifiestan en vigilia. ¡Tanto que, a menudo, ni siquiera hablamos de dormir! Pero el sueño es precisamente el momento en que el organismo se regenera.

Yo estoy absolutamente convencido de que la cuestión clave es ayudar al cuerpo a que se cure. Sobre la cantidad de horas que necesitamos dormir hay varias opiniones y escuelas distintas. Quizás hayas escuchado que lo ideal son 8 horas, pero los especialistas están llegando al consenso de que las necesidades de sueño son variables. Varían de acuerdo con factores genéticos, por la edad y por los procesos biológicos que hay en marcha en cada momento. Por ejemplo, cuando enfermamos, es preciso dormir más de lo habitual porque toda la energía que genera el organismo se emplea para luchar contra las infecciones o sanar los tejidos afectados.

Si vas a ver a tu médico o doctora para consultarle algún problema de salud, merece la pena que menciones qué tal estás durmiendo. Y si padeces insomnio, que exploréis cuáles pueden ser los motivos. El insomnio puede provocar un ciclo de decadencia para tu salud, marcado por la inflamación y los problemas de carácter mental, así que no lo ningunees.

Los profesionales de la salud pueden ayudarte a salvar esas dificultades, tanto derivándote a expertos como a practicantes de PNL (programación neurolingüística) e incluso recetándote medicación si es necesario. Te recomiendo que jamás tomes medicamentos con prescripción sin la debida supervisión médica para luchar contra el insomnio. Y en cualquier caso, limítalos estrictamente a los momentos de crisis, porque son muy adictivos y luego puede que te cueste mucho esfuerzo deshabituarte.

¿Cuándo deberías acudir a tu médico o doctora de cabecera?

- *Pensamientos atropellados o agitación:* cavilaciones constantes, ansiedad e incapacidad para desconectar por la noche (puede ser un signo de estrés, que afecta a la salud de un modo muy significativo).
- *Nocturia:* te despiertas con mucha frecuencia de noche para orinar (puede ser síntoma de diabetes o de problemas de salud en la próstata o el tracto urinario).

- *Ronquidos excesivos con* momentos de interrupción de la respiración (pueden ser síntoma de apnea del sueño obstructiva).

- *Sudoración nocturna excesiva* (podría estar relacionada con una infección o alguna alteración del sistema inmunitario).

- *Tos nocturna* (podría ser un signo de reflujo gastroesofágico e incluso de asma).

¿Cuándo deberías solicitar ayuda médica integrativa?

- Sientes fatiga por la mañana y eres incapaz de conciliar el sueño a una hora normal; o bien necesitas toneladas de café durante las primeras horas del día. Desregulación de las glándulas suprarrenales: solicita pruebas para analizar tus niveles de dehidroepiandrosterona (DHEA) y cortisol por la mañana; quizás el cortisol alcanza su pico a una hora más tardía (trastornos de las glándulas suprarrenales). También cabe la posibilidad de que la glándula tiroides esté hiperactiva y te mantenga en vela de noche. Un bajo nivel de progesterona sería otro posible culpable en la etapa peri/postmenopáusica (trataremos este detalle en el libro, más adelante).

- Síndrome de las piernas inquietas por la noche: aunque no se comprende aún del todo bien, este síntoma se ha relacionado con niveles de dopamina bajos.

- Espasmos nocturnos en las fibras musculares: pequeños espasmos musculares, que podrían estar relacionados con carencias de minerales como el magnesio.

2

¿Por qué no puedo parar de **COMER**?

- *Grelina:* la hormona que te dice que tienes hambre y necesitas comer, también denominada «ghrelina».

- *Leptina:* la que te avisa de que ya te has llenado.

- *Insulina:* la hormona encargada de regular el nivel de azúcares en la sangre, que dependen de los alimentos que tomemos.

- *Dopamina:* la hormona de las recompensas, la que gobierna los apetitos.

Hasta hace pocos años, en cuestiones de comida, yo estaba atrapada en un círculo vicioso, era terrible. Siempre luchando por mantener el peso bajo control y SIEMPRE con un hambre canina. En mi mente, nunca me veía tan delgada como yo deseaba. Y pensemos que era la década de los 90, con la moda del *heroin chic* y los *looks* superescuálidos. Yo nunca conseguí emular a aquellas modelos.

Me tomaba tan en serio la comida que, cada vez que picoteaba alguna cosa, lo que fuera, me invadía la culpa y empezaba el autorreproche: «¡por el amor de Dios, Davinia! ¿Cómo se te ocurre zamparte eso?». Consideraba que el apetito era mi enemigo mortal, porque me demostraba que, en lo que tocaba a la dieta, yo no tenía ni pizca de fuerza de voluntad. Pero al final fui evolucionando y logré entender (como te explicaré en este capítulo) que estaba prisionera de una trampa, cuyo cebo eran los alimentos altamente adictivos que me causaban sobrepeso, me deprimían y provocaban que fuese completamente im-po-si-ble controlar el apetito. O sea, mis antojos irrefrenables, espoleados por la dopamina.

Cuando pesaba entre 90 y 100 kilos e intentaba llevar lo que yo imaginaba una vida sana, mi dieta diaria típica tenía una pinta muy parecida a esta:

A las 7 de la mañana, arriba y fuera de la cama. Nada de café (me pone nerviosa), así que salto directamente a tres tabletas de cereales *Weetabix* con leche de avena (claro, porque esta nueva tendencia de las leches de base vegetal es muuuchísimo mejor que la leche de vaca natural desnatada). O también puedo poner en el microondas un cuenco de cereales con salvado integral hasta que se reblandezcan del todo. Luego lo aderezo con un plátano en rodajitas, porque me ha aconsejado el médico que tome cereales integrales y fruta.

Dan las 11 de la mañana. Me muero de hambre. Me apetece engullir un desayuno inglés completo, con sus huevos fritos, salchichas y beicon, pero todo el mundo dice que eso es malísimo, ¿no? Bueno, pues me conformaré con un cruasán o una tostada con *Vitalite*, que es una margarina con menos grasas que la mantequilla. Pero con un poco de mermelada.

Es la 1 de la tarde. ¡He llegado viva a la hora de comer, viva! Al fin puedo tomar algo más decente. ¿Y qué tal una ensalada con un aliño de bote preparado, pero bajo en grasas, con algo de pescado y un pedacito (bueno, una rebanada entera) de pan moreno para acompañar?

Las 4 de la tarde; la verdad es que el estómago me pide que le eche algo. Nada de chocolate, que es fatal para la salud. Me voy a hacer un bocadillo de pan integral sanísimo, con margarina baja en grasas, mayonesa *light,* jamón dulce y lechuga.

Llegan las 7 de la tarde. Menos mal, llega la hora de cenar.* He dado los 10 000 pasos diarios de rigor, así que muy bien (bravo por mí). Me merezco una recompensa, por ejemplo, algo de comida para llevar de ese restaurante chino de la esquina. Así celebro que se acaba el día. Estoy hecha polvo.

Y ya son las 10 de la noche... ¡otra ronda de cereales y tostadas!

Ahora que lo pienso, no me sorprende en absoluto que me sintiese tan fatigada, porque no hacía otra cosa que digerir alimentos que provocan picos de azúcar. Prácticamente todo cuanto deglutía se convertía en azúcares en la sangre:

- Cereales de desayuno *Weetabix*: carbohidratos, que se transforman en AZÚCAR.

- Leche de avena: contiene AZÚCAR y grasas vegetales. Además, la avena se transforma en AZÚCAR.

- Tostadas: carbohidratos, que se transforman en AZÚCAR.

- Mermelada: esta es muy fácil, ¿todo el mundo sabe qué lleva la mermelada aparte de fruta, verdad?

- Ensaladas: sinceramente, solo servía de excusa para atiborrarme de más pan, que son más carbohidratos, que equivalen a... lo vas pillando, ¿a que sí?

Entonces creía que la única manera de cargarte de energía eran los carbohidratos, porque me habían enseñado que elevan los niveles de glucosa y por tanto, te ponen las pilas. Si eres de mi quinta, más o menos, te acordarás de que lo repetían en un montón de anuncios en la tele y a mí se me quedó grabado ese mensaje: que necesitábamos hidratos de carbono para llenar el depósito o no seríamos capaces de funcionar.

Por qué no era capaz de controlar mi apetito y qué problemas sufrí por eso

En realidad, era cautiva de una trampa, porque me pasaba el día siguiendo las órdenes de mi apetito, pero tomando alimentos que afectaban negativamente a las hormonas que regulan el hambre, provocando picos y bajones

---

* Obviamente, los horarios de comidas en el Reino Unido difieren un poco respecto a los predominantes en España *(N. del T.)*.

drásticos en el nivel de azúcar en sangre, estimulando la secreción de hormonas del apetito y causando el desastre en las señales de saciedad. Era adicta al azúcar, totalmente, porque perseguía ese subidón de dopamina que había dejado de sentir al abandonar el alcohol. Entonces no me daba cuenta, pero estaba hackeando mi biología a lo bestia y con resultados nefastos, todo en busca de una sensación de bienestar a través de la comida. A pesar de que tenía un hambre voraz y de que comía lo que me habían descrito como «alimentos sanos», no conseguía cambiar nada respecto al peso y no entendía ni jota. A ver, que yo tomaba todo lo que se consideraba «comida adecuada» según los doctores de la época. No bebía, no fumaba, consumía cereales integrales y fruta, Dios santo, ¿no debería bajar de peso y sentirme plenamente satisfecha?

Cuando acudí al médico de cabecera a consultarle por qué era incapaz de perder peso, me decían «Bah, es cuestión de edad, ya has tenido varios hijos, el metabolismo se te está ralentizando. Quizás sería recomendable bajar la ingesta de calorías un poco».

Pues vale, me proponía limitar el picoteo y soportar el hambre a palo seco hasta el mediodía. Pero es que era inviable: no rendía lo más mínimo porque lo ÚNICO en lo que era capaz de concentrarse mi mente era en la hora: ¿cuándo llegaría la hora de comer? Era como si me poseyese un demonio, que parloteaba sin cesar en mi cerebro, que era puro DESEO de comer, ansia viva. Me sentía hecha una piltrafa y claro, en el trabajo aquello se notaba en mi productividad. Al final cedía porque el hambre no me dejaba otra opción, aunque no fuese físicamente posible «morirme de hambre» con mi planta de 162 cm y 89 kg.

El caso es que el cerebro me enviaba señales claras cristalinas: «ponte a comer ya, ya, YA». Aquello acabó con mi salud mental por los suelos. No perdí ni un gramo, así que me pudo el desánimo, es que pobre de mí, aquello no era justo. Me comparaba con otras personas y perdía la esperanza. No sabía más que mirar a las famosas del *Hola* y pensar que era inferior a todas ellas, así que lo que sí se alimentaba de fábula era mi autodesprecio. No tenía más que 38 años, pero estaba pasadísima de peso, sin energías y casi todo el día tirada en la cama. Me consumía la desesperación, esa sensación que te asalta cuando te planteas «¿en serio, esto es todo, no hay más?». Esa misma desesperación fue mi acicate para ponerme a investigar por Internet y así, al fin, se abrió la vía del hackeo biológico.

Un cambio radical a lo que yo daba por sabido y supuesto

La chispa prendió cuando conocí a Dave Asprey, famoso por ser el inventor del café *Bulletproof*. Entonces, la tan denostada grasa empezó a cobrar un nuevo significado para mí. Como todas las personas que vivimos en las décadas de los 80 y los 90, a mí la grasa me aterraba porque me habían lavado el cerebro hasta convencerme de que era el mismo diablo. Pero cuando empecé a leer estudios científicos de verdad por Internet, todos aquellos nuevos conocimientos me dejaron de piedra y pusieron del revés mis conceptos. Estudios sobre para qué sirve la grasa en el organismo, por qué no es fiable contar calorías si quieres perder peso y qué mecanismos hormonales presentes en el cerebro provocan picos y valles para el apetito.

Añadir aceite TCM al café fue mi puerta de entrada, me sirvió para percatarme de que todo cuanto creía sobre la alimentación y el apetito era erróneo. De súbito, sabía cómo adelantarme a mis deseos y podía sustituir los carbohidratos de la mañana por una buena dosis de cafeína y grasas saludables. Lo alucinante fue constatar que el aceite TCM también reducía el nerviosismo que yo asociaba a la cafeína (al final también incorporé la L-teanina, que ya he mencionado antes y sobre la que abundaré en detalles más adelante). Con esa combinación de cafeína y lípidos, conseguí reajustar mi cerebro voluntariamente, controlar mi apetito y las hormonas que regulan la sensación de saciedad, además de lograr la energía física y creativa que había echado en falta tanto tiempo. La verdad, tampoco es que tardase demasiado. Aunque mis hormonas del apetito me comunicaban que, nada más levantarme, «necesitaba un cuenco de cereales y unas tostada», a los tres días de empezar a tomar el aceite TCM, ese antojo ansioso desapareció. Rompí las cadenas que me ataban a los hábitos de toda la vida y me di cuenta de que, madre mía, hay un sinfín de posibilidades ahí afuera. Así que me propuse indagar más e introducir más cambios positivos. Tomé conciencia de que llevaba 30 años peleándome para sobreponerme a mis deseos y anhelos, desde que era una chiquilla.

Ahora como para nutrirme, para gozar de buena salud mental, para favorecer la masa muscular y para reparar mi organismo. Ahora como con gusto, con placer. Ahora ya no me siento hambrienta entre comidas. Y si tú también estás en guerra con esa gazuza constante, que te roe por dentro, si oyes una vocecilla en tu interior que te canturrea que tienes un hambre de lobo aunque hayas comido hace media hora, si padeces el desánimo y la exasperación de esforzarte por perder peso SIN RESULTADO, aunque cumplas todo lo que te hayan aconsejado, este capítulo te ayudará. Mira, sinceramente, hace unos años, yo no tenía ni idea de esto. Nadie me había explicado qué son las hormonas y cómo trabajan para controlar el apetito. Yo creía a pies juntillas que era mi falta de voluntad lo que me impedía progresar.

¿Por qué los consejos habituales sobre nutrición son completamente absurdos?

Ya lo he dicho antes, pero lo voy a repetir: si experimentas problemas para controlar tu apetito no es culpa tuya. Veo esa misma situación una y otra vez entre mis amigos y seguidores; muchos de nosotros estamos prisioneros de un ciclo de consumo adictivo, devorando aperitivo salados, patatas fritas, chocolate, chucherías y dulces o «¡galletas, galletas, galletas!» (como dice Sarah en *Instagram*).

Lo que más me chocó, sin embargo, fue que, cuando le pregunté a la gente por Internet qué alimento les parecía más adictivo e irresistible, prácticamente todo el mundo citaba cosas que giraban en torno al AZÚCAR.

Y también me sorprendió constatar lo conscientes que somos de que nos tiene atrapados en sus pegajosas garras. «Sueño con el azúcar cada segundo del día», comentó Donna. «Ahora mismo estoy sumida en una adicción terrible al azúcar... al pan, al chocolate, a las patatas fritas, al vino y a las patatas. Sé muy bien qué tengo que hacer, pero es que no soy capaz de parar», añadió Lindsey. Annette fue franca y habló sin tapujos: «El azúcar es mi vicio. Desde que dejé de beber hará dos años y medio, mi ansia por el azúcar se disparó a niveles estratosféricos. He probado a dejarlo por completo un par de veces, pero siempre acabo peor que cuando empecé... El azúcar es el demonio, desde luego».

Es dificilísimo deshabituarse del azúcar cuando hay tantos tipos distintos de esa sustancia ocultos en la comida, en todas partes, literalmente. Lo que más furiosa me pone es la hipocresía de la industria dietética. Nos han obligado a tragarnos una barbaridad de información incorrecta durante décadas, explicándonos que teníamos que insuflar energía en nuestra vida y nuestro organismo. Predicaban que una dieta baja en grasas, con las calorías bajo control y comiendo «de todo con moderación» era la opción idónea. Pero esas recomendaciones no sirven para nada, están equivocadísimas y, sencillamente, no funcionan.

Comer «de todo con moderación» es una tontería porque gran parte de nuestra dieta está compuesta por alimentos hiperprocesados hasta la náusea.

Los estudios han ratificado que esas comidas preparadas (más que preparadas, sinceramente, son específicamente diseñadas) estimulan el consumo adictivo por la manera con que nuestro sistema endocrino (hormonal) reacciona a las moléculas que contienen. Limitarse a proponer «comer de todo con moderación» no vale para nada y probablemente sea el enfoque más pernicioso y condescendiente que jamás haya existido en este tema. No te ayuda porque tu organismo se ha vuelto adicto a esos productos procesados y segrega hormonas que te impulsan a comer más. Seguro que conoces la sensación de no poder comerte una galleta sola y también la culpa que sientes al considerarte una persona glotona o sin autocontrol. Pero es que no es culpa tuya, son las hormonas.

«Llevar una dieta con las calorías controladas» es otro consejo inútil porque llenamos la dieta de calorías pobres en otros nutrientes, que generan torrentes hormonales completamente diferentes de los que nos inundarían si tomásemos alimentos ricos en nutrientes. Una caloría no es solo una caloría. Porque el cuerpo humano utiliza las calorías procedentes de alimentos saludables de una forma totalmente distinta de cómo emplea las calorías de la comida basura. ¡Y tienen efectos diferentes sobre el apetito! Piénsalo bien, haz cálculos: una bolsa pequeña de patatas fritas contiene el doble de calorías que dos huevos. Y me apuesto lo que quieras a que tú eres capaz de zamparte cinco bolsas de esas de una sentada... pero si te digo «cinco huevos», te parecerán demasiados. ¡Ya no digamos diez! Y lo que es peor: si quieres perder peso, limitarte a reducir la ingesta de calorías probablemente provoque que tengas que soportar un hambre feroz.

La máxima *«come alimentos con pocas grasas»* es una tontería, porque el organismo humano NECESITA grasas. De hecho, comer más grasas facilita que quememos más lípidos. Los alimentos bajos en grasa, *light* o como los llamen no son más que porquerías ultraprocesadas cuyas recetas se diseñan en laboratorios, donde las compañías alimentarias sustituyen las grasas por sustancias químicas y azúcares que causan efectos desastrosos sobre el microbioma beneficioso que habita en los intestinos y alteran las hormonas encargadas de avisar de que ya nos hemos saciado... ¡así que seguimos engullendo! A lo mejor te parece que estoy despotricando y quizás voy un poco subida de tono (¡efectivamente!), pero es que me indigna que nos vendan esta retahíla de mentiras. Si ahora fuese a ver a mi médico de cabecera, con todo lo que he aprendido, probablemente él o ella me dijese que las tonterías son precisamente lo que digo yo. Es demencial constatar hasta qué punto es perjudicial buena parte de los consejos más habituales sobre alimentación.

Vamos a hablar claro. Hace unos años, me apunté a un curso de entrenamiento personal, porque me parecía el siguiente paso lógico, ya que me encanta el deporte. La mecánica general del curso era superinteresante, pero entonces fue cuando llegó el capítulo dedicado a la nutrición. Todo se centraba en controlar las calorías, cargarse de hidratos de carbono, tomar cereales integrales y grasas insaturadas, hacer pequeñas comidas frecuentes... vamos, la antítesis literal de lo que hemos aprendido yo y las personas que me siguen. A la vista de todo aquello, no me quedó otro remedio que el libro. Lo tenía claro: «sabiendo lo que ahora sé, esto es inaceptable. No me puedo formar para ser entrenadora personal con esta porquería de consejos y este material, así que olvidemos el asunto». Decidí que, en adelante, solamente comunicaría la información procedente de los estudios de investigación más actuales, como los trabajos de la Universidad de Stanford especializados en el microbioma intestinal, así como prácticas y consejos que funcionan de verdad para mí y para la gente que yo conozco. Los consejos nutricionales anticuados no son útiles para nadie y hay muchas grandes instituciones a las que les costará todavía entre 20 y 30 años recuperar terreno y llegar hasta donde yo he llegado y la información científica que divulgo en este libro.

¿Por qué la industria alimentaria nos ha hackeado el cerebro?

Padecemos un superávit de alimentación y un déficit de nutrición. O sea, comemos demasiado, pero no nos alimentamos de verdad. Conviene que nos demos cuenta de quiénes se benefician de esos hábitos de dieta: la industria alimentaria. Entre diez empresas, nada más, se reparten casi el 90% de los productos alimentarios que se venden en tiendas y comercios. Por eso, tienen un interés financiero claro en conseguir que volvamos siempre a por más. Por eso contratan a «ingredientólogos», cuya misión es convertir los alimentos que elaboran en productos adictivos y luego comercializar esas recetas hiperdeliciosas e irresistibles. En el fondo, desean que nuestras hormonas nos provoquen un nivel de azúcar en sangre muy bajo, para que así echemos mano del remedio favorito para esos casos: los alimentos procesados.

Es necesario que nos preparemos para defendernos de las grandes empresas del sector y sus campañas de marketing incesantes, sin olvidar la publicidad pura y dura (por no mencionar la subliminal). Reflexiona un poco y lo verás: hay tentaciones por todas partes. Es imposible salir a la calle sin darte de bruces con un sinfín de cadenas de comida rápida como *Costa*, *Pret*, *Subway* o *Greggs* y sin que te rodee esa sugerencia eterna que te empuja a «darte un capricho», como un bollo o algo parecido.

Vamos, que nos han educado para contemplar los alimentos extremadamente calóricos y adictivos como si fuesen una recompensa, aunque al mismo tiempo nos han dicho también que deberíamos vigilar cuántas calorías ingerimos. Lo que pasa es que, naturalmente, con un solo *cupcake* nunca es suficiente. Así es como caemos en la trampa que nos han tendido, con mejor o peor intención, todas las instituciones en las que confiamos. Menuda ratonera. No me sorprende en absoluto que mujeres como Claire se sientan atrapadas en una confusa batalla entre llevar una alimentación «saludable» y concederse «caprichos». Ella misma me contó en *Instagram*: «Me suelo sentir genial toda la semana y luego, pum, en cuanto llega el fin de semana me vuelvo una chiquilla y me atiborro de porquerías el viernes por la noche. Los pecaditos continúan el sábado y luego me paso la siguiente semana intentando corregir esa conducta».

¿Y quién sale ganando con todo esto? Pues desde luego no somos nosotros y nosotras, ni nuestra salud mental y física, y EVIDENTEMENTE, tampoco nuestro equilibrio hormonal. Las únicas que sacan beneficios de este desastre son las empresas del sector alimentario, que aumentan sus ingresos. La escena final de la película son los jefazos y las ejecutivas de esas corporaciones viajando en avión privado y ante un plato de langosta fresca. De los subproductos que elaboran en sus fábricas, ¡ni rastro!

¡Y también nos hackean las emociones!

Seguro que se te ocurren un montón de alimentos que te parecen reconfortantes y que hasta encienden tu nostalgia porque te encantaban en la infancia o porque los veías en los anuncios de la tele. ¿A que te resulta familiar esa sensación de que, tras un día muy duro, casi te mereces un pastel o una pizza?

Y probablemente también conozcas la sensación de culpa y el hambre que nos suelen asaltar después. Es un fenómeno muy corriente en mi página de *Instagram*. Esto lo publicó Melanie: «Cada vez que me porto bien durante un día, parece que me corresponde una recompensa... en cuanto me veo el vientre más plano y se calma mi apetito... pues justo entonces me salto las normas y al final siempre termino justo donde empecé». Carolyn también me dejó un mensaje que me llegó muy hondo: «En mi caso, cuando me siento muy emotiva o noto que la situación me puede, es cuando soy más débil. Entonces me lanzo a comer como si fuese a borrar mis problemas. Devoro patatillas, chocolatinas, anacardos, cacahuetes, *Nutella* directamente del frasco, pan de molde dulce con toneladas de mantequilla... cualquier cosa que encuentre en la alacena. Y no paro hasta que acabo con todo. Después, siempre me siento fatal». Lo entiendo perfectamente, porque yo caí en ese mismo agujero, pero he logrado salir. Y quiero ayudar a cualquier persona que sufra esta situación. Por eso te voy a explicar POR QUÉ no podemos parar de comer y qué es lo que les pasa a las hormonas, por qué originan este problema y CÓMO podemos adelantarnos a esos apetitos irrefrenables saciándonos para luego sentirnos realmente bien.

¿Qué es lo que controla el apetito?

En primer lugar, hay que cambiar de mentalidad. Controlar el apetito no consiste solamente en comer menos y ya está. El primer paso es mentalizarse de que los alimentos hiperdeliciosos se nos presentan como «caprichos», como algo que nos hará sentir bien. Pero no es así, un *brownie* industrial no lleva un solo ingrediente que le haga bien a tu cuerpo. Hemos aceptado todo esto a ciegas, pero hay que sacarse el antifaz, porque la salud general de la población en el mundo occidental está yendo a peor. Enfermamos con más frecuencia, la salud mental está por los suelos, padecemos una falta de energía crónica, nos afectan toda clase de desequilibrios hormonales y... adivina qué lo provoca. Pues precisamente lo provoca todo lo que nos llevamos a la boca diariamente.

La clave de todo no es adelgazar, porque cada cuerpo es distinto y las anatomías también lo son. Me da igual si mides 1,80 o 1,55, si tienes unas tetas enormes o las caderas anchísimas. Lo que es absolutamente injusto es que pongas tu vida en peligro y te arriesgues a sufrir problemas de salud debido a un exceso de carbohidratos, azúcares ocultos y grasas con efectos inflamatorios debido a que un puñado de empresas solo piensan en ampliar sus márgenes de beneficio. Y encima luego te dirán que es culpa tuya, porque «te falta voluntad» para dejar de comer. ¡Pero si te ofrecen productos que son tan adictivos como la cocaína y te los presentan como una inofensiva barrita de cereales e ingredientes vegetales!

Esto es una locura. El objetivo de este capítulo es recuperar la homeostasis, porque así se llama el estado de equilibrio entre las funciones físicas, químicas y biológicas. Vamos a anular el control de ese mecanismo que provoca tantas apetencias insanas a través de las hormonas y que no solo descontrola el apetito, sino que desencadena una larga serie de dolencias crónicas que son prevalentes en la actualidad. Lo que nos interesa es darle de comer a las neuronas y el resto del cuerpo irá después. En cuanto consigas detener el hábito adictivo de comer alimentos ultraprocesados, te prometo que experimentarás un cambio asombroso en tu salud. No tiene nada que ver con la fuerza de voluntad. Aquí el eje fundamental es hackear las hormonas para que jueguen a tu favor. Pero primero hay que averiguar en qué situación nos encontramos y alcanzar el equilibrio individual para luego gozar de una vida larga y plena.

¿Cómo influyen las hormonas sobre el apetito?

Las hormonas condicionan por completo el nivel de hambre. Cuándo y en qué cantidad se segregan son los factores que dictan qué alimentos nos pide el cuerpo, y en qué cantidades. Al igual que ocurre con todos los demás aspectos ligados a las hormonas, cuando hablamos de apetito hay una pléyade de hormonas involucradas. Pero estas son las principales y en estas nos vamos a centrar:

Grelina

Es la hormona del hambre. Se produce fundamentalmente en el estómago y su función primordial es regular el apetito, para lo cual envía una señal que le indica al cerebro que ha llegado la hora de comer. ¿Qué suele suceder cuando pasas por delante de un restaurante o un bar y te llega el aroma de las patatas fritas? Es bastante habitual que eso te despierte hambre, ¿verdad? Pues es porque en ese momento se segrega la grelina.

Los niveles de esta hormona oscilan a lo largo del día y no solo se disparan cuando captas el olor de la comida. También influye sobre ellos el reloj biológico de tus células. Cuando comes a horas regulares, el cuerpo aprende que debe producir y segregar grelina en esos momentos concretos, porque ya cuenta con que vas a alimentarlo. Por si fuera poco, cuando los niveles de azúcar en sangre bajan mucho, también se estimula la secreción de grelina. Por eso sentimos más hambre después de tomar alimentos que elevan exageradamente el nivel de azúcar. Precisamente la caída del azúcar en sangre cuando pasa ese pico es lo que motiva la secreción de grelina. No es porque realmente el organismo necesite nutrirse más.

Leptina

La leptina es la hormona de la satisfacción. Básicamente, avisa de que ya está bien, ya has comido suficiente y te has saciado. Esta hormona se sintetiza en las células adiposas y su misión es enviar señales al hipotálamo (que está en el cerebro), donde desata esa sensación de saciedad. Para mantener bajo control el peso corporal, es crucial que el nivel de la grelina esté también bajo control, porque también regula cómo y cuántas calorías quema el organismo.

La leptina ha evolucionado para evitar que la humanidad pereciese de hambre o sucumbiese por comer demasiado... pero los modernos alimentos procesados desatan el caos en los receptores de leptina situados en el intestino, porque atacan los tejidos de mucosa que revisten sus paredes y donde están ubicados esos mismos receptores. Como consecuencia, impiden que la leptina cumpla con su trabajo correctamente. Y lo que es peor, existe el riesgo de desarrollar una resistencia a la leptina (que consiste en que el cerebro no capta su señal aunque el organismo la produzca en abundancia). Actualmente se sospecha que este factor es uno de los principales causantes de la obesidad. Si el cerebro no recibe el mensaje de la leptina, pensará que te estás muriendo de hambre, así que te obligará a comer más.*

Insulina

La insulina es la hormona responsable de regular el nivel de azúcar en sangre y este, como verás, es un detalle importantísimo que condiciona el apetito. La insulina se produce en el páncreas y se libera cuando el organismo descompone nutrientes para obtener glucosa (azúcares), que sirven de combustible

---

* https://www.healthline.com/nutrition/leptin-101#leptin-resistance

a las células. Cuando la glucosa se mueve por las células, desencadena una respuesta de la insulina, que a su vez rebaja el nivel de azúcar en sangre para que vuelva a la normalidad.

Lo malo es que la dieta más habitual hoy, tan rica en carbohidratos y alimentos muy procesados, incluye muchísimos ingredientes que se convierten en azúcar en el torrente sanguíneo. Eso origina picos de insulina durante todo el día, necesarios para que el nivel de azúcar en sangre regrese a valores normales. Entonces, cuando se produce esa caída, va seguida de la secreción de grelina, la hormona del hambre que avisa al organismo: "¡es urgente, hay que comer ya mismo!". Este mecanismo nos empuja a consumir más alimentos hiperprocesados, repletos de carbohidratos, que vuelven a provocar un pico de secreción de insulina... y ya está, ya nos hemos metido en un círculo vicioso de picos y valles. El organismo no necesita toda esa energía en realidad, así que la glucosa que sobra porque las células no la gastan se convierte en grasas y se almacena.

Para mí, mantener el nivel de azúcar en sangre equilibrado significa evitar que me dé uno de esos bajones cuando me entra un hambre de lobo. Pero todavía hay más: si te pasas el día picoteando aquí y allá, conseguirás que se dispare de manera repetida el nivel de insulina, lo que puede desembocar en una situación de prediabetes, que a su vez puede acabar en una diabetes tipo II. Y a su vez, eso puede acarrear dolencias y trastornos verdaderamente graves. En resumidas cuentas, lo importante sería mantener el azúcar en sangre tan equilibrado como sea posible.

Una nota sobre la diabetes

La diabetes tipo I es un trastorno de origen genético. En este caso, el organismo es incapaz de producir suficiente insulina y eso origina unos niveles de azúcar en sangre muy elevados. Al final eso puede traducirse en problemas de salud terribles, por eso quienes sufren diabetes tipo I tienen que inyectarse insulina a diario para sobrevivir.

La diabetes tipo II tiene una naturaleza distinta. También se caracteriza porque el nivel de azúcar en sangre es demasiado alto, pero en este caso se debe a que la respuesta a la insulina no funciona correctamente.

Esta es la variante más común de la enfermedad y la causan las dietas que contienen un exceso tremendo de azúcares y carbohidratos refinados. El número de personas con diabetes tipo II sube y sube a toda velocidad. Se calcula que en 2025 habrá más de 5 millones de enfermos de diabetes tipo II en el Reino Unido. Eso equivale al 7,5% de la población.*

¿Da miedo, verdad? La buena noticia es que este sí es un trastorno reversible, si se aplican cambios en la dieta y el estilo de vida.

Dopamina

Ay, nuestra amiga la dopamina, que tantas alegrías nos da... y tantos sinsabores. Es la hormona del deseo, pero también la causante de las conductas adictivas. Se trata de un neurotransmisor, que se genera en el intestino y en el cerebro. Es una potente hormona motivadora y controla toda clase de comportamientos. Hace años se consideraba que tan solo era la «hormona del placer», pero resulta que también te motiva y activa un montón de células y procesos.

Es la dopamina la que te impulsa a encender la tele o poner agua a hervir, porque sabes cuál será la recompensa (tu programa favorito o una taza de té calentita y humeante). Controla el movimiento y el habla, además de regular el canal de las recompensas.

Desempeña un papel muy relevante en relación con el apetito, porque monitoriza las apetencias. Es la misma hormona motivante que, en la prehistoria, se ocupaba de ponernos en marcha para salir a recoger bayas y cazar. Lo malo es que, en esta época, los estímulos desencadenantes de secreciones de dopamina están por todos lados: desde que nos den *like* en el móvil hasta cazar un cruasán riquísimo (volveremos a este tema en la página 77). Todo nos provoca un subidón de dopamina.

Yo tengo un nivel de dopamina muy bajo de forma natural, por eso me hace tanta falta estimular su producción. Hace años, me buscaba los subidones de dopamina a base de alcohol, pero luego sustituí la bebida por azúcares y una fuerte adicción a comer. Esos deseos, esas ansias impulsadas por la necesidad de dopamina son una tortura, así que la mejor solución no consiste en recomendarle a la gente que aguante sin más. En la actualidad, yo refuerzo mis niveles naturales de dopamina a base de *running*, con música animada,

---

* https://www.medicalert.org.uk/news/2020/12/03/diabetes-and-lifestyle

exponiéndome a la luz natural y tomando todo tipo de suplementos nutricionales. Y también programando con cuidado los momentos cuando como, sin olvidarme de vigilar qué como. De eso hablaremos a continuación.

¿Y cómo se conjugan e interactúan estos factores? La vía del cruasán

Todas las hormonas implicadas en regular el apetito cooperan para influir en cómo, cuándo y qué comemos. La mejor manera de explicarlo es describir qué pasa cuando te zampas un cruasán. Mucha atención, porque el asunto empieza antes de que le eches mano. Imagínate una mañana cualquiera, algo de este estilo:

- Te levantas demasiado tarde, ya no te da tiempo a desayunar como deberías, así que te planteas la posibilidad de pillar un bollo antes de entrar a trabajar. Basta pensar en esa «recompensa» para que tu organismo segregue dopamina y esa misma hormona te motiva para saltar de la cama y ponerte en marcha, pensando en ese delicioso hojaldre crujiente. Como habitualmente desayunas en torno a las 7:30, el organismo libera grelina un poco antes, para prepararse, así que notas la punzada del hambre.

- En el tren o el autobús, de camino a la oficina, no puedes parar de pensar en el dichoso cruasán, porque la grelina pone tu estómago bajo asedio. Cuando sales de la estación está lloviendo y, claro, tú no te has traído un paraguas. Pero el impulso de la dopamina (¡vamos, que te espera un bollo!) es tan fuerte que pones rumbo a la cafetería, aunque caigan chuzos de punta.

- Por fin, te compras el bollo, la palmera de chocolate o el cruasán y gozas con la cascada de dopamina que se desencadena en tu organismo, inundándote de un agradable bienestar. Y todo porque has alcanzado tu «recompensa».

- Los carbohidratos de la bollería se transforman en azúcar en sangre, que genera una respuesta de la insulina y también inhibe la acción de los receptores de leptina. Por tanto, aunque acabas de comer, tu estómago no se siente saciado. Así que te planteas si debieras picar algo más, pero primero llama el deber, hay que fichar en la oficina.

- Ya en tu puesto, los efectos de la insulina se hacen notar y el nivel de glucosa en sangre cae. Esa bajada conlleva que la grelina se dispare otra vez, así que el apetito regresa una vez más. Tú intentas oponerle resistencia, pero no sirve de nada. A las 10 de la mañana, tomas al asalto la cocinita de la oficina y atacas sin piedad la lata de galletas.

¿A que te suena familiar esta historia? Y si no es esta, será otra bastante parecida, seguro. Nuestras hormonas son los motores que impulsan todas esas conductas, pero ellas no son el problema. El problema es que el subidón de la dopamina se convierte en rutinario muy rápidamente, así que terminarás por tener que comer cada vez más para obtener la misma sensación de bienestar. En última instancia, ponemos en marcha técnicas de hackeo o *hacking* biológico, pero en el sentido más perjudicial posible.

O sea, nos cargamos poco a poco los niveles de dopamina básicos y nos dejamos controlar por las pulsiones, por los deseos. Al cabo de un plazo sorprendentemente breve, con un solo cruasán no basta. Ya necesitas dos si quieres repetir la jugada y experimentar la misma sensación. Resultado: lo que empezó siendo un caprichito o un parche puntual se convierte en rutina, en una costumbre con consecuencias muy graves para la salud a largo plazo. No solo es necesario nutrir al resto del cuerpo, sino también al cerebro, porque es ese órgano el que genera el entusiasmo y la vitalidad. No nacen de un cruasán.

¿Qué factores provocan que comer sea adictivo?

Durante los últimos 30 años la obesidad se ha vuelto un problema generalizado y es fruto de todos los factores que ya conocemos. Factores básicos que interactúan y se refuerzan: el principal, los alimentos ultraprocesados que suscitan adicción. Dentro de 10 años, en los EE. UU. el 50% de la población padecerá obesidad mórbida... así que no me digáis que los alimentos procesados no tienen nada que ver.

Recordemos que esos productos no existían antes de la década de 1950. La dieta occidental predominante está llenita de alimentos que se venden empaquetados, en envases con listas de ingredientes irreconocibles. No son obra de cocineros y cocineras, sino de científicos especialistas que trabajan en laboratorios, diseñando recetas que apuntan hacia nuestro punto más débil. Y ese punto es vulnerable a una mezcla de azúcares refinados, sal refinada y grasas de semillas y origen vegetal. Una combinación que nos parece irresistible. ¡Literalmente!

Cuando ingerimos alimentos procesados, causamos un desaguisado estupendo en las rutas hormonales que controlan el apetito, como hemos visto con el ejemplo del cruasán. Así provocamos una escalada constante del azúcar en sangre, que a su vez desencadena un torrente de hormonas que nos agudizan el hambre más todavía y nos arrastran al siguiente «caprichito» o «tentempié» ultraprocesado. Total, que engordamos, sufrimos inflamación crónica y nos sentimos fatal, con el cuerpo hecho un asquito. ¡Pero es que todos esos productos son tan sabrosos! No hay quien se ponga freno, ¡es una trampa de lo más eficaz! Y de lo más cruel.

Yo estoy completamente en contra de los procesados porque he sufrido en mis propias carnes lo mal que te hacen sentir cuando caes en esa adicción. Algunos de esos productos se caracterizan por una carencia pasmosa de auténticos nutrientes. ¡Están vacíos!

Pero el organismo humano está preprogramado para dar preferencia a ciertos objetivos nutricionales con su dieta (una mezcla de ácidos grasos y aminoácidos).

¿Qué pasa cuando no cumples los objetivos mínimos nutricionales? Muy fácil, que tu cuerpo te exige continuar y comer más y más. Por eso mismo, cada vez que engulles una de esas hamburguesas vegetarianas que imitan a la carne y están repletas de aditivos químicos necesitas zamparte después una bolsa de patatas fritas. Lógico, porque esas «hamburguesas» (ejem) carecen de los nutrientes que el cuerpo exige, como la vitamina B_{12}, el hierro y un montón más de vitaminas y minerales que sí están presentes en alimentos naturales como las carnes, el pescado, los lácteos o los huevos.

La clave aquí es olvidarse de la culpa. Si no puedes resistirte y dejar de comer alimentos procesados, en realidad no es culpa tuya. No es que seas débil ni que te falte fuerza de voluntad. Todos esos productos están específicamente concebidos para estimular un deseo agudo en tu organismo, a nivel químico. Como sociedad, llevamos décadas forzados a asumir obligatoriamente un extenso catálogo de sustancias adictivas y encima, las recomendaciones y los remedios que nos recomiendan no valen para nada.

¿En qué ingredientes hay que fijarse?

La primera medida positiva para empezar a retomar el control de las hormonas que regulan el apetito es LEER LOS INGREDIENTES de todos los envases y envoltorios. No te fíes del diseño del paquete, que siempre suele presumir de lo saludable que es el contenido. Tú examina la lista de ingredientes y si figura ahí alguno de los siguientes sospechosos, no te lo comas. Recuerda: al meternos toneladas de esos ingredientes en la dieta, la industria alimentaria hackea la química de nuestro organismo para perseguir sus propios beneficios. Y no olvides esta regla: si está envasado, no es tan saludable como cualquier otro alimento que se venda fresco (carnes, pescados o frutas y verduras).

Grasas y aceites vegetales y de semillas

Si te has leído mi libro anterior, *It's Not A Diet* («No es una dieta»)*, ya sabrás por qué las grasas vegetales son mi enemigo número uno en cuestiones dietéticas. Son una catástrofe: una tormenta inflamatoria, una plaga asquerosa para el cuerpo y el cerebro. Es lo primero que tienes que eliminar de tu dieta. Incluso antes que el azúcar.

Los aceites vegetales refinados, como el de girasol o el de colza (o el «aceite vegetal» genérico) no solo provocan inflamación porque están repletos de ácidos grasos omega-6 (que son los que solamente debemos consumir en cantidades muy moderadas), sino que además, alteran los receptores de leptina que hay en la mucosa intestinal. Cuando ingerimos aceites o grasas vegetales, sea de la manera que sea, obligan a que se desprenda el forro mucoso esencial que recubre la pared intestinal, así que los receptores de leptina se retraen y así nunca llega al cerebro la señal que avisa de que ya has comido suficiente. Por tanto, si comes muchas cosas que contengan grasas o aceites vegetales (hazme caso, esa categoría incluye muchísimos alimentos procesados), no solo corres el riesgo de desarrollar trastornos inflamatorios como la diabetes, la artritis o el cáncer... sino que además, en cosa de media hora, volverás a por más a la nevera o la máquina dispensadora.

Conviene tener presente que las grasas vegetales originalmente servían como detergente para limpiar maquinaria agrícola (¡puagh!) y no empezaron a encontrar hueco en la cocina hasta bien entrado el siglo xx, como ingrediente barato incluido en alimentos procesados. En origen, nos lo ven-

---

* Esta obra no figura por el momento traducida al español *(N. del T.)*.

dían como una alternativa «sana» a la mantequilla, porque su base son las grasas insaturadas, en oposición a las grasas saturadas. Durante las últimas décadas, el consumo de grasas y aceites vegetales y de semillas se ha multiplicado a medida que los alimentos procesados cobraban cada vez más protagonismo en la dieta.*

Todos esos aceites y grasas vegetales tan económicos están en todas partes, desde las patatas fritas de bolsa hasta las galletitas saladas, pasando por platos precocinados, galletas y mil cosas más. Y todas esas cosas contienen grandes cantidades de una sustancia llamada ácido linoleico. Hoy este compuesto ya supone en torno al 8% de nuestra ingesta de calorías diaria y los investigadores creen que eso supera lo que somos capaces de asumir como especie, teniendo en cuenta nuestra evolución. Está demostrado que, si se consume en exceso, el ácido linoleico enmascara la sensación de saciedad que provoca la leptina y también aumenta el tamaño de las células adiposas. El problema no termina ahí, porque también impide que el organismo absorba otros ácidos grasos beneficiosos (como los omega-3). En conjunto, cada vez engordamos más y tenemos más hambre, pero es que encima nuestra salud empeora.

Si todavía te queda alguna duda, hay un producto de limpieza muy conocido que se comercializa en el Reino Unido** y se llama *The Pink Stuff Paste*... y su fabricante proclama con orgullo que «está elaborado con productos vegetales».

Vamos, que es un limpiador a base de grasas vegetales. Dale una vuelta: si el aceite vegetal sirve para eliminar el óxido de los muebles del jardín, ¿qué les hará a las paredes de tu intestino, cuando son tan extraordinariamente sensibles? Cuando entrevisté a la doctora Cate Shanahan (quien hizo saltar la alarma en el escándalo de los aceites de semillas), me confesó que se había librado de molestias durante la menopausia y que ADEMÁS había crecido unos dos centímetros de estatura tras desterrar esos ingredientes tóxicos de su dieta.

---

* https://www.forbes.com/sites/realspin/2015/09/29/could-so-calledhealthy-vegetable-and-seed-oils-be-making-us-fat-and-sick

** Tengamos en cuenta lo ya mencionado anteriormente, ya que la autora hace referencia directa a su entorno (Reino Unido) *(N. del T.)*.

Emulgentes (y emulsionantes)

Los emulgentes son aditivos químicos que se agregan a la comida para ligar mejor ingredientes como el agua y el aceite. Se incluyen en toda clase de productos, desde aliños para ensalada hasta panes, salsas, margarinas y helados. ¿Por qué? Pues porque aportan una textura cremosa. Es una cuestión de pura estética, en el fondo no son estrictamente necesarios, ni mucho menos. ¡Ni siquiera aportan sabor! En esencia, el papel de los emulgentes es servir un poco a modo de pegamento. A veces es difícil identificarlos, así que busca en las etiquetas denominaciones como lecitina de soja, carragenanos o mono y diglicéridos.

Los alimentos ultraprocesados contienen emulgentes que también inhiben la capacidad del intestino para detectar qué nutrientes contiene realmente lo que comemos. Y entonces deja de segregar leptina, la hormona responsable de la señal de saciedad. ¿Cómo lo hacen? Pues porque anulan una hormona llamada CCK (colecistoquinina), que se encuentra en el tracto gastrointestinal. La misión de la CCK, básicamente, es estimular la señal de la leptina, pero los emulgente cancelan esa comunicación porque dañan la capa mucosa e impiden que el organismo detecte qué elementos están disponibles en la papilla alimenticia. O sea, que ya no sube el nivel de leptina y el cerebro tarda mucho más tiempo en enterarse de que te has llenado y puedes parar de comer.

Azúcares

A lo mejor te crees que esas barritas de cereales son muy sanas porque dicen que no tienen «azúcares añadidos», pero lo cierto es que el azúcar tiene muchas caras y muchos trajes. Esta es una lista de distintas variedades de azúcares:

- fructosa.
- glucosa.
- todos los jarabes, como el de arroz.
- malta de cebada.
- concentrado de zumo de frutas.
- sacarosa.
- néctar de agave.
- dátiles.
- miel.

Los azúcares ocultos que se agazapan escondidos en los alimentos agudizan el apetito porque se inmiscuyen en la respuesta de la insulina y entonces nos empujan a comer más. Es un hecho. Y no es coincidencia que tantos de mis seguidores señalen que padecen una adicción a los alimentos azucarados, especialmente las chucherías y los dulces. «Me puedo tragar una bolsa entera de ositos de gominola sin pestañear. Luego se me revuelven las tripas, pero al día siguiente, voy y repito», así me lo contó Louise. Y Dawn añadió lo siguiente: «Me vuelven loca las culebritas de gominola. Son mi vicio culpable, siempre cerca de las 9 de la noche. La cosa llegó a tal punto que me las compraba cuando tenía que esperar al autobús escolar y luego me zampaba el paquete entero en el coche, de camino a casa».

Pero mucha atención, porque no solo hay que vigilar los alimentos dulces. Los azúcares ocultos se incorporan como aditivos en casi cualquier comida procesada. Incluso en productos de sabor salado como la sopa (hablo en serio, échales un vistazo a los ingredientes de la sopa de tomate *Heinz*... ¡es una bomba de azúcar!).

Una nota sobre la depresión y la adicción a comer

En este contexto, conviene mencionar que también es posible que comas en exceso y compulsivamente porque padeces depresión. Más adelante, profundizaré y examinaremos en detalle cómo afectan las hormonas al estado de ánimo, pero eso será en el capítulo «¿Por qué tengo la moral tan baja?». En cualquier caso, existe una relación con la adicción a la comida.

Cuando yo misma estaba deprimida, comer demasiado era un círculo vicioso. Tenía el equilibrio de la dopamina entre placer y dolor completamente descompensado, así que echaba mano de cualquier cosa que me levantase el ánimo, para «sentir» algo y salir de la apatía.

Ojo, en aquellos momentos no entendía cómo funcionaba esto. Mis mayores debilidades eran el combo pizza + helado y luego, antes de empezar, una ronda por la combinación dulce-salado. Hay gente que se mete en las drogas o se da a la bebida. Pero como yo entonces ya había dejado el alcohol, los alimentos procesados fueron el recurso que elegí. Cuando te afecta una depresión, es probable que se registre un nivel de cortisol más alto y uno de serotonina demasiado bajo. Así que el cuerpo demanda carbohidratos, que abundan en los ultraprocesados.

Si luchas contra una depresión, es fácil que no sientas prácticamente ninguna emoción o que te aplaste la apatía, así que preferirás siempre consumir alimentos que en épocas pasadas te reconfortaban o te infundían seguridad. Es lógico, lo entiendo, pero tienes que vigilar qué ingredientes incluyen y plantearte si no estarán originando una respuesta adictiva. Imagina que te tomas un bol de cereales con leche. Veinte minutos más tarde, ¿qué es más probable que digas? «No tengo hambre, mi estómago está satisfecho». ¿O quizás «todavía me pica el gusanillo» y regreses a por más? Sé muy bien que resulta dificilísimo escapar de ese ciclo, pero ten siempre presente que, si te dejas atrapar en él, tu cuerpo sufrirá un hackeo biológico negativo. En cuanto consigas dejar atrás esos productos, empezarás a darle la vuelta al asunto y a hackearte de una forma positiva. Y el apetito sin mesura dejará de dominar tu vida.

Desmontamos cinco mitos sobre nutrición que te hacían comer en exceso

1. «De origen vegetal» NO equivale automáticamente a «saludable»

Bueno, vamos allá (crujir de nudillos): llegó el momento de poner en solfa la tendencia del veganismo. Yo considero el veganismo como un problema, un problemón en líneas generales, porque creo que la mayoría de las personas que respetan esa dieta padecen alguna carencia nutricional. Son legión las que vuelven a consumir carne porque les diagnostican que se encuentran en estado prediabético, porque se sienten sin energías, porque acumulan grasa visceral alrededor del hígado, porque sus dietas contienen demasiados carbohidratos, y por varios motivos más. Personalmente, yo opino que, para la mayoría de la población, la dieta vegana no es un estilo de vida sostenible.

Desde el punto de vista evolutivo, nuestra especie no está preparada para alimentarse así. Y me parece que el motivo de que el veganismo haya ganado tanta popularidad estos últimos años es que gran parte de la comida vegana es, en realidad, comida basura procesada. Mucha gente proclama «Oye, que yo me alimento solo de vegetales» como si se colgase una medalla, pero en el fondo, de lo que se alimentan, fundamentalmente, es de comida rápida. Todas esas hamburguesas y salchichas veganas, las imitaciones de carnes y quesos o las cremas y untables vegetarianos están repletos de sustancias químicas con efecto inflamatorio y apenas aportan nutrientes de verdad.

Estoy segurísima de que hay personas veganas que sí siguen una dieta equilibrada basada en alimentos naturales y no procesados, pero me he encontrado con tantos casos individuales que sobreviven a fuerza de patatas fritas y salchichas vegetales y no aciertan a entender por qué les afectan tanto la fatiga, el hambre y el sobrepeso... ¡Pues porque no le suministras al organismo los nutrientes que necesita para sobrevivir de acuerdo con la evolución! Tienes el intestino completamente inflamado y no eres capaz de producir las hormonas que necesita el cuerpo, como la serotonina o la dopamina. ¿Cómo se supone que piensas ganarle la partida a la Madre Naturaleza?

No es mi propósito prohibirle a nadie que siga una dieta vegana, ni decir si se debe o no se debe seguir la dieta paleo o ser carnívoros. Yo lo único que digo es que deberías tratar bien a tu organismo. Y que los alimentos procesados, por muy vegetales que sean, no dejan de ser comida basura. Si por razones éticas o religiosas prefieres abstenerte de consumir animales, bueno, vale, pues quédate al menos con los huevos. Son la fuente de la vida y reúnen todos los ingredientes imprescindibles para que prospere. Al menos, con ellos irás cubriendo todas las necesidades nutricionales básicas.

Cada vez que veo escrito «de origen vegetal» lo traduzco a «amasijo de productos químicos». Todos esos productos son un ejemplo de *greenwashing* de libro. Vamos, un lavado de imagen muy bien pensado. Si alguien se cree todavía que una dieta vegana o vegetariana está libre de muertes, que se lo piense otra vez. No hay más que recordar la historia de *La colina de Watership** para darse cuenta de que, para explotar campos gigantescos para la labranza, también hay que sacrificar animales. Los adolescentes son especialmente vulnerables a la retórica de las bondades de lo vegetal, pero un nivel insuficiente de hierro hemo y de vitamina B_{12} es muy perjudicial para su salud mental, sobre esto último no cabe duda.

2. Es mejor y más saludable una hamburguesa del McDonald's que una hamburguesa vegana

Entiéndeme bien, que no te estoy aconsejando que eches a correr hacia el establecimiento más cercano y te pidas un *Big Mac*. Desde luego, *McDonald's* no es una opción muy saludable y encima, la mayoría de lo que

---

* *La colina de Watership* es una novela del escritor inglés Richard Adams, publicada en 1972 y situada en el sur de Inglaterra. Presenta a un pequeño grupo de conejos humanizados y capaces de hablar. La novela sigue sus aventuras cuando escapan de la destrucción de su madriguera y buscan un lugar para establecer un nuevo hogar. Aunque el texto encajaría dentro de la narrativa infantil, refleja la sociedad y las complejidades humanas *(N. del T.)*.

venden son productos ultraprocesados, totalmente adictivos y cargados de azúcar para dispararte la insulina. Cuando alguien dice que «me encanta el *McDonald's*, me apetece una hamburguesa», en realidad lo que quiere decir es que le encanta el panecillo, la receta de la mayonesa, el kétchup y todo lo demás, pero no la hamburguesa.

La hamburguesa en sí, ese disco de carne picada, no supone ningún problema. El problema es todo lo que la rodea. Porque en realidad, la hamburguesa propiamente dicha es infinitamente mejor que una de esas hamburguesas veganas que presumen de ser tan saludables. Si eres capaz de comerte la hamburguesa sola y dejar el resto en el plato, ¡adelante! Échale un vistazo a esta lista de ingredientes:

- Hamburguesa de *McDonald's* Hamburguesa vegana imposible:
- 100% carne de vacuno picada.
- Agua.
- Concentrado de proteínas de soja (inflamatorio).
- Aceite de coco.
- Aceite de girasol (inflamatorio).
- Aromas naturales (sean lo que sean).
- Proteínas de patata (otro emulgente más).
- Metilcelulosa.
- Extracto de levadura.
- Dextrosa cultivada (otra variedad más de azúcar).
- Almidón alimentario modificado.
- Leghemoglobina de soja (inflamatoria).
- Sal.
- Tocoferoles mixtos (antioxidantes).
- Proteína de soja aislada.
- Vitaminas y minerales (gluconato de zinc, tiamina hidrocloruro [vitamina B_1], niacina, piridoxina hidrocloruro [vitamina B_6], riboflavina [vitamina B_2], vitamina B_{12}, [B_{12} sintética, o también llamada cianocobalamina, ¡derivada del cianuro!].

Ahí lo tienes. Un cóctel de ingredientes con efecto inflamatorio y acción estimulante de la secreción de insulina, además de vitaminas de laboratorio que alteran el microbioma intestinal saludable, trastocan la producción hormonal y te dejan con hambre. ¡Qué delicia! Evidentemente, es verdad que el origen de la carne también cuenta y, según dónde se haya criado el ganado, existe el riesgo de que su alimentación no sea orgánica y lo hayan inflado a hormonas y cereales. Así que probablemente no sea la mejor carne del planeta, pero desde luego, es mil veces mejor que la alternativa ultraprocesada. En la actualidad, el Reino Unido y Europa disponen de la legislación más estricta del planeta para regular la crianza de ganado. Tenlo en cuenta cuando vayas a la compra.

3. Picotear solo sirve para espolear el hambre

En conjunto, nuestra sociedad es víctima de una manía colectiva, centrada en picotear aquí y allá, con pequeños tentempiés a todas horas. Eso nos lo han impuesto... adivina quién... ¡la industria alimentaria! Claro, porque los dichosos tentempiés no son gratis. Piensa por un instante en cómo vivían hace unas generaciones. Piensa en tus abuelos.

Entonces no se picoteaba entre horas y no se moría nadie por eso. Ahora la mentalidad predominante dice que, si no has comido nada en un par de horas, ya te puedes echar las manos a la cabeza, ¡cielo santo! A ver, Pauline, tranquilízate, querida. ¿Que no has comido nada en 3 o 4 horas? Pues eso es lo que pasa, na-da. De hecho, aunque resulta imposible sobrevivir más que un par de minutos sin aire y no hay quien aguante más de tres días sin agua, sí se sabe de casos (extremos, de acuerdo) de personas que han sobrevivido durante meses sin probar bocado.

Hubo un caso muy famoso en la década de 1960: un escocés muy obeso, Angus Barbieri, se propuso perder peso. Y bajó 125 kg tras pasarse 382 días sin comer (aunque sí que tomaba vitaminas, levadura y distintas bebidas).*

No te sugiero que te plantes sin comer más de un año, CLARO QUE NO, no estoy tan loca. Pero sí conviene que nos replanteemos esa obsesión con picotear sin cesar, que quizás no sea tan beneficiosa para el metabolismo. De hecho, cuando haces 5 o 6 comidas o picoteas constantemente, provocas picos de secreción de insulina para responder a las subidas de azúcar.

---

* https://www.diabetes.co.uk/blog/2018/02/story-angus-barbieri-went-382-days-without-eating/

Al final, el cuerpo termina por quemar carbohidratos siempre que necesita energía, en lugar de acudir a las reservas de grasa. Y cuando el nivel de azúcar en sangre vuelve a caer, provoca que se active de nuevo la hormona del hambre.

Repartir las comidas en muchas ingestas pequeñitas a lo largo del día no beneficia en nada a tu cintura. Favorece que el cuerpo acumule grasas y fomenta la confusión, porque nos aboca a una caza constante pensando en la siguiente comida, porque el nivel de azúcar en sangre experimenta bajadas repetidas. Es mucho mejor comer cantidades mayores y en intervalos más separados, en lugar de repartir la alimentación a lo largo de todo el día en forma de picoteos cada par de horas. Puedes ingerir exactamente la misma cifra de calorías, pero sentirás menos hambre si consigues mantener el nivel de azúcar en sangre estable. Y para eso, nada mejor que pasar unas horas en ayunas.

Un apunte a vuelapluma: también se ha comprobado médicamente que el ayuno intermitente tiene grandes beneficios. Un científico japonés llamado Yoshinori Ohsumi ganó el premio Nobel en 2016 por sus estudios sobre la autofagia, que es precisamente el proceso que se desarrolla en las células cuando tú ayunas. La autofagia contribuye a que el organismo se deshaga de proteínas tóxicas acumuladas en las células [que pueden facilitar la aparición de enfermedades neurodegenerativas como el síndrome de Alzheimer], que las células reciclen distintos compuestos, estimula la regeneración celular y alivia los procesos inflamatorios).[†]

4. Las grasas son saludables

Quiero que te grabes a fuego esto en la cabeza: ¡las grasas son combustible! Car-bu-ran-te. Si consumes carbohidratos, el cuerpo quema carbohidratos. Pero si lo que consumes son grasas, quemarás grasas. Ahora mismo, después de todo lo que he aprendido, mi dieta incluye un auténtico montón de grasas. Las dietas bajas en grasas son malísimas para el cuerpo y solo sirven para que engordemos, porque el organismo se dedica a quemar carbohidratos constantemente y almacena la energía que sobra en forma de lípidos. De hecho, los ácidos grasos como los omega-3 son superimportantes porque el organismo humano está programado para perseguir ciertos objetivos de

---

[†] https://www.nobelprize.org/prizes/medicine/2016/press-release/

nutrientes. Cuando tienes hambre de verdad y produces grelina, lo que pide el cuerpo es una determinada cantidad de aminoácidos y ácidos grasos. Y los reclamará y buscará, comas lo que comas. Por lo tanto, supongamos que te tomas una tostada: aporta cierta cantidad de aminoácidos, pero no cubre todos los objetivos de ácidos grasos porque no es una comida completa. En ese caso, los impulsos hormonales te obligarán a seguir comiendo y comiendo hasta satisfacer ese objetivo de aminoácidos y ácidos grasos. Sin embargo, si optas por una comida genuinamente rica en nutrientes, y recuerda que las grasas saludables son insustituibles, la saciedad llegará más rápido y la respuesta de la leptina te avisará de que ya es suficiente, que pares de comer.

En lugar de preocuparte por elegir alimentos bajos en grasas y por vigilar cuántas calorías suman, tienes que cambiar de plan e interiorizar que las grasas saludables son muy buenas, tanto para la salud en general como para el apetito. Tienes que elegirlas bien, por ejemplo apostando por aguacates, huevos, aceites de pescado, grasas animales o mantequilla obtenida de ganado alimentado con pasto. O también puedes agregar grasas beneficiosas a otros platos, como:

- Aceite TCM.
- Aceite de oliva/aceite de oliva virgen extra (cuando lo usas para aliñar una ensalada, consigues que las propiedades beneficiosas de esos ingredientes estén más biodisponibles, porque las grasas favorecen la absorción de nutrientes).
- Aceite de linaza (yo le pongo unas gotitas a los batidos que preparo, a veces).
- Aceite de aguacate.
- Aceites de pescado.
- Semillas de calabaza.

5. Tu cuerpo necesita colesterol

El colesterol es una sustancia que recuerda a una cera y está presente en todas las células del organismo humano. Es imprescindible para producir una serie de hormonas, entre las que figuran los estrógenos, la progesterona y la vitamina (¡hormona!) D, sin olvidarnos de todas, ¡todas! las hormonas sexuales. También se ocupa de fabricar los ácidos hepáticos que absorben el excedente de lípidos durante la digestión.

Si creciste durante las décadas de los 80 y los 90, seguro que te acuerdas de la histeria que había alrededor del colesterol en los medios de comunicación. Aún hoy, se suele hablar del colesterol como de algo horrible y se nos aconseja que rebajemos su nivel, cueste lo que cueste. Pero la cuestión no es tan sencilla.

No se puede resumir en que «el colesterol es malo para la salud y, si lo tienes alto, tendrás que tomar estatinas». Muchos doctores simplifican demasiado el asunto del colesterol y nos asustan con sus supuestos efectos. Pero lo cierto es que el cuerpo humano necesita colesterol, es fundamental para contar con niveles saludables de otras hormonas.

Existen dos tipos de colesterol: el HDL (lipoproteína de alta densidad) y el LDL (lipoproteína de baja densidad). Se suele denominar al HDL como "colesterol bueno", porque se encarga de recoger el exceso de colesterol en la sangre y transportarlo al hígado, que lo elimina y así protege al corazón. El malo de la película es el colesterol LDL, que se puede adherir y acumular en las paredes de los vasos sanguíneos, con el riesgo de formar un coágulo, que a su vez puede provocar un infarto o un ataque al corazón. Por lo tanto, cuando te fijas en los niveles de colesterol en un análisis, se distingue entre HDL y LDL, porque NO son lo mismo.

Si hablamos de comer, hace falta replantearse la percepción general del colesterol, porque los huevos, que tienen un contenido muy elevado de colesterol, son uno de los mejores alimentos para regular el apetito y las hormonas que controlan el azúcar en sangre. Son excelentes porque son muy ricos en nutrientes. Yo tomo huevos a diario. Lo que dispara el colesterol malo son los azúcares y los hidratos de carbono, así que dejad en paz al humilde huevo, pobrecito. Llevamos miles de años consumiéndolos y ahora, de repente, viene el *Daily Mail* y te alarma porque son malísimos para ti. ¿Estamos de broma? Es ridículo.

La Sociedad Estadounidense del Corazón ya advierte actualmente que el colesterol «no es un nutriente preocupante en términos de sobreconsumo»*, pero este cambio de postura todavía tardará en difundirse en los medios, y claro, también en muchas consultas médicas.

---

* https://www.ncbi.nlm.nih.gov/pmc/articles/PMC6024687/

¿Cómo puedes regular el apetito y dejar de comer como si fuese una adicción?

Nutre tus intestinos, alimenta tu cerebro

En el capítulo dedicado al sueño ya mencioné que el microbioma intestinal es importantísimo. Pues nada, que lo repito en este capítulo, como seguramente ya supongas. Para sanear el intestino bastaría con un par de semanas de dieta adecuada, con alimentos que lo repueblen de bacterias beneficiosas y sin rastro de procesados. Los miles de millones de microorganismos de la microbiota son esenciales para que la producción de hormonas funcione sin problemas y el cerebro reciba los mensajes idóneos en el momento preciso.

Y hay que cuidar la salud del cerebro, porque es el órgano que decide si echamos mano de las zapatillas deportivas o de la bolsa de patatas fritas sabor jamón. Todo depende del eje cerebro-intestinos, de asegurarnos de que las hormonas cumplan su papel como es debido y de gestionar el apetito de una manera sana.

¿Qué hago cada mañana para controlar las hormonas del apetito?

Yo soy una adicta por naturaleza, así que SIEMPRE pulso el botón «a la porra» si no consigo adelantarme a mis caprichos y apetitos insaciables. Tengo que planificarme, no puedo dejar nada al azar, porque me pueden las urgencias. Es como cuando estaba dando los primeros pasos para dejar de beber. ¿Me iba a un bar? Pues claro que no. Si te sientas en el sillón de la peluquería y esperas un rato, acabarán cortándote el pelo. Si yo me siento en la cocina sin un plan claro de qué voy a comer o beber, acabaré eligiendo la opción más rápida y menos saludable. Nos conocemos, sabemos cuáles son nuestros puntos flacos, en algunos casos son cosas tan sencillas como mirar el reloj y pensar que «¡vaya! es hora de comer». Así que mi estrategia siempre consiste en adelantarme a los acontecimientos.

A diferencia de muchas otras personas que practican el *hacking* biológico y afirman que esperan una hora tras levantarse antes de tomarse un café... yo soy incapaz, porque en casa hay tres adolescentes que tengo que poner en marcha. ¡Esa cafeína es urgente! Nada más levantarme, bebo agua (y si me he organizado bien, habrá una jarra fresquita en la nevera, aunque casi siempre acabo bebiendo del grifo). Le echo unas gotas de zumo de limón y una pizca de sal o electrolitos y adentro, mientras se enciende el hervidor de agua o la cafetera. Los electrolitos aportan magnesio, potasio y sodio, imprescindibles para que el cerebro trabaje a pleno rendimiento. O sea, para que la electricidad fluya.

Mientras les preparo el desayuno a mis hijos, me tomo la L-teanina y un café por el camino, sin olvidarme de las cetonas en polvo (con aceites TCM) y la mantequilla ecológica de ganado alimentado con hierba. He descubierto que esta última me ayuda muchísimo a reducir la hinchazón por la mañana. Como soy bastante golosa, añado un poquito de estevia a la mezcla, pero no dispara la secreción de insulina como sí lo hace el azúcar. De hecho, algunos estudios recientes incluso sostienen que tiene efecto antiinflamatorio. Dos pájaros de un tiro. También es verdad que hay cierta controversia sobre si la estevia tiene efectos perjudiciales para el microbioma intestinal.

Todavía no conocemos la sentencia definitiva del tribunal científico. Para mí, personalmente, si me libra del azúcar, el resultado neto es positivo, así que sigo con ella. El polvo que contiene grasas TCM que añado al café es muy eficaz para que me olvide de deseos y apetitos urgentes, me mantiene en modo de quema de grasas (donde ya había entrado durante el sueño) y le corta el paso a la grelina. Si no fuera por eso, les robaría el beicon del plato a los niños. Ya sé que mucha gente replicará que por la mañana no tiene tiempo de cocinar nada a primera hora. Pero sí que hay tiempo. Yo suelo hervir cuatro huevos y eso no lleva más tiempo que preparar tostadas y cereales para los críos. Asa y Jude se toman un huevo duro, Luxx prefiere el beicon y los otros dos huevos me los comeré yo más tarde.

Como expliqué en el capítulo «¿Por qué duermo tan mal?», luego hago todas esas actividades para reforzar el cortisol, la adrenalina y la dopamina, que repito cada mañana y a primera hora de la tarde. Cuando siento hambre, me como los huevos duros con una pizca de sal. Pueden ser solos o como entrante para algo más. De esta manera, me aseguro de que sabré contenerme y no comprar una bolsa de aperitivos salados cuando vaya a la gasolinera a las 4 de la tarde. Y además, así consigo alargar mi ventana de alimentación, mantener el azúcar en sangre equilibrado y controlar las hormonas del hambre, así que unas horas más tarde disfrutaré comiendo de verdad.

Cuatro medidas para regular el apetito sin sufrir

Aguantar durante varias horas sin comer puede ser un verdadero infierno si te torturan dos bestias tan crueles como la grelina y la dopamina. Lo entiendo, yo misma he pasado por eso y por mucho más. Pero es posible combatir esa amenaza si reprogramas la neurobioquímica de tu cuerpo, para adelantarte a los impulsos y no sucumbir a las galletas y las patatas fritas. Es posible evitar los subidones y bajones del azúcar en sangre y librarte de ese odioso apetito constante que te mordisquea el cerebro.

Ya sé que suena duro y complicado, que a mí me resulta muy fácil decirte que no deberías comerte esos cereales para desayunar, sino que deberías cambiarlos por unos polvos o un chorrito de aceite que echas al café. Oye, plantéatelo así: esto no quiere decir que jamás volverás a comer de verdad. Es solo un remedio pasajero, para recobrar el equilibrio hormonal. Esta perspectiva a mí me ayudó muchísimo.

La sensación de vencer a los vicios y librarte de su yugo es algo fantástico. Cuando lo consigas, es porque habrás reconfigurado las rutas neuronales, así que no caerás de nuevo en los hábitos de antes... y aunque un día tengas un desliz ocasional, ¡no es nada grave! A mí también me pasa, claro. Es un objetivo perfectamente alcanzable y te prometo que no sufrirás hambre, sino que te sentirás con más energía, más creatividad, más satisfacción (en el estómago) y una actitud vital más positiva.

1. Desplaza tu ventana de alimentación para controlar la insulina y la grelina

Si te has leído el último capítulo sobre el sueño, habrás visto que las células siguen un reloj biológico y que segregan determinadas hormonas a unas horas concretas. Y esto es completamente cierto también para el apetito.

La grelina se libera siguiendo el ritmo de tus horarios de comida habituales, así que tendrías que empezar a cambiar cuándo comes para evitar que se segregue esa dosis de grelina que envía la terrible señal de alerta: ¡hambre! Esa misma señal también la estimula una caída del azúcar en sangre, como he explicado antes en este capítulo.

Ya sabemos que esas bajadas de azúcar se deben a que consumes alimentos que disparan la glucosa, que desencadena una respuesta de la insulina y, por tanto, provoca la caída posterior. Por eso es crucial que controles la respuesta de insulina si quieres dominar el apetito. Y para eso sirve desplazar la ventana horaria de alimentación e irla retrasando poco a poco.

Si la atrasas 45 minutos diarios, el cuerpo no se dará cuenta en absoluto. Supongamos que normalmente desayunas a las 8. Pues prueba a las 8:45. Un par de días más tarde, cambia la hora a las 9:30 y sigue con esta práctica. No te costará mucho trabajo seguir el plan a medio plazo y así ya no sentirás tanta hambre nada más salir de la cama. ¡Te lo prometo!

Yo antes me levantaba a las 7 de la mañana y me enchufaba tres tabletas de cereales *Weetabix* de inmediato, porque «me moría de hambre». No, en realidad no era así, pero bueno, tú ya me entiendes. Y ahora no te pido que ayunes un año entero como el fulano escocés ese. Solo que esperes un poco más a romper el ayuno, para reprogramar las hormonas y ponerlas en el buen camino. Y para retomar el control sobre tu apetito.

2. Mantén bajo control tus impulsos antes de comer (te desvelaré un increíble y novedoso suplemento natural que rebaja el apetito)

Pocas cosas son más difíciles que luchar contra los impulsos que dicta la dopamina. Pero puedes tomarle la delantera con previsión, suplementos e ingredientes que se añaden a las bebidas o se toman antes de comer.

L-glutamina

Es un aminoácido que yo usé cuando me estaba desenganchando del azúcar. Se presenta en polvo, te metes una cucharadita de eso bajo la lengua y esperas unos 30 segundos. Luego pasa a la sangre y apacigua el deseo de consumir azúcar... ¡pero sabe a talco!

Aceites TCM

Puedes echar un poco de aceite TCM o de grasas TCM en polvo al café o al té verde. Eso le proporcionará a tu cerebro noradrenalina y acallará los impulsos de comer porquerías. «TCM» son las siglas de «triglicéridos de cadena media» y a veces también figuran con su versión en inglés, «MCT». El aceite de TCM contiene unos ácidos grasos derivados del aceite de coco, que tienen unas propiedades asombrosas. Se absorben y llegan muy rápido al torrente sanguíneo y sacian el apetito, porque contienen grasas saludables, que activan tu organismo y también el cerebro.

Colágeno

El colágeno contiene un montón de aminoácidos y como ya te he dicho, eso es precisamente lo que reclama el organismo cuando tienes hambre. Entonces, si lo que quieres es controlar esos impulsos de apetito, añade un poco de colágeno en polvo al café de la mañana (además del aceite de antes). Tampoco es mala idea tomar un poco de esto antes de salir a cenar, así resistirás con más fuerza la tentación del pan blanco.

Vinagre de sidra de manzana

Este es un truquito fabuloso y muy sencillo. Pero lo mejor de todo es que es baratísimo. Tómate una cucharada de vinagre de sidra de manzana antes de comer y notarás que estimula las enzimas digestivas, con lo cual ralentiza la descomposición de los carbohidratos en el intestino. También atenúa la respuesta de la insulina y contribuye a gestionar mejor los niveles de glucosa en sangre (y como consecuencia, el apetito). Si te desagrada el sabor o te resulta muy fuerte, puedes diluirlo y tomártelo en un vaso de agua.

Berberina

La he descubierto hace poco, pero ya es de mis remedios favoritos. Y además ha pillado al mundo médico por sorpresa y está arrasando, ¡no exagero! La berberina es un producto de origen totalmente vegetal (si quieres más detalles, se trata de un compuesto bioactivo derivado de la corteza de ciertos árboles) y diversos estudios han comprobado que reduce la secreción de leptina, la hormona que estimula el apetito. Es un suplemento completamente seguro y natural, que rebaja los niveles de azúcar en sangre y suaviza directamente la respuesta de la insulina. El mecanismo de actuación de la berberina consiste en activar una enzima presente en las células, denominada AMPK, que es el «interruptor maestro» del metabolismo y está presente en órganos de todo el cuerpo. Funciona de muchas maneras diferentes: reduce la resistencia a la insulina, ayuda al organismo a descomponer azúcares, limita la producción de azúcar en el hígado, frena la descomposición de carbohidratos en el intestino e incluso favorece que aumente la población de microbios beneficiosos en el intestino. Asimismo, se ha demostrado que incrementa la producción de dopamina en el intestino (a través de la regulación del microbioma).

¿Qué significa todo eso para ti? Pues que la berberina te puede ayudar a dejar de comer en exceso. Si consigues estabilizar los niveles de azúcar en sangre, la tortura del hambre se irá aliviando. Si te vas a pedir algo a tu restaurante chino favorito o piensas darte una panzada de carbohidratos, también es buena idea tomar un poco de berberina antes, porque evitará que vuelvas a atacar la nevera poco tiempo después para picotear. Qué bien me habría venido a mí este extracto cuando me agobiaba el sobrepeso... pero incluso ahora, si algún problema grave me afecta y consigue sacarme del plan hasta que me rindo y me pongo a tragar donuts uno tras otro (cosa que ocurre de vez en cuando), es buena cosa tener a mano la berberina y tomarla justo antes.

Pero lo más interesante y emocionante a escala global es que varios estudios han certificado que es igual de eficaz que otros fármacos sintéticos a la hora de ayudar a las personas obesas a adelgazar y corregir la diabetes tipo II. En estos momentos, para esta dolencia se receta una cosa llamada metformina, que tiene un montón de efectos secundarios distintos, como acidez y ardor de estómago, hinchazón abdominal, dolores de cabeza, regusto metálico en la boca, fatiga aguda y muchos más. En un estudio, las personas participantes que tomaron berberina perdieron un 3,6% de grasa corporal y pasaron de la obesidad al sobrepeso en tan solo tres meses.

Otros estudios han refrendado con resultados conclusivos los efectos* antidiabéticos y antiobesidad, así que la respuesta es «sí», es un suplemento maravilla. Busca preferentemente la dihidroberberina, porque en esta formulación mejora su biodisponibilidad.

Ginseng coreano

Mejora la regulación de la insulina y la glucosa gracias a que contiene ginsenósidos, que también tienen acción antiinflamatoria.

---

* https://pubmed.ncbi.nlm.nih.gov/33415147/

Albahaca morada

Se trata de una hierba adaptógena que también contribuye a combatir el estrés y favorece la estabilidad del azúcar en sangre.

3. Cambia el orden en que comes

Dentro de las medidas de hackeo, esta es simplísima pero tremendamente eficaz y la recomiendan expertos en salud como Jessie Inchauspe («la Diosa de la Glucosa») y Andrew Huberman, neurocientífico y podcaster. Con tan solo alterar el ORDEN secuencial en que tomas los alimentos, puedes modificar tu apetito. Si tomas carbohidratos en primer lugar, se disparará el azúcar en sangre (por eso los restaurantes suelen servir el pan en primer lugar, ¡porque te da hambre!). Y el efecto será MUCHO mayor que si comes primero verduras y hortalizas o proteínas/grasas. Si le das la vuelta y empiezas por estos últimos alimentos, atenuarás el pico de glucosa y lograrás saciarte mucho antes. Además, después el bajón de azúcar no será tan pronunciado y será menos probable que recurras al picoteo.

Traducción a la práctica: si tienes ante ti un plato de salmón, arroz y brécol (muy buena elección, bravo), primero cómete el salmón y la verdura; deja el arroz para el final. La Diosa de la Glucosa recomienda que, como mínimo, empieces por algo de verdura, ya que eso crea una «red» en el intestino que suavice el pico de la insulina. Otra manera de hacerlo es ingerir algo de proteínas y grasas antes de sentarte a comer. Si me lo preguntas, sinceramente, yo le aconsejaría a todo el mundo que se metiese en la boca un huevo o un puñetero aguacate antes de nada. Ah, por cierto, hazlo ANTES de sentarte delante de los niños, porque luego seguro, segurísimo que picas de sus patatas fritas y demás.

Si eres muy goloso o muy dulcera, en lugar de tantas galletas y chocolatinas ultraprocesadas, tómate un batido con proteínas. Y ponle algo de grasa, una cucharada de mantequilla de cacahuete, por ejemplo (de la pura, sin aceites vegetales añadidos) y un plátano para terminar. Habrá quien te avise de que, santo cielo, ese *smoothie* tiene mucha grasa y mucho azúcar, ¡qué barbaridad! Pero lo más importante es saciarte y desengancharte de la basura de los ultraprocesados. Sé muy bien que los plátanos tienen fructosa y otros azúcares, pero son una alternativa mucho, pero mucho mejor frente a todos los cereales y barritas y todas esas porquerías a las que te has aficionado o te han condicionado para que las contemples como «recompensas». Y que no son sino castigos. Procura no olvidar que caprichos = vicios.

4. Consume alimentos ricos en nutrientes para activar la leptina

Después de todo lo que te he contado en este capítulo, no hará falta decir que harías bien en suprimir de tu dieta los alimentos procesados, tanto como sea posible. Y si hacía falta decirlo, ¡pues dicho queda! Ya he explicado con claridad que los alimentos procesados son un auténtico montón de estiércol por múltiples motivos, porque son negativos para mil aspectos, desde la microbiota intestinal hasta la regulación del apetito. Y te he advertido de que las grasas vegetales, los emulgentes y los azúcares ocultos son peligrosísimos porque alteran el funcionamiento de las hormonas. O sea, que más vale que te leas las listas de ingredientes. O mejor aún, que NO comas nada que venga envasado o en paquete.

Olvídate de todo eso y dales protagonismo en tu dieta a alimentos ricos en nutrientes que cumplan los objetivos de aminoácidos y ácidos grasos y que ADEMÁS activen la respuesta hormonal de saciedad, el «estoy lleno/a». Hablo de nuestra amiga, la leptina. Si la comida que tomas te sacia, también amortiguará la respuesta de la grelina, la cual, como ahora sabemos, le comunica al cerebro que tienes hambre.

Si quieres saber cuáles son las mejores opciones para que la sensación de saciedad se prolongue al máximo, no te voy a ofrecer una lista de verduras encabezada por la lechuga y el brécol.

Desde luego que son alimentos muy beneficiosos, pero no satisfacen los objetivos de nutrientes del organismo. Se considera que los alimentos verdaderamente nutritivos, ricos (o densos) en nutrientes, son los que contienen un conjunto más completo de las proteínas y demás elementos que el cuerpo humano demanda para funcionar en condiciones óptimas.

Diez alimentos supernutritivos para saciar tus hormonas del hambre

Huevos – ¿A que lo habías adivinado? Me encantan los huevos, en todas sus variantes gastronómicas. Constituyen un alimento completo, lleno de grasas saludables, proteínas, vitaminas y minerales, con un gran poder saciante. También son una fenomenal fuente natural de colina, de la que hablaré más detenidamente en el capítulo *¿Por qué me siento como si estuviera perdiendo* *la cabeza?* Yo se los compro a un amigo que vive cerca y cría gallinas, pero si no tienes a mano una solución de este tipo, limítate a comprar huevos orgánicos en el supermercado.

Aceitunas – Igual que el aceite de oliva, es una de las mejores opciones disponibles para cocinar, las aceitunas de las que se obtiene también son muy nutritivas.

Son ricas en grasas monoinsaturadas y en compuestos vegetales llamados polifenoles que tienen propiedades antioxidantes. Además, son un alimento fermentado, así que también son beneficiosas para las bacterias intestinales. Eso sí, evita las aceitunas que se conservan en aceite de oliva o de girasol.

Ostras – De acuerdo, no son tan fáciles de encontrar como las otras opciones que te propongo, pero están cargaditas de zinc, que colabora con la leptina para regular el apetito. Tienen un contenido altísimo en ácidos grasos omega-3, vitamina D (¡hormona!), zinc y selenio, minerales difíciles de obtener con otros alimentos.

Aguacate – La verdad es que se han convertido un poco en un cliché, pero es cierto que son extraordinariamente nutritivos. No solo contienen grandes cantidades de grasas saludables (y que prolongan todavía más la sensación de saciedad), sino que también son una buena fuente de vitaminas C, E, K y B_6, riboflavina, niacina, magnesio y potasio. Por si fuera poco, aportan fibra beneficiosa (no al estilo de los cereales *All-Bran*).

Pescado – El fletán negro es especialmente potente para controlar el apetito, porque tiene muchas proteínas y mucho triptófano. Otras opciones fantásticas son el salmón, la caballa y las sardinas. Todos los pescados tienen unas cualidades magníficas, ya que reducen la inflamación en todo el cuerpo y permiten que la leptina se comunique de forma eficaz con el cerebro.

Carne de lomo alto – Este es un corte de vacuno que aporta una gran porción de proteínas y grasas saludables, además de un montón de vitamina B, zinc, selenio y ciertos compuestos que solamente están presentes en la carne, como la carnosina, un apoyo esencial para gozar de buena salud muscular y con propiedades antienvejecimiento. ¿A que esto ni te lo imaginabas?

Hígado de vacuno – A lo mejor eres de quienes arrugan la nariz ante la idea de comer hígado, por muy carnívora que sea tu dieta. Lo entiendo. Pero hay un motivo por el que se considera que el hígado es «el suplemento multivitamínico natural». El hígado de vacuno contiene grandes cantidades de algunos de los nutrientes más difíciles de conseguir, además de un fantástico aporte de proteínas. Contiene hierro hemo, vitaminas B_6, B_{12} y A, así como montones de ácidos nucleicos, que el cuerpo necesita para realizar la digestión, recuperar los músculos tras el esfuerzo, regular el metabolismo y fortalecer el sistema inmunitario. Yo pongo siempre un poco de hígado en la salsa boloñesa para la pasta de los niños... ¡y de momento, ni una queja!

Yogur griego (y otros lácteos enteros) – El yogur griego es especialmente rico en nutrientes porque tiene un montón de proteínas biodisponibles, calcio, magnesio, yodo y fósforo. También aporta probióticos, que favorecen la buena salud de la microbiota intestinal. Eso sí, ¡no le pongas azúcar ni nada parecido! Si no queda más remedio que endulzarlo, siempre puedes recurrir a la estevia.

Almendras – Las almendras sin sal son una estupenda fuente natural de fibra, proteínas y grasas saludables. Pero es que además contienen otros nutrientes vitales, como fibra, vitaminas E y K, folatos, tiamina, magnesio, potasio y antioxidantes. Cuando te ataca el gusanillo, te llenan más rápido que un bol de patatas fritas de bolsa. No olvides activar los frutos secos antes de comerlos, para lo cual hay que dejarlos a remojo en agua salada por espacio de 10 horas.

Patatas cocidas – Las pobres patatas tienen muy mala fama, pero en realidad son unas magníficas aliadas para controlar el apetito. Hasta resulta que un estudio ha demostrado que las patatas hervidas provocan una sensación de saciedad siete veces más potente que la de comerte un bollo, ¡casi nada!*

Ay, qué lata dan los malditos cruasanes. Como iba diciendo… para potenciar sus virtudes aún más, cómetelas frías una vez hervidas. Si las cueces y luego las dejas enfriar, aumenta la cantidad de almidón resistente, que también alarga la saciedad.

Péptidos de colágeno – Este producto tiene un perfil de aminoácidos que es detectado por el intestino y que frena en seco la acción de la grelina. Yo les añado una cucharadita de colágeno en polvo a todas mis bebidas a lo largo del día, para que me ayude a evitar la tentación de picotear. Los péptidos se absorben más fácilmente que el colágeno estándar debido al tamaño de las moléculas.

---

* https://www.researchgate.net/publication/15701207_A_Satiety_Index_of_common_foods

Si fallas en la preparación, prepárate a fallar

Este capítulo pretende transmitir una lección muy clara: tienes que tomar la delantera, prever y prevenir tus impulsos y PREPARARTE PARA HACERLES FRENTE, SIEMPRE. ¿Qué quiero decir? Que no dejes el menú al azar. Tienes que organizarte un poquito, porque, de lo contrario, el plan descarrilará. No se trata de que seas débil ni de que te falte fuerza de voluntad, es que sobre ti cae un bombardeo constante de publicidad subliminal, tentaciones y hábitos negativos para las hormonas. Así que, en lugar de echarte la culpa, dedícate a prepararte para que la industria alimentaria no tome el control de tu apetito. Para reconquistarlo.

Lo primero es comprobar que tienes proteínas y grasas decentes a mano, en forma de huevos, aguacates o carne. Prueba algunos de los suplementos que he citado en este capítulo. Retrasa un poquito el desayuno. En lugar de pedir una pizza para casa los viernes por la noche, invéntate un ritual nuevo. Cambia la ruta que sigues para ir a trabajar, para no pasar por delante de ninguna tienda repleta de bollería industrial... haz lo que tengas que hacer para evitar enfrentarte a los estímulos que desatan tu adicción a comer y activan la secreción y los picos de grelina.

El plan CAT

Para llevar todo esto a la práctica, me gustaría que diseñases un plan de una semana, donde apliques el enfoque CAT a tus comidas: tienes que cambiar algo, añadir algo diferente y tantear (o sea, experimentar) algo que sea completamente nuevo para ti.

Recuerda que cada persona es un mundo y todas son únicas, así que los estímulos son puramente individuales. Por tanto, si hay algo que te haya parecido particularmente atractivo, como probar la berberina o incluir más huevos en la dieta, ponte las pilas con eso. A lo mejor te dan asco los huevos pero te fascina el azúcar... en ese caso, la L-glutamina podría convertirse en tu nueva amiga. Puede que tengas la costumbre de zamparte un tazón de cereales azucarados en cuanto te levantas y te propongas eliminar ese hábito.

Sea lo que sea, tienes que anotar tus tres metas del plan CAT y ponerlo en práctica durante una semana para ver si te ayuda a controlar los impulsos y los apetitos urgentes.

Esta semana, por ejemplo, voy a retrasar el desayuno 45 minutos.

Esta semana, por ejemplo, voy a incorporar un huevo a todos mis picoteos (y será lo primero que me coma).

Esta semana, por ejemplo, voy a probar a ducharme con agua fría durante 20 segundos tras el baño caliente.

Es posible sentirse mejor y tener un apetito sano

Si al principio te cuesta horrores, vale la pena recordar que, si llevas años consumiendo muchos alimentos ultraprocesados, te parecerá que los alimentos naturales son bastante más INSÍPIDOS y aburridos durante un tiempo. Pero las papilas gustativas también saben adaptarse; apenas les llevará más de un par de días. Acabarás por notar que los alimentos naturales te vuelven a saber bien, pero eso requiere eliminar todas las porquerías ultraprocesadas de la dieta. Hay que echarle un poquito de paciencia, cosa nada sencilla cuando nos han programado para que la comida nos produzca esos subidones de dopamina, para que suframos los bajones de la grelina y nos esforcemos constantemente por contentar al monstruo de la grelina. Que no te agobie todo eso, porque al final sabrás nutrir a tu organismo, saciarlo y liberarlo de esos deseos que lo torturan. ¡Sí, puedes lograrlo!

No te machaques si alguna vez que otra caes en la tentación, la naturaleza humana es así, hasta yo me caigo en alguna ocasión, pero siempre vuelvo a levantarme. Cuando te rindas y pulses el botón «a la porra con todo», lo importante es no refugiarte en los hábitos de antes. Ahora tienes toda la información y conoces protocolos prácticos para escapar de las garras de tus deseos y controlar las hormonas que regulan el apetito. Así que plántales cara.

Dr. E: ¿Cómo deberías hablarle al médico sobre tus problemas con la comida?

En los chequeos y exámenes de salud de los nuevos pacientes, cada vez se ven más casos de resistencia a la insulina y prediabetes. Se trata de un problema relacionado con el estilo de vida. Y para mí, como profesional de la medicina, lo más interesante es que no solo está presente en la población con sobrepeso, sino también en personas que lucen un aspecto saludable, con una figura esbelta y en buena forma física. En la clínica, el rasgo común que comparten quienes sufren de resistencia a la insulina es la respuesta al estrés. Y si te resulta muy difícil evitar la glotonería, lo primero que te sugiero es que revises tu situación, a ver qué podría originar ese estado de estrés.

La respuesta clásica al estrés provoca estos efectos:

a) sube el nivel del cortisol,

b) eleva el nivel de azúcar en sangre, porque el cuerpo piensa que necesita tener energía disponible para afrontar una emergencia,

c) bloquea los receptores de la insulina e impide que la recapturen, lo que provoca la resistencia a la insulina.

Añádele a todo esto una cucharadita de azúcar de esa dieta tuya, condicionada por el estrés y repletita de picoteos, y lo que se consigue es darle un empujón formidable a la inflamación. En mi opinión, desentrañar y conocer qué factores podrían estar desencadenando tu respuesta interna al estrés para luego reajustar la situación y corregirla es la base fundamental para regular el azúcar en sangre.

La dependencia del azúcar y los antojos no son dos temas de los que se hable demasiado en las consultas médicas convencionales. Por eso considero que es muy positivo que Davinia subraye las conexiones que existen entre esos caprichos imparables y la salud general, como hace en este libro.

¿Por qué la comunidad médica le concede tanta importancia a la diabetes o a esa incapacidad de bajar el nivel de azúcar en sangre? En última instancia, un nivel elevado de azúcar en sangre causa alteraciones en los vasos sanguíneos, que afectan a todos los órganos, desde los riñones hasta la piel y la circulación en las extremidades y el cerebro.

Si las cañerías tienen alguna avería, no hay manera de suministrar nutrientes clave a las células de los órganos y estos últimos ya no pueden trabajar en condiciones óptimas. Cuando un órgano falla, lo que viene a continuación es una cuesta abajo muy resbaladiza.

Veamos cuáles son los síntomas destacados que deberías tomarte en serio y comunicarle a tu médico de cabecera:

- Desregulación del nivel de azúcar en sangre
- Tienes mucha sed con frecuencia y necesitas urgentemente beber grandes cantidades de agua.

- Vas a orinar con mucha frecuencia y en grandes cantidades, sufres pérdidas de peso, te afecta la fatiga o padeces infecciones recurrentes.

- Se te oscurecen los pliegues de la piel (lo más habitual es en las axilas o el vientre), detalle que apunta a una resistencia a la insulina.

Las opciones terapéuticas disponibles comprenden grupos de apoyo para cambiar tu estilo de vida y también medicación por vía oral o inyectable. Los grupos de pacientes con experiencia representan un gran apoyo.

Aumento de peso

- Coméntalo con tu doctora o médico para excluir posibles trastornos hormonales o médicos ocultos.

- Revisa qué medicamentos estás tomando con regularidad.

- Analiza los hábitos de tu estilo de vida. No olvides las drogas de uso recreativo, si es que tomas alguna.

- Repasa si existe un historial familiar de complicaciones médicas relacionadas con el sobrepeso, como casos de diabetes o de enfermedades cardiovasculares.

- Considera hasta qué punto afecta el aumento de peso a tu calidad de vida, motivación, estado de humor y seguridad personal.

- Infórmate sobre los riesgos que lleva asociados el aumento de peso: estado de los lípidos y triglicéridos, hipertensión y resistencia a la insulina, que puede desencadenar un síndrome metabólico.

En tu consulta médica o clínica seguro que ofrecen servicios de seguimiento y control del peso. Según cuál sea tu IMC (índice de masa corporal), habrá distintas opciones a tu alcance:

- Terapia con fármacos: se ha constatado que la *liraglutida* y el *orlistat* son de gran ayuda para casos de pacientes individuales.

- Cabe la posibilidad de considerar apropiada una cirugía bariátrica.

Los trastornos alimentarios requieren apoyo, para ayudarnos a replantear la manera en que contemplamos nuestro cuerpo, nuestra figura y nuestra propia persona. Y en última instancia, nuestra relación con la comida. Si te preocupa la relación que tú mantienes respecto a la alimentación (o la relación de otra persona), tómate el asunto en serio y consulta a profesionales de la medicina, porque hay muchos recursos y redes de apoyo. Los trastornos alimentarios pueden incluir comer muy poco, comer en exceso o comer a base de atracones. Algunas señales de alarma de trastornos alimentarios:

- Una inquietud exagerada por la figura y la silueta.
- Efectos claros en la salud mental y emocional: estrés, ansiedad, bajo estado de ánimo, retraimiento social.
- Pérdida de peso muy rápida.
- IMC bajo.
- Desarreglos menstruales.
- Comer a base de atracones a lo bestia (y sentir vergüenza tras cada caso).
- Uso de laxantes / vómitos / purgas / consumo de drogas o fármacos tras los atracones.
- Sobrevaloración de la figura y silueta corporales.
- Autolesiones.

Pruebas médicas:

No se trata de pruebas exhaustivas; ten en cuenta que tu médico o doctora abordarán contigo cuáles son las adecuadas y razonables para tus preocupaciones.

- Examen del IMC, incluida la presión sanguínea.
- Análisis básico de tiroides y glándulas suprarrenales: TSH, T4, T3, cortisol y DHEA por la mañana.
- Respuesta al azúcar en sangre: HbA1c, insulina en ayunas y glucosa en ayunas.
- Lipidología: colesterol HDL y LDL, triglicéridos.
- Hemograma (conteo sanguíneo) completo.
- Análisis de la función hepática.
- Análisis de la función renal.
- Análisis del perfil del metabolismo óseo.
- Análisis de FSH, estradiol, progesterona, testosterona.

Pruebas integrativas:

Se sugieren diversos biomarcadores, pero no es una lista exhaustiva, la debe personalizar tu médico tras la consulta.

- Homocisteína, B_{12}, folato (para detectar posibles problemas de metilación).
- Lipidología: genotipo ApoE, apolipoproteínas (descomposición del colesterol), TG, vLDL, LDL, etc.
- Metabolismo: todo lo anterior + insulina en ayunas, adinopectina.

Pruebas endocrinas:

- Composición de los ácidos grasos: omega-3 y omega-6.
- Análisis del estado de los micronutrientes: magnesio, zinc, cobre Cu+, etc., es útil una prueba de ácidos orgánicos o *Genova NutrEval*.
- Salud intestinal: microbiota, síndrome del intestino permeable, parásitos, hongos, etc., análisis de material fecal completo.
- Prueba DUTCH completa.

Hay otras alternativas, pero estas serían las más importantes para empezar.

Tecnología:

- El parche *Monitor* de glucosa en sangre continuo - *Freestyle* Libre 2 te ayudará a identificar qué alimentos disparan tu glucosa en sangre.
- Cetómetro: funciona con el aliento y te ayuda a detectar cuándo entras en cetosis dentro del ayuno intermitente o si sigues una dieta baja en carbohidratos y rica en grasas y proteínas.
- Otros dispositivos portátiles de salud como el Ōura vigilan la temperatura corporal para efectuar un seguimiento del ciclo.

3

¿Por qué me siento como si estuviera perdiendo la **CABEZA**?

EN ESTE CAPÍTULO, NOS CENTRAREMOS EN LAS SIGUIENTES HORMONAS:

- ***Dopamina:*** *la hormona del deseo, de la que también dependen la concentración y el ánimo.*

- ***Serotonina:*** *nuestra hormona de la felicidad, que repercute también sobre la memoria y el aprendizaje.*

- ***GABA:*** *la sustancia encargada de evitar que nos domine la ansiedad.*

- ***Cortisol:*** *la hormona reguladora del estrés, que puede desequilibrarse.*

- ***Acetilcolina:*** *el principal neurotransmisor del organismo humano, esencial para la memoria y el aprendizaje.*

Por cierto, ¿dónde diablos está la diferencia entre hormonas y neurotransmisores, ya que hablamos del asunto? ¿Alguna vez te has sentido incapaz de recordar cualquier dato? ¿Como si fuese demasiado, como si no pudieses con todo? ¿Esa sensación de que estás perdiendo la partida, que el mundo te aplasta, a veces hasta el punto de quedarte paralizado o helada, con la negativa como única posibilidad («No, no puedo con eso, no puedo más, olvidémoslo») y dejándolo todo para mañana porque hoy el cuerpo no te responde? ¡Hola! Encantada de conocerte, a mí me pasa lo mismo.

Sinceramente, a veces me resulta increíble la cantidad de cosas que se me olvidan. Esa especie de neblina cerebral me ha pegado fuerte. Cada vez que entro en un sitio con siete cuestiones distintas bailándome en la mente, tan solo consigo prestarle atención a la más urgente o la que chilla más. Por ejemplo: ¿tengo que ir a comprarles unas zapatillas a los niños o debería ir a buscar primero mi pasaporte? La verdad, en este momento no tengo ni idea. Yo he vivido en un estado constante de miedo por si había olvidado algo importante. Y a menudo así era.

Probablemente, el mejor (o el peor) ejemplo de esa confusión es la anécdota de cuando llevé a toda la familia al aeropuerto londinense de Gatwick, cuando teníamos que ir al de Heathrow.* Me explico: precisamente había reservado los billetes en Heathrow porque era el aeropuerto al que más rápido y barato se llegaba con el transporte público. Pero me los llevé a todos a Gatwick y claro, allí me espetaron que ese vuelo no existía, por supuesto, ¡ay! Ya de paso, mencionaré que llevo 10 años sin probar gota de alcohol, así que el despiste no era por resaca ni nada similar. Me enfadé muchísimo conmigo misma.

¿Cómo me sentía con la confusión mental y el agobio general?

Se hacen muchos chistes sobre la confusión y la mala memoria, jijijí, jajajá, un día te vas a olvidar la cabeza y tal y cual, pero para mí esto es un sufrimiento tremendo, puro dolor. Me sentí especialmente mal cuando alguien

---

* Heathrow y Gatwick son los dos principales aeropuertos de Londres y están situados en direcciones prácticamente opuestas, a una considerable distancia entre sí *(N. del T.)*.

me entregó una moneda AA al cumplir dos años de abstinencia del alcohol (te la dan en el programa de recuperación, como distintivo que señala hasta dónde has llegado). Era un señor simpatiquísimo y tuvo el detalle de regalarme aquella moneda, que tenía desde hacía un montón de años. Pues nada, me las apañé para perderla en un par de días.

Se lo tomó de una manera muy elegante: «No te preocupes, no pasa nada, a mi mujer le pasa lo mismo. Supongo que sentirás vergüenza y te odiarás un poco, pero no pasa nada». Qué rabia, tenía toda la razón, me odiaba. Me daba muchísima vergüenza haber perdido la moneda y aquello tan solo reforzaba la idea de que yo era «mala» persona, alguien incapaz de organizarse. Esa era la imagen que tenía de mí misma. Ahora sé que probablemente se debía a mi ADHD, sobre lo que hablaré más adelante.

Mucha gente se enfrenta a ese sentimiento de pánico, como si fuese el centro de todos los problemas, y yo he descubierto que en mi caso, suele darse más en los primeros días de mi ciclo menstrual. Estoy superirascible y noto que el estado de ánimo se me cae de la cabeza al estómago. ¿Sabes ese sofoco que te entra cuando llegan malas noticias? Pues justo así. En esos momentos soy incapaz de tolerar molestias mínimas cotidianas que normalmente ni me afectan. Soy hipersensible al griterío de los niños y me hiela la sangre el miedo a que algo malo le pase a mi familia. La mayor parte del tiempo, sí que consigo poner las cosas en perspectiva, aunque estos días me desvelo en plena noche convencida de que a Jude, mi hijo más pequeño, lo va a atropellar un coche mientras monta en bici. Vale, algo tendrá que ver que efectivamente se haya escapado y haya cruzado la calle alguna vez, pero es que cuando me siento así, no consigo quitarme esa pesadilla de la cabeza.

Una epidemia oculta y generalizada

Cuando me puse a publicar cosas sobre ese estado de desconcentración y desconcierto, sobre el agobio que nos supone, me sorprendió de verdad la cantidad de respuestas de otras mujeres que sufrían el mismo problema. Es un asunto grave, de veras, y afecta a muchísima gente y de muchas maneras distintas. En palabras de Jo: «Es como si estuviese en una sala a oscuras y no supiese dónde está el interruptor de la luz». Suzie lo expresa así: «Te sientes estúpida, tonta, como si te volvieses loca poco a poco. Sabes que algo va mal, pero es tan sutil que no logras identificar qué es. Es como si tu propio cuerpo pasase por completo de ti».

Es tan perjudicial que incluso puede repercutir negativamente en tu trabajo y tus relaciones personales. Jennifer me contó su experiencia: «En mi trabajo, los errores pueden afectar mucho a la gente y en la actualidad, tengo que comprobarlo todo por triplicado y por duplicado para no quedarme atascada. Me cuesta incluso tomar la palabra habitualmente, así que en las reuniones de dirección no doy precisamente la imagen más profesional, como si no supiese bien a qué me dedico».

Amanda Jane es una comadrona que comentó esto: «Me acuerdo de que una vez iba al trabajo en coche, a primerísima hora de la mañana, y sentí que iba por inercia, como si no hubiera nadie al volante. Me parecía que cuerpo y mente estaban completamente desconectados... Me olvidaba cómo se llamaban los utensilios o no recordaba la palabra que estaba buscando. Fue algo tan frustrante... ¡Era como si estuviese perdiendo la cabeza!». Sue afirma que: «Algunos días, ni siquiera me aclaro para sacar adelante ciertas tareas que ya he repetido antes mil veces... es como si fuese incapaz de concentrarme y pensar con claridad. Todo va como a cámara lenta».

Sentir que se te va la cabeza es una experiencia espantosa y que te llena de inseguridad, que te hunde emocionalmente. Da igual si se trata de neblina mental o confusión, de la imposibilidad de concentrarte, de que lo dejes todo para mañana olímpicamente o de que te abrume la vida. Es un fenómeno REAL y puede provocar que te sientas como describió Natasha en *Instagram*: «¡Me siento total y absolutamente perdida! Antes era una chica de ciudad, con una confianza en mí misma a prueba de bombas. Ahora me paso el día cabreada, triste o resentida».

Sin embargo, durante muchas décadas, la sociedad ha ninguneado esas emociones, porque están ligadas a las hormonas. Hasta hace bien poco, ni siquiera las entendíamos ni conocíamos bien. Muchos de estos síntomas también guardan relación con la perimenopausia y la menopausia. Por eso te recomiendo que leas el capítulo «¿Pero qué diablos le pasa a mi ciclo hormonal?». Por fortuna, ahora sí disponemos de multitud de investigaciones sobre las hormonas que suscitan estos síntomas, lo que significa que podemos hacer muchas cosas que contribuyan a que nos sintamos mejor.

Estas son las hormonas que influyen en este aspecto, pero antes...

¿En qué diablos se diferencian las hormonas y los neurotransmisores?

Antes de profundizar en el tema de las hormonas responsables de los efectos que acabo de enumerar, me gustaría detenerme un momento a explicar las diferencias entre neurotransmisores y hormonas. Existe un buen motivo para esto, ¡pero es que no quiero darte una conferencia científica pura y dura sin más!

Me parecía que este era el capítulo ideal para exponer esta distinción, precisamente porque los principales neurotransmisores (serotonina, dopamina, GABA y acetilcolina) cumplen un papel de primer orden en la falta de concentración, la confusión mental y el agobio vital. Trataré de no complicarlo en exceso. Nos limitaremos a lo más básico.

Tienen efectos diferentes

Los neurotransmisores actúan como señales cerebrales que condicionan nuestros pensamientos, los sentimientos y las reacciones automáticas, como los movimientos o el latido del corazón. Cuando se produce un desequilibrio agudo en los neurotransmisores, existe el riesgo de desarrollar trastornos del estado de ánimo psicológico, como la depresión, la ansiedad o el insomnio. Las hormonas son mensajeras químicas que también pueden afectar decisivamente al estado de ánimo, pero también participan en muchas más funciones como el crecimiento, el desarrollo o la reproducción.

Forman parte de sistemas diferentes

Las hormonas se generan en el sistema endocrino, una red de glándulas y órganos repartida por todo el cuerpo. Los neurotransmisores están englobados dentro del sistema nervioso, el «centro de mando» del organismo, que se extiende desde el cerebro hasta cada rincón del cuerpo, a través de la médula espinal.

Viajan por el organismo de maneras distintas

Las hormonas se trasladan a través del torrente sanguíneo y suelen recorrer distancias significativas desde su origen (una glándula) hasta el punto donde actúan (otra glándula o un órgano). Los neurotransmisores cubren una distancia minúscula para salvar el espacio sináptico (también llamado «hendidura sináptica»), que es exactamente el hueco que separa dos neuronas, fundamentalmente en los tejidos del cerebro.

Los neurotransmisores y las hormonas no funcionan a la misma velocidad

Los neurotransmisores desatan sus efectos en cuestión de milisegundos, como el subidón que notas cuando la dopamina actúa porque te dan un «me gusta» en las redes sociales. En el caso de las hormonas, el efecto puede tardar en manifestarse, desde unos segundos hasta varios días.

Algunas moléculas pueden servir de hormona y neurotransmisor al mismo tiempo

Mira, lo siento, de veras. Acabo de explicar las diferencias entre hormonas y neurotransmisores y lo que menos me apetece es liarte y confundirte. Pero es que no es culpa mía, ¿lo entiendes? A veces, la ciencia parece un sinsentido, porque los científicos y las científicas están medio chalados y no buscan otra cosa que confundirnos.

Básicamente, la cosa es que algunas moléculas pueden ser una hormona y también un neurotransmisor. Por ejemplo, la serotonina, la adrenalina y la dopamina. Están involucradas en tantos mecanismos diferentes del organismo que cumplen ambas funciones. Por tanto, cuando se segrega serotonina, funciona como neurotransmisor y emite señales a través del sistema nervioso intestinal. Pero también se segrega vertiéndola en la circulación sanguínea y allí actúa como una hormona.*

Ahí lo tienes: ya sabes en qué se distinguen. Con estos fabulosos conocimientos, ya puedes quedar de especialista y deslumbrar a tus amistades en la próxima fiesta. ¿No te parece un buen plan? Tienes razón, no es para tanto. Bueno, pues ahora veamos cómo funcionan esos neurotransmisores-barra-hormonas y cómo afectan a la capacidad de concentración, la confusión mental y la sensación de agobio vital.

---

* https://atlasbiomed.com/blog/serotonin-and-other-happy-moleculesmade-by-gut-bacteria/

Serotonina

Muy célebre en su papel de hormona de la felicidad, es la que nos hace sentir a gusto, sin miedos ni preocupaciones. La segrega la glándula pineal, emplazada en el encéfalo. Pero la mayor parte de la serotonina se elabora en el intestino, a partir del triptófano. Este aminoácido se convierte en 5-HTP, que a su vez se transforma en serotonina. Por eso es tan importante tener una microbiota intestinal sana y robusta, porque sirve de apoyo a los niveles de serotonina.

Para que el cerebro aprecie los beneficios de la serotonina, o sea, para que esta sustancia logre cruzar la barrera hematoencefálica, es imprescindible disponer de cantidades suficientes de vitamina D, e idealmente, la variante MK-7 de la vitamina K2 (que es más biodisponible y perdura más tiempo dentro del organismo).

La serotonina tiene efectos psicológicos sobre UN SINFÍN de funciones (como aprenderás en este libro), pero para este capítulo, lo esencial es que incide sobre el estado de ánimo, la memoria y el aprendizaje. Si tienes un nivel de serotonina bajo, probablemente experimentes dificultades con estos temas, por no mencionar muchos otros aspectos.

Nota al margen sobre la serotonina y los excrementos

Te contaré un detalle curioso. Pero dejémonos de lenguaje fino. ¿A que te mueres de ganas de saber algo más sobre la relación que hay entre la serotonina y la caca? Por que la hay. «Anda y vete a cagar», estarás pensando... y por ahí van los tiros. Resulta que la serotonina también se ocupa de regular la acción en el bajo vientre. Por lo tanto, aunque no te hagas un análisis hormonal, esto permite calibrar a ojo de buen cubero y rápidamente los niveles de serotonina. El estreñimiento puede ser síntoma de que tienes la serotonina baja, mientras que la diarrea quizás indique que está muy alta. ¡Qué práctico! ¿A que sí?

GABA

Si ya te has leído el capítulo dedicado al sueño, conocerás a nuestro amigo el GABA (o ácido gamma-aminobutírico... menudo trabalenguas). El GABA es un neurotransmisor genial, que inhibe la ansiedad y pone freno al runrún descontrolado del cerebro, promoviendo una sensación de calma y relajación. Se produce en el cerebro y su principal cometido consiste en regular la respuesta inmunitaria, controlar el miedo y dominar la ansiedad cuando las neuronas se sobreexcitan. O sea, que si eres un manojo de nervios o te cuesta lidiar con una montaña de sentimientos de culpa y un trastorno obsesivo-compulsivo, probablemente tengas una carencia de GABA. Un nivel insuficiente de esta misma sustancia también afecta negativamente a los patrones de sueño.

En el Reino Unido no es posible adquirir GABA en forma de suplementos dietéticos (aunque sí te lo puede recetar un profesional médico), así que hay que ponerse en plan hacer para introducirlo en el organismo de otros modos. Fundamentalmente, mediante alimentación y ejercicio físico.

Acetilcolina

Aunque nunca hayas escuchado hablar de ella, se trata del neurotransmisor más habitual en todo el cuerpo humano. Tiene su base de operaciones en el sistema nervioso central y es responsable de controlar la musculatura, la memoria y las sensaciones. Como se encarga de regular la velocidad del cerebro, si padeces un nivel insuficiente, corres el riesgo de sufrir de mala memoria, además de experimentar dificultades para aprender y para reflexionar de una forma creativa.

Es posible comprar suplementos de colina; yo los tomo por la mañana. Pero también está presente en algunos alimentos, especialmente en los huevos (luego volveré sobre esto). Es vital para aclarar la confusión mental, para concentrarte como es debido y para mejorar la memoria.

Cortisol

Aquí tenemos una hormona que suele gozar de mala reputación, ¡pero es imprescindible para la vida! Solo hay que controlarla en el momento adecuado y evitar que siembre el caos. Se la conoce como la hormona del estrés y la segregan las glándulas suprarrenales, una vez cada 24 horas, en un chorro descomunal que nos empuja a salir de la cama, nos pone alerta y nos prepara para hacerle frente a la jornada. Suele alcanzar su pico alrededor de 30 minutos antes de que te levantes.

Es una hormona motivadora, que favorece el movimiento... pero si se segrega en niveles incorrectos o en un momento inoportuno, te causará ansiedad, te pondrá de los nervios y te envolverá en la paranoia. En el contexto actual, con la vida moderna acelerada, las alteraciones en la regulación del cortisol son un fenómeno cada vez más habitual.

Las desencadena cualquier factor, desde el exceso de estrés hasta la sobre-dependencia del teléfono móvil, pasando por esa manía de ver películas con mucho suspense hasta las tantas de la noche. Lo que a ti te conviene es controlar el cortisol, para que te beneficie por la mañana, pero sin que se dispare más tarde, durante el día o hacia la noche. Si su nivel asciende a las nubes, hay dos suplementos muy útiles para combatirlo, la ashwagandha y la rodiola.

Un detallito rápido sobre la insulina

En este apartado no daré demasiados detalles, porque ya hemos tratado este tema antes, pero merece la pena repetir que cualquier bajadita o subidita del azúcar en sangre afecta también al estado de alerta mental. Si quieres consejos para recuperar el equilibrio en este aspecto e informarte de cómo el síndrome del intestino permeable puede provocar problemas como la confusión mental o la pérdida de memoria, dale un repaso al capítulo «¿Por qué no puedo parar de comer?».

Dopamina

Para mí, esta hormona es una espada de doble filo. Se la conoce como la hormona del deseo, pero la otra cara de la moneda es el dolor, en forma de impulso insatisfecho e incontrolable. La dopamina se esconde detrás de todos esos sentimientos, ya que es el combustible de la motivación, del anhelo, de las ganas de hacer... ¡de hacer CUALQUIER COSA!

El nivel de dopamina influye sobre el estado de ánimo, la atención, la motivación y el movimiento, pero también sobre el sistema de recompensas del organismo, un detalle crucial. Si te has leído el capítulo «¿Por qué no puedo parar de comer?», te acordarás de la ruta del cruasán y de lo importante que es la dopamina como motor de nuestras conductas.

Como ya he explicado antes, la dopamina nos ayuda a hacer cosas fantásticas, como correr una maratón, aprobar exámenes o dar un discurso extraordinario, pero también nos puede empujar hasta caer en una adicción. El organismo humano tiene un nivel basal de dopamina constante y, si el tuyo es bajo (como me pasa a mí), probablemente tengas una fuerte predisposición hacia actividades que te aporten una buena dosis de dopamina. Puede tratarse de actividades saludables, como practicar paracaidismo o *running*, pero también pueden ser hábitos más perniciosos, como las apuestas, el alcohol, ciertas relaciones o incluso ir de compras. El problema de intentar subir el nivel de dopamina a través de costumbres o sustancias adictivas es que sus efectos se desvanecen muy rápido y hasta pueden provocar que decaiga el nivel basal. Por eso las personas con adicciones terminan por incrementar más y más la dosis de lo que sea que consumen, ya sean alimentos, drogas, fármacos o bebidas alcohólicas. Lo hacen porque es necesario para seguir disfrutando de la misma sensación que les proporcionaba la dopamina.

Da igual si personalmente tienes tendencias adictivas o no, el caso es que todo el mundo está a merced de su nivel basal de dopamina. Andrew Huberman, el neurocientífico que presenta uno de mis podcasts favoritos, *The Huberman Lab*, describe la dopamina de una manera muy inteligente. Según él, es nuestra «moneda», porque sirve para efectuar un seguimiento de cómo experimentamos el placer. El asunto no se limita a conseguir un subidón de dopamina a través de algún factor externo y nada más. Depende de los niveles basales y de lo que hayamos hecho antes de disfrutar esa experiencia concreta. En esencia, todo es relativo ¡y la dopamina no constituye una excepción!

¿Cómo afecta la dopamina a nuestra motivación y la capacidad de concentración?

Tengo malas noticias: si repetimos constantemente la misma actividad que nos sube la dopamina, una y otra vez, el umbral de placer también sube, así que ya no nos causa el mismo efecto. Más adelante analizaré cómo podemos hackear esta situación, pero la solución pasa por NO hacer siempre lo mismo.

Te voy a dar un ejemplo. Imagina que tienes la dopamina en tu nivel basal mínimo y que luego experimenta un pico porque te embuchas un huevo de chocolate. Pero en cuanto terminas el último pedacito, la dopamina vuelve a caer, por debajo del nivel basal.

En lugar de sentir felicidad y satisfacción, lo que sientes es el deseo irrefrenable de tomar algo más para compensar esa bajona. ¿Qué tal otro huevito de chocolate? O unas chocolatinas con menta (esas, ESAS son mi kriptonita). Esa necesidad insaciable se te graba a fuego, porque en cuanto acaba la experiencia, se activa el mecanismo del dolor y te sientes fatal, es un asco.

Si fuerzas los subidones de dopamina con mucha insistencia, terminarás por caer por debajo de los niveles basales de dopamina y entonces, el organismo te obligará a hacer lo que sea para salir del hoyo. Aquí quien manda es tu cerebro, no es cuestión de fuerza de voluntad. El cuerpo dicta órdenes: ponte en marcha y vuelve a darme ese chute de dopamina, lo necesito para recuperar el nivel basal.

Por eso una persona drogadicta no duda en robar un banco si hace falta para conseguir el dinero de su siguiente dosis. Por eso las personas con obesidad mórbida son incapaces de detenerse y piden y piden más comida en *McDonald's*. Porque ansían escapar del dolor que les causa ese deseo incontrolado. En esa cara de la moneda están las efigies de gente como Susan Wojcicki, CEO de *YouTube*. O Sara Blakely, fundadora de *Spanx*, perfiles emprendedores hipermotivados que buscan repetir sus hazañas empresariales porque son golpes de dopamina. No tengo ninguna duda, muchas de esas personalidades de tanto éxito tienen niveles de dopamina bajísimos. Pero ese comportamiento corre el riesgo de descarrilar fácilmente y chocar con una adicción.

Más vale que no olvides que los deseos irrefrenables dependen de la bioquímica, no de la fuerza de voluntad. Con esto a la vista, si tienes dificultades con la motivación, la capacidad de atención y hay muchas cosas que te importan un pimiento, lo que sucede es que tienes baja la dopamina. Tal vez porque tu nivel basal general sea bajo o porque practiques demasiadas actividades que disparan esa hormona (como pasar pantallas y pantallas de *Instagram* y *Facebook*, ¿le suena esto a alguien?). Pues en lugar de todo eso, puedes controlar la dopamina de una manera positiva, para mantener el nivel basal en límites saludables y aumentar tu motivación y capacidad de concentración. Pienso explicarte cómo en este mismo capítulo.

Mi diagnóstico de TDAH y por qué está relacionado con la dopamina

Siempre me he considerado una cabeza de chorlito, una despistada eterna. Al menos eso es lo que me decían en el colegio. Allí era famosa porque me pasaba el día entero soñando despierta y porque iba desaliñada a más no poder. Siempre me faltaba un calcetín o llevaba la blusa por fuera y nunca tenía un lápiz a mano. Me repetían constantemente que tenía que organizarme mejor, y cuando no lo conseguía, yo me sentía muy mal por fallar. No entendía por qué me costaba tanto planificarme y por qué nadie estaba satisfecho conmigo cuando yo me esforzaba al máximo. De hecho, aún hoy siento cierta vergüenza por mi desorganización y mi desorden.

Todavía tuvo que pasar gran parte de mi vida adulta, con adicciones y otros problemas incluidos, hasta que entendí que tenía TDAH. La primera vez que se me ocurrió esa posibilidad fue mientras rellenaba un formulario para uno de mis hijos, que también tiene TDAH, y eso fue hace un par de años. Se me encendió la idea, como un relámpago: ¡pero si esto también me pasa a mí! Luego me dieron un diagnóstico formal y fue un verdadero alivio, no te lo puedes ni imaginar.

Inmediatamente me puse a indagar en qué factores hay detrás de este trastorno y me enteré de que existe una fuerte correlación entre un nivel basal de dopamina bajo y el TDAH (además de un montón de otros detalles, como la genética). Entonces me percaté: «Anda, pues a lo mejor ESA es la razón por la que bebía tanto». La mayor parte de quienes beben, lo hacen para relajarse. Yo bebía para activarme y hacer cosas. Así me ponía en marcha y pagaba las facturas, hacía la colada, me organizaba... vamos, que hacía todas las tareas que antes me parecían imposibles. Estaba hackeando las hormonas de una manera perjudicial, reforzando la dopamina basal a base de alcohol. Y claro, como ya te puedes figurar, eso acarreaba toda clase de problemas.

En la actualidad todavía tengo que lidiar con un nivel de dopamina muy bajo y me sigue costando ponerme en marcha. Pero hackeo mi bioquímica natural con métodos menos destructivos. O sea, con *running*, música electrónica y cafeína. Además, ahora que he montado mi empresa *WillPowders*, cuento con un equipo que trabaja para mí, así que puedo delegar algunas de mis obligaciones. Las mismas tareas que antes me dejaban planchada. La vida es como hacer equilibrios con un montón de pelotitas y para mí tener que organizar y compaginar todo con el TDAH de ruido de fondo era una pesadilla. No es que ahora vaya todo perfecto como la seda, ni mucho menos, pero ha sido de una utilidad tremenda entender qué pasa en la trastienda de mi cerebro, por qué me agobio y salto de un proyecto a otro sin parar.

¿Cómo funcionan y cooperan todas estas hormonas?

A lo mejor tú no sufres de TDAH, pero todo el mundo puede experimentar la catástrofe que se desata cuando las hormonas se desequilibran. Con todo, yo te recomendaría que, si alguna de las secciones anteriores te ha sonado familiar, acudas a profesionales de la medicina y pidas asesoramiento sobre un posible estudio y diagnóstico de TDAH. Históricamente, las mujeres que padecían TDAH han sido objeto de un infradiagnóstico masivo, porque solemos presentar una diversidad del tipo TDA, o sea, trastorno de déficit de atención, pero sin hiperactividad. Vamos, que soñamos con los ojos abiertos. Por suerte, el panorama también está cambiando en este frente. Yo no tomo ninguna de la medicaciones típicas que se recetan para aliviar el TADH, pero sí LDN (Naltrexona a dosis baja) y parece que funciona bien para combatir mis síntomas. Este es un fármaco bastante novedoso, así que le tendrás que pedir a tu médico o doctora que investigue. De momento, yo no he notado ningún efecto secundario como la ansiedad.

Como ya he mencionado anteriormente, estas hormonas NO trabajan en departamentos aislados, sino que componen una suerte de ballet en el que todas participan. Y claro, si el nivel de una está demasiado bajo o alto, afecta a las demás.

Si tienes el cortisol fuera de control, sentirás una paranoia constante y te aplastará el estrés... y probablemente también padezcas unos niveles de GABA anormalmente bajos, que suelen estar relacionados con la ansiedad. A su vez, eso condicionará tu nivel de serotonina y lo rebajará.

Si lo que tienes mal es la dopamina, por defecto, también tendrás baja la noradrenalina y la adrenalina, porque el organismo sintetiza esas dos sustancias precisamente a partir de la dopamina. ¡Y esto no es más que el principio!

Se puede afirmar que, cuando todas estas hormonas no funcionan en niveles óptimos, pueden afectar negativamente a la memoria, arruinar la motivación, favorecer la confusión y falta de concentración, etc. Vaya, todos esos fenómenos que, combinados, te harán sentir como si estuvieses a punto de perder la cabeza. Pero ni yo ni nadie queremos que te sientas así y además, no se trata de una situación irremediable. Son hormonas sofisticadas y entrelazadas de una manera muy compleja, pero podemos hackearlas a base de alimentos, suplementos nutritivos, ejercicio físico y un puñadito de truquitos sencillos y gratis.

Seis maneras muy sencillas de mejorar la concentración y aclarar la mente

1. Enfréntate al agobio a base de sales

Pues sí, la primera parte de estos consejos se centra en controlar los niveles de cortisol. Vale, sé que mucha gente padece problemas para concentrarse y que quizás yo exija demasiado cuando te machaca el agobio vital, vale. ¡Lo siento! Por otra parte, si le echas un vistazo al capítulo sobre el sueño, descubrirás cómo se puede regular la secreción de cortisol con la ayuda de actividades matutinas.

No olvides este detalle: el objetivo no es reducir el nivel de cortisol ni provocar un pico, sino conseguir que el organismo segregue esa hormona precisamente en el momento ideal (o sea, por la mañana), sin dedicarse a dar subidones periódicos durante todo el día, que te ahogarían en un estrés terrorífico.

Una medida estupenda para potenciar el cortisol antes del mediodía es estimular la respuesta de las glándulas suprarrenales con una buena dosis de sales. La sal marina contiene un montón de minerales y electrolitos que son esenciales para todas las funciones celulares del cuerpo. Soy consciente de que la sal, un poco como ha pasado con las grasas, ha sido demonizada por la medicina convencional. Pero una sal natural, sin procesar, como puede ser la sal *Maldon*, tiene grandes beneficios. Dado que el cortisol también se encarga de regular los niveles de sodio (o sea, de sal), tomar una pizca por la mañana supondrá un empujón para que las glándulas suprarrenales se pongan a trabajar en el momento idóneo. Ciertos especialistas en *hacking* biológico recomiendan tomar un vasito de agua con media cucharadita de sal y luego tumbarse con las piernas elevadas, apoyadas contra la pared. La teoría suena muy bien, pero ese remedio, en mi caso, no valdría para nada. En mi casa viven tres lunáticos de corta edad que no me dejan en paz ni un segundo por las mañanas, así que eso de tumbarse a esperar que se activen las glándulas suprarrenales es una utopía irrealizable. La verdad es que, dentro del mundo del *hacking* biológico, hay muchos perfiles masculinos clásicos y, sinceramente, a veces plantean consejos que son impracticables si tienes críos a tu cargo u otros compromisos. Así que lo que yo hago es diluir una combinación de electrolitos en polvo (de buena calidad) con una jarra de agua al empezar cada semana. La meto en la nevera para que se conserve bien y nada más levantarme, a diario, me sirvo un vaso. Es eficaz y así no me tengo que preocupar de nada más.

2. Acalla las distracciones a base de ruido blanco

Un dato muy interesante: el ruido blanco favorece la concentración. La denominación «ruido blanco» se refiere a cierto tipo de ruido, que incluye todas las frecuencias de sonido que es capaz de percibir el oído humano y que las reproduce a una intensidad similar. Cosas como ventiladores, aparatos de aire acondicionado o ruidos del tráfico (sin pasarse con el volumen). Piensa en algún ruidito suave, de los que casi te arrullan para calmarte, no de los que te irritan.

Si tienes hijos, quizás hayas recurrido al ruido blanco para calmar a tu bebé. Se puede hacer con la ayuda de un peluche que emite sonidos en esas frecuencias o, sencillamente, pones al bebé bien sujeto en el asiento de atrás del coche y te vas a dar una vuelta. El sonido tiene unas propiedades calmantes asombrosas y no solo funciona con los bebés, ¡también sirve para personas adultas! Yo me quedo dormida con bastante frecuencia con la tele encendida, porque a Matthew le encanta ver unos documentales aburridísimos sobre gente que busca oro en el Congo y cosas de esas. Como no conecto con esos temas para nada, el soniquete ayuda a que me relaje y desconecte de verdad. La clave es que no presto atención al sonido en sí, no escucho. Tan solo lo oigo como un ruido de fondo. Diversos estudios han demostrado que el ruido blanco no solo puede contribuir a mejorar la concentración y la memoria, sino que también puede activar las rutas de la dopamina.*

Si quieres probar el ruido blanco, puedes hacer que suene con la ayuda de la lavadora, ventiladores, ruidos naturales del jardín (si tienes) o también reproducir un vídeo con grabaciones de ruido blanco en el teléfono móvil.

Introducir algo de ruido blanco de forma intencionada en tu rutina diaria (ya sea antes de irte a dormir o al levantarte, o tal vez mientras trabajas) podría ser beneficioso para contrarrestar parte de la sensación de confusión que sufres y de esa incapacidad aparente de cumplir con tus tareas.

---

* https://whisbear.com/en/blog/how-to-use-white-noise-safely/

Quizás también te ayude en situaciones de crisis como cuando los perros se mean en el sofá... o quizás eso suceda solamente en mi caso particular. También hay disponibles aplicaciones que reproducen ruido verde, azul y amarillo. Y las propiedades benéficas de los ruidos subliminales no se limitan exclusivamente a las personas con diagnóstico de TDAH.

3. Equilibra y cuida el cerebro a base de grasas saludables

Uno de los mantras que no me cansaré de repetir es que LAS GRASAS SON COMBUSTIBLE. Así que no tiene nada malo que dotes a tu dieta de una buena cantidad de grasas sanas, como el aceite TCM o el aceite de oliva. ¡Todo lo contrario! El ser humano siempre ha tenido las grasas presentes en su dieta. Esa manía de favorecer los alimentos *light* y bajos en lípidos es una moda que empezó hace 50 años. ¿Y dónde nos ha conducido? A la obesidad como problema a escala global, sin olvidar las crisis de demencia y la diabetes tipo II. Conviene no perder la perspectiva.

Hay un motivo por el cual el organismo requiere grasas y es porque son los bloques de construcción de nuestros aparatos: ayudan a que se transporten los nutrientes por el organismo para luego fabricar con ellos las hormonas y neurotransmisores imprescindibles que nos harán sentir felicidad, satisfacción y capacidad de concentración. Si nuestra dieta carece de las grasas imprescindibles adecuadas, es IMPOSIBLE que las glándulas sinteticen hormonas y neurotransmisores correctamente y en niveles correctos.

Desde hace ya muchos años se sabe cuáles son los efectos beneficiosos de los TCM (triglicéridos de cadena media) que están presentes en el aceite de coco, porque son capaces de puentear el sistema digestivo normal para irse directos al hígado, donde se convierten en cuerpos cetónicos.

A ver, me voy a poner en plan científico, pero paciencia, que se entiende. Básicamente, los cuerpos cetónicos están implicados en la producción del ATP, que es como la gasolina, el carburante esencial de las células. ATP son las siglas de «adenosin 5-trifosfato» (madre mía, qué nombre), pero lo que de verdad importa es que mejora el estado de alerta, potencia la memoria y sube el estado de ánimo. O sea, justo lo que necesitas cuando te pueden el agobio y la falta de concentración. La investigación científica también ha comprobado que los TCM del aceite de coco aumentan los niveles de antioxidantes en el cerebro, así como la serotonina, que tiene propiedades antiestresantes.

Yo todas las mañanas le echo una cucharadita de polvo de cetonas TCM al café y he notado un cambio tremendo en mi estado de ánimo y mi concentración. Así refuerzo la noradrenalina (o sea, la adrenalina que actúa en el cerebro), porque estas sustancias son capaces de atravesar la barrera hematoencefálica y desplegar ahí sus bondades. A veces siento como si mis mecanismos cerebrales cambiasen de marcha, literalmente, hasta que provoca una euforia que casi recuerda a la borrachera. Y la verdad, ese es mi estado preferido. Por lo visto, el aceite TCM es lo más parecido que me puedo tomar a una buena copa de vino blanco a base de uva pinot grigio y te seré sincera, ¡no está nada mal!

También me parece muy interesante observar cómo experimenta sus efectos cada persona individual. Tengo una amiga que sostiene que ella nota el efecto como un subidón inmediato, en cuanto se toma una cucharadita. Lo describe como tomarse una copa de champán, que le eleva el ánimo y la pone en modo optimista.

4. Apoya tus niveles de serotonina y GABA con una microbiota robusta

El intestino produce el 95% de la serotonina, por tanto, es absolutamente crucial que le prestemos apoyo. ¿Y cómo? Pues cuidando la microbiota intestinal beneficiosa, para que prospere y prolifere. Si ya te has leído el capítulo «¿Por qué no puedo parar de comer?», sabrás por qué los alimentos procesados son una peste para la microbiota. No solo nos condenan al sobrepeso y nos causan adicción a la comida basura, sino que además, inhiben la producción de hormonas que en condiciones normales promoverían las sensaciones de calma, bienestar y seguridad.

Hay que quitarse la venda de los ojos y olvidarse de la publicidad según la cual comer esas porquerías equivale a «darse un capricho porque te lo mereces». Lo que tienes que hacer es proporcionarle un entorno propicio al intestino para que produzca serotonina y GABA. Y para eso, nada mejor que incluir en tu dieta alimentos fermentados. Los estudios científicos han comprobado que aumentan la diversidad biológica de la microbiota intestinal y a su vez, favorecen que allí se elaboren cientos de sustancias neuroquímicas con propiedades beneficiosas para el estado de ánimo y la conducta.

Si te gustan los lácteos, prueba con fermentados como el kéfir o el queso elaborado con leche cruda. Si te van los sabores fuertes, dale una oportunidad al chucrut o al kimchi. Y si estás pensando en desengancharte de los refrescos con gas, la kombucha es una alternativa bastante menos dañina para la salud.

Los alcoholes, sean del tipo que sean (como el que incorporan los desinfectantes para las manos, por ejemplo), matan y eliminan a las bacterias sin preguntar si son buenas o malas. Así pues, antes y después de tomar bebidas alcohólicas, harías bien en darle al cuerpo una ración de prebióticos y probióticos, que le darán un espaldarazo a tu estado de ánimo. Hasta podrían ayudarte a prevenir ese malhumor de la resaca.

5. Refuerza tu claridad mental y tu capacidad de concentración a base de alimentación sana

Existe un montón de alimentos distintos que nos ayudan a producir las hormonas y los neurotransmisores indispensables para concentrarnos, motivarnos y seguir en marcha. Lástima que en esa lista no figuren las patatas fritas onduladas sabor jamón. Me podría poner a enumerarlos todos en un catálogo interminable, pero sería aburridísimo, ¿a que sí?

En lugar de citarlos todos, me limitaré a señalar unas cuantas propuestas para lograr un chute hormonal que favorezca tu concentración.

Clave: G = potenciadores del GABA; S = potenciadores de la serotonina; A = potenciadores de la acetilcolina.

Bebidas:

- Té (G).
- Kombucha (G, S).
- Chocolate caliente (bate polvo de cacao, dátiles y cetonas y TCM en polvo con péptidos de colágeno de vacuno y/o leche entera) (S).

Comidas:

- Tostadas de pan de masa madre (G, S) con huevos escalfados (A, S).
- Tortilla (A, S) con setas (G, S) y/o queso (S).
- Fletán negro (G) o salmón (A) con arroz (G) y espinacas (G) o brécol (G, S, A).

- Tostadas de pan de masa madre (G, S) con caballa en conserva asada (G) con salsa de tomate (G) (pero evita las conservas con aceite de girasol) y queso fundido (S).
- Pollo o pavo (S) con brécol (G, S, A) y coles de Bruselas (A).

Yo normalmente cocino siempre la carne con mantequilla, ajo y hierbas aromáticas.

Tentempiés:

- Frutos secos y semillas (G, S).
- Batido de proteínas y caldo de huesos (G, S, A).
- Huevos duros con espinacas (G, S).
- Yogures enteros y alimentos fermentados (G, S, A).
- Sándwich de carne de ternera ecológica con pan de masa madre (G, S, A).
- Sándwich de queso con pan de masa madre (S).
- Sopas caseras con base de caldo de huesos y péptidos de colágeno de vacuno (G, S, A).

6. Favorece los sentimientos de tranquilidad y satisfacción a base de conexiones

Este es uno de mis trucos o hackeos favoritos. Me en-can-ta, porque es directo y está al alcance de cualquiera. Si quieres inflar tus niveles de serotonina, una de las mejores cosas que puedes hacer es conectar con la comunidad que te rodea. Con tus vecinos y amigos, con la gente a tu alrededor. No me estoy poniendo en plan *hippy* trascendental. De hecho, este es el esquema básico que sustenta a programas de recuperación como el de Alcohólicos Anónimos. Formar parte de un grupo que comparte intereses y finalidades refuerza y potencia la producción de serotonina. Y entonces sientes esas vibraciones tan reconfortantes que te levantan el ánimo (y evitan que eches mano de la botella de vino).

En este caso, si logras que tu serotonina crezca gracias a que estableces y afianzas los lazos con otras personas, te ayudará a aliviar esa sensación de pánico y persecución constante, y notarás mejorías en tu estado de ánimo y tu memoria.

No tengas miedo ni te preocupes, que no te voy a pedir que te apuntes a un club de lectura ni nada. Sinceramente, no se me ocurre ningún consejo más petardo que proponer otra cita más para cargarte todavía más la agenda. ¡Si la mía ya está saturadísima!

Las conexiones se pueden buscar en cualquier lado. Hasta en el supermercado. Sirven para que recordemos que no estamos solos en el universo. Cuando me siento desconectada, lo único que necesito es un momentito de conexión con otra mujer. Yo me paso muchísimas horas en casa, porque ahí está mi oficina, trabajo ahí, ahí están los niños y ahí viven los perros. Luego también está Matthew, a quien yo amo y adoro, pero para esto no me sirve. Total, que cuando me es imposible quedar con alguna amiga o un colega de profesión, el remedio más eficaz es irme a dar una vuelta al súper y fijarme en todas las mujeres que me salen al paso, tomando conciencia de que para todas es una experiencia sorprendente, sea al nivel que sea. Eso me aporta una sensación de seguridad real, me da perspectiva.

Si tienes críos, ver a una niña o un niño armando un escándalo sin sentido puede servir como momento de conexión, porque provoca esa sonrisa que compartes con la otra madre. No me refiero a una sonrisa de puro gozo, de «me encanta contemplar cómo tu pequeñaja la lía parda», sino de comprensión mutua. Le sonríes a la mamá con cierto aire familiar y resignado, ponéis los ojos en blanco a la vez y pensáis «hay que jorobarse, la vida tiene momentos difíciles para todos». No habrás pronunciado ni una sola palabra, pero sí habrás establecido una conexión con otro ser humano. Y eso te dispara el ánimo. Ya lo sabes, sal ahí afuera y busca conexiones humanas, donde sea.

Truquitos sencillos para la dopamina... Y el método básico para que funcionen

Incrementa tu motivación con cafeína

Bueno, de todos los hackeos biológicos que se conocen, este le irá como un guante a más gente que ningún otro. No hay duda: la cafeína puede contribuir a potenciar tu nivel de dopamina. ¡Fabuloso! ¿O no? Lo cierto es que la cafeína no aumenta la dopamina en sí, sino que favorece que se abran los receptores de dopamina D2 y D3. O sea, que tu organismo será más sensible a los efectos de la dopamina. No me malinterpretes, no te recomiendo que te pases el día en el *Starbucks*, solo quiero señalar que no hay nada de malo en tomarse un café o un té por la mañana (con una cucharadita de TCM en aceite o en polvo, por supuesto). Este es el motivo por el cual yo no he renunciado a la cafeína. Y la complemento con L-teanina para modular sus efectos. Para mí, la cafeína es un motor para el estado de ánimo y la capacidad de concentración. Sin cafeína, el día se me hace muy, pero que muy cuesta arriba.

Soy plenamente consciente de que, en un mundo ideal, yo sería una persona tan equilibrada que gozaría de una capacidad de concentración al 100% y estaría organizada a la perfección sin la ayuda del café. Pero el mundo no es perfecto, ¿qué le voy a hacer? Tengo críos en casa y un negocio que atender, que me obligan a levantarme a las seis todos los días. A lo mejor, en el futuro, consigo convertirme en una persona funcional sustituyendo el café por el nuevo té de *ylang ylang* que se ponga de moda o con cualquier otro remedio natural. Pero hoy por hoy, las necesidades me impiden prescindir del café. En el fondo, el *hacking* biológico va de eso mismo: de trabajar desde la posición que ocupa cada cual, en lugar de obsesionarse con alcanzar la perfección.

En mi caso, saber que una pizca de cafeína es beneficiosa para el nivel de dopamina, la hace todavía más atractiva.

Si quieres estimular tu estado de ánimo, haz ejercicio

El ejercicio físico es fabuloso para darte un subidón de dopamina (y también de serotonina). Es uno de los principales recursos que utilizo para regular y corregir mis niveles de esas hormonas, que son bajos de forma natural. Todavía no se sabe exactamente el porqué, pero está comprobado que hacer ejercicio físico de forma regular aumenta el nivel de dopamina en la sangre[*] y, a largo plazo, realmente reconfigura el sistema de recompensas a nivel neuronal, logrando que los receptores de dopamina funcionen mejor, además.[†]

A mí me encanta salir a correr, porque es lo que mejor encaja con mi naturaleza, pero a lo mejor no es la receta ideal para ti. La verdad, lo de menos es qué ejercicio hagas: puedes nadar, montar en bici, hacer yoga, jugar al tenis o hasta irte a la sauna. Vale cualquier cosa que te dispare la frecuencia cardíaca, literalmente.

---

[*] https://www.livestrong.com/article/251785-exercise-and-its-eff ects-onserotonin-dopamine-levels/

[†] https://greatergood.berkeley.edu/article/item/five_surprising_ways_exercise_changes_your_brain

En cuanto empieces a moverte, se desencadenará la secreción de dopamina y endorfinas (más hormonas que te hacen sentir bien), además del GABA que se vierte como ayuda para reducir el nivel de ansiedad.

Entiendo perfectamente que es muy difícil motivarse para hacer ejercicio, sobre todo si no forma parte de tu rutina. Puedes empezar poco a poco, desde lo mínimo. Desde luego, cuando yo empecé con el *running*, me encontraba en un estado de forma lamentable. Así que está totalmente permitido parar o bajar el ritmo cuando tú lo necesites, alternar entre caminar o correr (si es lo que te propones), etc. La clave es no forzarte en exceso. Si te lanzas a hacer ejercicios de alta intensidad y te pasas de la raya, tus glándulas suprarrenales tendrán que soportar una presión excesiva y, como consecuencia, podrían producir demasiado cortisol, que NO es nada beneficioso.

Cuando termines la actividad física elegida tendrías que sentirte bien, no presa de un agotamiento terrible. Así que no caigas en excesos y planifica días de descanso entre las sesiones de actividad. Si te resulta absolutamente imposible motivarte, prueba los ejercicios respiratorios de Wim Hof durante una semana. Te ayudarán a mejorar la salud cardiovascular sin salir del sofá.

Para estimular tu estado de alerta, ¡agua fría!

Lo cierto es que, por cada hackeo sencillito como el de «tómate un café», hay una contrapartida algo más costosa y exigente. Como sucede con el AGUA FRÍA, en formato baño o ducha. Sus propiedades son innegables, exponerse al agua fría es un hackeo potentísimo para las hormonas, con mil efectos positivos distintos. Si ya te has leído el capítulo «¿Por qué duermo tan mal?», sabrás que las duchas frías estimulan la secreción de hormonas que favorecen la conciliación del sueño.

Pero todavía hay más: el agua fría tiene efectos asombrosos sobre la capacidad de concentración y la claridad mental. Diversos estudios han refrendado que exponerse al frío de este modo incrementa los niveles de noradrenalina y dopamina en el torrente sanguíneo, en un 530% y un 250% respectivamente, nada menos.*

A ver, eso no es un incremento, ¡es un subidón! ¿O no? Y lo que es mejor es que se ha demostrado que la subida de la dopamina provocada por exponerse

---

* https://link.springer.com/article/10.1007/s004210050065

al frío es sostenida. O sea, que no termina con una caída brusca al nivel básico habitual como sí ocurre con otras actividades dopaminérgicas. Vale, quizás no te apetezca demasiado aguantar bajo el chorro de la ducha fría (¿y a quién podría apetecerle?), pero los hechos y los datos son rotundos y testarudos.

Así que prueba a irte acostumbrando poco a poco. Puedes ir rebajando la temperatura del agua de la ducha paulatinamente e ir pasando del agua calentita a la más fresquita. Porque si te enfrentas de repente al agua helada, no aguantarás ni un instante. También puedes calentarte antes, hasta el punto en que tu cuerpo te exija que lo refresques con el agua fría. Personalmente, adoro cocerme un buen rato en la sauna hasta que no lo resisto más y el cuerpo me reclama a gritos una buena ducha fría.

El calor también ayuda

Cuando el hígado no funciona a plena capacidad, se limita la síntesis de dopamina, así que procura cuidar las rutas metabólicas detoxificadoras cuando salgas de noche y cometas algún exceso. Yo soy una gran defensora de las saunas de infrarrojos, porque ayudan al proceso de desintoxicación del hígado y también se han asociado a la acción de antidepresivos naturales en el cerebro: la dopamina, la norepinefrina y la serotonina. Estas sustancias también contribuyen a bajar el nivel de cortisol que está asociado al estrés y la tensión. Un remedio fantástico para potenciar el proceso detox es el protocolo de sauna con niacina (encontrarás información detallada al respecto en mi libro *It's Not a Diet*, —«No es una dieta»—).

Procura NO caer en patrones regulares

Un punto importante al que conviene prestar atención con la dopamina es la rutina. Porque no basta con seguir estos consejos a diario, ¡el momento en que los apliques es fundamental! Y ahora te voy a dar una recomendación que quizás te parezca una chaladura, pero hazme caso: sea cual sea el método que elijas para subir tu dopamina, NO LO REPITAS CONSTANTEMENTE.

Sea el que sea, tienes que mezclar distintos remedios y trucos, con cierta dosis de aleatoriedad. ¿Por qué? Pues porque si conviertes un mismo truco en hábito y lo repites sin parar, la respuesta de la dopamina se irá atenuando y difuminando, hasta que pierda su potencia. ¿Te acuerdas de lo que dije sobre las adicciones y cómo la respuesta de la dopamina en su nivel base va cambiando? El motivo por el que una persona drogadicta necesita dosis cada vez mayores para experimentar la misma sensación de «recompensa», cuyo motor es la dopamina es porque está disparando constantemente sus niveles de dopamina, lo que acaba por destrozar el nivel básico. Y pasa exactamente lo mismo con la comida, las bebidas alcohólicas o el ejercicio físico cuando se convierten en adicción. No olvides que el organismo tan solo dispone de un suministro limitado de dopamina.

No se trata de una fuente inagotable cuyo grifo podamos abrir a placer, una y otra vez, para siempre. Si actuamos de ese modo, percibiremos menos placer como resultado de la misma experiencia. ¡Lo digo en serio!

El cuerpo se acostumbra, regulariza los patrones y se aprende de memoria las respuestas. Por eso es IMPRESCINDIBLE agregar espontaneidad al juego, para engañar a las hormonas. O sea, que las actividades que hagas para promover la secreción de dopamina tienen que ser intermitentes, aleatorias, una sorpresa. Piénsalo bien; en el fondo, las actividades dopaminérgicas (como bucear en las redes sociales) nos resultan muy atractivas porque literalmente no sabemos con qué nos vamos a encontrar. Por eso sigues deslizando el dedito por la pantalla, hasta el infinito. Precisamente eso hace tan adictivo el juego, la incertidumbre. Las hormonas la encuentran fascinante y por eso se nos dispara la dopamina cuando no sabemos qué ocurrirá en la siguiente jugada, en el siguiente momento. Este es uno de los pilares esenciales por los que la industria del juego es uno de los negocios más exitosos y lucrativos del planeta. En ese caso, la banca siempre gana. Siempre.

¿Cómo añadir aleatoriedad? Tira una moneda

¿Cómo se podría resolver ese problema? La verdad, es bastante sencillo. Lo echas a cara o cruz y listo. Mi recomendación está clara: incorpora a tu vida tantas actividades que estimulen la secreción de dopamina como sea posible, pero no las programes de una manera rígida. En vez de eso, deja que el azar decida cuál harás cada día. Te lo planteas como una pregunta de sí o no y lo echas a suertes. «¿Me doy una ducha fría o no?»: cara o cruz. «¿Me voy a correr con los auriculares, sí o no? ¿Me pongo un generador de ruido blanco para concentrarme hoy, sí o no?». Lanzas la moneda al aire y cumples con lo que dicte la suerte.

Somos animalitos de costumbres, programados para adquirir rutinas, y yo no soy una excepción. Tengo tendencia a cargarme de dopamina por las mañanas y para eso me tomo un café mientras me pongo la lista de reproducción de mis temas de electrónica *house* favoritos de los 90 en los auriculares para salir a echar una carrera. Me resultaría facilísimo convertir esto en rutina diaria, porque sencillamente me encanta y me pone las pilas a cien, pero si lo repito una jornada tras otra, la energía que me aporte irá decayendo y acabará por ser una solución más gris. Si cambio algún detalle y, por ejemplo, salgo a correr sin más música que la naturaleza y los pajaritos, cuando recupero los auriculares y subo el volumen noto que se me pone la piel de gallina otra vez. Es alucinante y deja bien patente que mantener cierta dosis de incertidumbre es muy positivo para tu organismo.

Por tanto, varía las soluciones que pongas en práctica, de la manera en que puedas. Échalo a cara o cruz. Hay que introducir una pizca de sorpresa y de estímulo, que las cosas no sean siempre predecibles. La respuesta del organismo con la dopamina es imprescindible para sentir motivación y ganas de hacer cosas, así que deberíamos cuidarla con mimo y no forzarla recurriendo sin cesar a las mismas actividades que la estimulan.

Suplementos nutritivos para concentrarte mejor y despejar la mente

Como ya he dicho, equilibrar las hormonas es un juego delicado. No hay una receta universal. Cada quien tiene sus rasgos y un equilibrio particular, somos totalmente diferentes y tomar un montón de suplementos, sin más, quizás no valga para nada en nuestra situación. No existe un nivel estándar de complementación nutricional que le solucione a todo el mundo la papeleta, no. Así que tendrás que hackear tu biología en formato individual y aplicar el principio de prueba y error hasta averiguar qué funciona en tu caso. A continuación, te propongo algunos suplementos que quizás te ayuden. Te recomiendo que los pruebes uno por uno y así veas qué tal te sientan.

Acetilcolina

Como ya hemos visto, es el principal neurotransmisor del organismo y contribuye a los procesos de aprendizaje. La colina se obtiene de ciertos alimentos (hígado, huevos, brécol, pescado, etc.), pero también podemos reforzar el aporte con un suplemento. La dosis diaria debería oscilar entre 100 y 500 mg. Yo me tomo una pastilla por la mañana. Un solo huevo aporta 147 mg y es ideal para el desayuno de cualquier niño.

Mucuna pruriens

Se trata de un adaptógeno natural que se basa en el recetario de la medicina ayurvédica. Contiene unos niveles altísimos de una sustancia precursora de la dopamina, denominada L-dopa, así que ayuda al organismo a sintetizar esa hormona tan imprescindible. La dosis diaria recomendable oscilaría entre 15 y 30 mg.

Nicotina

Ya sé que todo el mundo tiene claro que la nicotina es una sustancia maligna, pero lo cierto es que, en microdosis, es un nootrópico (un estimulante de la actividad cerebral). No te voy a sugerir que te enciendas un pitillo, pero sí que puedes probar a ponerte un parche de nicotina para averiguar si favorece tu concentración y te eleva el ánimo (comprueba que sea de una dosis muy baja, alrededor de 2 mg). Naturalmente, no debes olvidar que la nicotina es adictiva, ¡así que mucho cuidado!

EPA

El EPA es un tipo de ácido graso omega-3 que se encuentra en el aceite de pescado. Tiene grandes propiedades para ayudar al cerebro a funcionar correctamente, así que es una opción muy popular para combatir los estados de confusión y neblina mental. Una dosis razonable para empezar sería de entre 1.000 y 2.000 mg. Yo he descubierto que funciona genial con el TDAH y con los críos.

Raíz de valeriana

Como en el Reino Unido no se pueden vender suplementos nutricionales con GABA (¡argh!), podemos recurrir a otros suplementos para potenciar esa hormona. La raíz de valeriana es una buena opción. Este extracto de origen natural sube los niveles de GABA en el cerebro y ayuda a aliviar la ansiedad. Se suele emplear también como remedio de medicina naturista vegetal para el insomnio, así que toma una dosis pequeña (de entre 120 y 200 mg) tres veces al día si no quieres correr el riesgo de que te venza la somnolencia.*

L-teanina

Es una sustancia capaz de atravesar la barrera hematoencefálica para favorecer la relajación y mejorar los niveles de GABA.

---

* https://www.healthline.com/health/food-nutrition/valerian-root#dosagefor-anxiety

GPC

La glicerofosfocolina (o glicerilfosforilcolina) es un precursor del neurotransmisor acetilcolina. En formato líquido, es una solución de acción rápida que aporta ayuda a la concentración a corto plazo.

Nootrópicos/potenciadores cognitivos

El término «nootrópico» ha sido acuñado en Silicon Valley por los programadores informáticos para denominar a compuestos o suplementos que potencian o mejoran el rendimiento cognitivo. Entre esas sustancias figuran la N-acetil-L-tirosina, la L-fenilalalanina, la nicotidamida (precursora de la NAD) y la glucuronolactona, entre otros. Plantéate la posibilidad de incorporarlos si necesitas motivación para hacer ejercicio físico o lidiar con papeleos.

Un plan semanal para favorecer la concentración

Si quieres luchar contra la confusión mental con las mejores garantías, pero también contra la manía de dejarlo todo para mañana y contra la sensación de que las obligaciones te persiguen, puedes probar con algunas de las sugerencias que te he presentado en este capítulo. Porque en este escenario intervienen un buen montón de hormonas que influyen sobre la ansiedad, así que tendrás que elegir el remedio más adecuado para cada hormona, ponerlo a prueba una semana y verificar si es útil o no.

Como ya he dicho antes, cada individuo funciona de una manera específica y diferente, así que es posible que un remedio sea eficaz para ti y no para mí. Con una buena combinación de los hackeos que enumero a continuación, seguro que te sientes mejor.

Promotores de la serotonina

- Conexión social y vida comunitaria.
- Alimentos fermentados.
- Aceite TCM.
- Grasas saludables (para más información, repasa el capítulo «¿Por qué no puedo parar de comer?»).

- Suplemento nutritivo de EPA.
  - Esta semana, voy a probar…
  - y lo voy a hacer así…
  - Resultado…

Potenciadores de GABA

- Té.

- Alimentos fermentados.

- Ejercicio físico.

- Alimentos ricos en ácido glutamínico (plátanos, arroz integral, pescados, etc.).

- Suplemento de raíz de valeriana.
  - Esta semana, voy a probar…
  - y lo voy a hacer así…
  - Resultado…

Potenciadores de la acetilcolina

- Huevos.

- Carnes grasas y vísceras.

- Verduras crucíferas (brécol, coliflor, etc.).

- Lácteos.

- Suplemento nutritivo con colina.
  - Esta semana, voy a probar…
  - y lo voy a hacer así…
  - Resultado…

Tranquilizadores del cortisol

- Ruido blanco.

- Luz por la mañana (consulta el capítulo sobre el sueño y encontrarás información detallada al respecto).

- Sales marinas.
  - Esta semana, voy a probar…
  - y lo voy a hacer así…
  - Resultado…

Estimuladores de la dopamina (¡no olvides la aleatoriedad, échalo a cara o cruz!)

- Cafeína.
- Ruido blanco.
- Ejercicio físico.
- Agua fría.
  - Esta semana, voy a probar...
  - y lo voy a hacer así...
  - Resultado…

Dr. E: ¿Cómo deberías hablarle a tu médico sobre la confusión mental y la sensación de que el mundo te aplasta?

Habitualmente se habla de confusión o neblina mental para describir la propensión a olvidar detalles e información, una baja capacidad de concentración y la falta de claridad. Cuando las mujeres se quejan de que tienen la mente nublada, muy a menudo me doy cuenta de que tiene que ver con una de estas causas: los cambios hormonales asociados al embarazo o al postparto, la perimenopausia (una fase vital con mucho estrés que desequilibra las glándulas suprarrenales y la tiroides) o bien se trata de síntomas de COVID cronificado.

En nuestra clínica hemos constatado que los desequilibrios hormonales que afectan a los procesos cognitivos deben abordarse en cuatro sistemas que están relacionados entre sí.

- *Aparato intestinal:* digestión y absorción. Aunque sigas una buena alimentación, si tu organismo no absorbe bien los nutrientes, es posible que no consiga nutrirse correctamente.
- *Inflamación:* así se denomina el escenario en que un sistema inmunitario sobreexcitado impulsa una reacción que se puede manifestar de múltiples maneras distintas, desde erupciones cutáneas hasta hinchazón, dolor articular y otras molestias.
- *Micronutrientes:* nutrientes esenciales que son necesarios para que el cuerpo funcione a pleno rendimiento, como las vitaminas B, C y D o minerales como el cobre, el zinc y el magnesio.
- *Hormonas:* equilibrio hormonal y el eje hipotálamo-pituitario-suprarrenal-tiroideo-gonadal (HPSTG).

Las hormonas componen e interpretan una sinfonía delicadísima, controlada por la glándula pituitaria, alojada en el encéfalo. Las glándulas productoras de hormonas actúan como termostatos que afectan al estado de ánimo, el deseo sexual, el sueño, la capacidad de resiliencia y muchos otros factores.

Lo que debes tener claro en cuanto a los desequilibrios hormonales es que, cuando una glándula hormonal se enfrenta a una sobresaturación de trabajo o sufre una falta de apoyo (por ejemplo, si recibe una nutrición insuficiente), afectará de forma directa a la sinfonía endocrina que necesita oír tu cuerpo para que te sientas en plenitud de facultades. Por eso es tan importante contemplar las hormonas con una perspectiva global y con la ayuda de tu médico, en lugar de fijarte en ellas una por una.

Si te preocupa que padeces problemas frecuentes o constantes ligados a tus capacidades cognitivas (memoria, velocidad para pensar, atención, concentración, etc.), coméntaselo a tu doctora o médico de cabecera. Hay herramientas y pruebas de análisis muy sencillas que sirven para comprobar que tu función endocrina está bien.

Si quieres llevar el tema al plano de la medicina funcional, consulta las pruebas básicas que te recomendé al final del capítulo anterior.

Tecnología:

HRV – Me gustaría hacer un inciso especial para hablar de la Variabilidad de la frecuencia cardíaca (HRV) como medio para calibrar tu resiliencia interna. Si tu HRV es baja (y eso se refiere no solo a las cifras absolutas, sino a tu tendencia personal), suele coincidir con que te sientas con menor capacidad de resiliencia, que percibas el mundo como una amenaza y padezcas ansiedad, que tomes decisiones mal planteadas y no seas capaz de dar lo mejor de ti. Este parámetro se puede medir con un dispositivo portátil como un anillo Ōura o una correa *Polar*.

Foodforthebrain.org, del doctor Patrick Holford y con la colaboración de un equipo global de especialistas en procesos cognitivos, es un recurso magnífico para informarte sobre cómo cuidar la salud de tu sistema nervioso a largo plazo. Dispone de herramientas para identificar los factores de riesgo y propone intervenciones en nutrición y complementos dietéticos muy sencillos y prácticos, basados en evidencias empíricas.

4

¿Por qué tengo la moral tan **BAJA**?

- *Serotonina:* nos hace sentir felicidad y seguridad, además de regular el estado de ánimo.

- *Oxitocina:* la sustancia sobre la que pivota la química del amor, que nos hace sentir cariño y calidez.

- *Dopamina:* la hormona del placer, también relacionada con la toma de decisiones, la motivación y el deseo. Si tienes el nivel de dopamina por los suelos, correrás el riesgo de sufrir estados de ánimo depresivos, apatía e impotencia.

- *Noradrenalina/norepinefrina:* colabora con la dopamina para aportar energía y sentido de alerta al organismo. Si su nivel es insuficiente, te sentirás con las pilas agotadas, presa de la fatiga.

Cómo te sientes contigo personalmente y cómo te sientes respecto a la vida son dos componentes ABSOLUTAMENTE CRUCIALES. Los más importantes.

O sea, me alegra muchísimo constatar que cada vez se hable con más naturalidad sobre salud mental y que los estigmas de la depresión y la ansiedad se vayan diluyendo y desapareciendo ahora que empezamos a aceptar que lidiar con el estado de ánimo no es fácil ni es motivo para avergonzarse. Somos muchas las personas que tenemos que enfrentarnos a un desequilibrio químico en el cerebro que está relacionado directamente con las hormonas (¡cómo no!) y ese desequilibrio nos puede abocar a un estado depresivo donde la vida nos parezca terriblemente dura, una tortura.

En este capítulo me propongo averiguar por qué y cómo sucede todo eso. Pero voy a serte sincera desde ya: esta parte del libro NO es apta para quienes ya hayan recibido un diagnóstico formal de depresión. Los bajones en el estado de ánimo afectan a todo el mundo, en uno u otro momento, y van desde sentir una falta total de motivación hasta sumirse en la fatiga o dejarse inundar por la sensación de indiferencia más absoluta.

Cuando te sientes así, la vida se pone muy cuesta arriba. Lo sé muy bien porque lo he experimentado personalmente: tanto en forma de ciclos anímicos ruinosos como en forma del horror total, o sea, de una depresión clínica.

Cómo mis problemas de salud mental acabaron por dominar mi vida

Como ya sabrás, si te has leído mi primer libro, *It's Not a Diet*, me diagnosticaron trastorno bipolar después de dar a luz a mi primer hijo, Gray. Tenía pensamientos suicidas, me sentía hecha un asco y necesitaba ayuda desesperadamente. El médico que me atendía por aquella época me prescribió una medicación superfuerte contra la depresión y el trastorno bipolar sin echarle un vistazo a mi historial de tratamientos de fertilidad ni hacerme un solo análisis de hormonas. Luego me pasé varios años tomando aquellos fármacos.

Nunca lo sabré con certeza, pero hoy estoy convencida de que la causa raíz de mis problemas de salud mental fue el tratamiento al que me sometí para la fecundación *in vitro*. Me llenaron de hormonas artificiales para lograr que me quedase embarazada y los efectos secundarios al suspender el tratamiento fueron terribles... y pienso que desencadenaron aquella bajona brutal tras el parto. Antes de la fecundación *in vitro*, yo siempre había sido una persona extrovertida y animosa, pero cuando me trastocaron las hormonas, me atenazaba el pánico todo el día.

Para completar el cuadro, a los problemas mentales había que sumarle mi adicción al alcohol, naturalmente. Ya había intentado desengancharme de cuajo un par de veces, por las bravas, pero siempre había terminado en desastre. En una ocasión, el síndrome de abstinencia fue tan radical que me llevó directa a un hospital de Londres. E incluso en aquel momento, lo único que me pasaba por la cabeza era que, mira tú, había un pub justo allí delante... La adicción es tan firme que altera tu percepción de la realidad. No recuperé la sobriedad de veras hasta que acudí a una clínica de rehabilitación en Sudáfrica. Fue el primer paso de mi larguísimo camino hacia la recuperación total.

Había conseguido dejar atrás el alcohol, pero me pasé los siguientes años sintiéndome como una piltrafa, indiferente a la vida. Nada me estimulaba, nada me interesaba, porque la medicación que tomaba me había anulado e insensibilizado por completo. Entonces no lo sabía, pero hoy sí sé que a ese estado se lo denomina anhedonia. Se caracteriza porque la persona es incapaz de experimentar placer. Aquellos fármacos me ahorraban los lloros, pero también me impedían reír. Todo era gris, monótono y plano, sin sentido. Eso sí, la perspectiva de abandonar la medicación me aterraba. Estaba convencida de que cualquier alternativa sería mejor antes que una adicción activa. Naturalmente, en esos momentos ya me había aficionado hasta ser adicta a los alimentos procesados azucarados, ¡pero sencillamente ni me daba cuenta!

Para muchas personas, la medicación antidepresiva es una herramienta insustituible (luego profundizaré sobre esto), pero a mí, me condenaba a una vida absolutamente sosa y plana. No disfrutaba con nada y por eso buscaba subidones de dopamina constantes, a base de comida basura o yendo de compras a por más ropa, lo cual era una tortura porque estaba pasadísima de peso.

Tampoco conseguía dormir bien, aunque estaba fatigada al límite. Todo era dificilísimo, todo costaba como vadear por un pantano con el lodo hasta las rodillas. Años más tarde fui dejando los fármacos antidepresivos. De una manera muy, pero que muy lenta, diría yo, y bajo la supervisión de un nuevo médico. De verdad, no recomiendo que nadie deje de tomar la medicación que le hayan prescrito por iniciativa propia, sin el apoyo y el asesoramiento de un o una especialista profesional de la medicina. Es una travesía complicada y necesitarás que te sostenga una mano firme para llegar a buen puerto y minimizar el efecto rebote.

Para mí, dejar de tomar la medicación fue como una revelación. Tras años de una vida gris, volví a sentirme yo. La vida volvía a tener colores y aquello fue como dar un gran paso adelante en la buena dirección. Pero aun así, no tenía ni idea de que podía hacer mucho más para mejorar mi salud y librarme de todos aquellos kilos de azúcar, grasas vegetales y alimentos ultraprocesados, que en realidad me estaban arruinando el estado de ánimo. Bien, como ya sabes, me puse a estudiar y descubrí hasta qué punto el organismo en conjunto y el cerebro están a merced de los niveles hormonales. Y aprendí qué podemos hacer al respecto.

Desilusión, insatisfacción y depresión verdadera: no son lo mismo

Es importantísimo saber distinguir entre una depresión clínica y un simple bajón de ánimo, por profundo que este sea. A veces, la frontera entre ambos puede ser muy borrosa y costará diferenciar entre una depresión médica grave y una mala racha. Básicamente, porque los dos fenómenos emplean la misma escala gradual de síntomas. Sin embargo, yo opino que se abusa de la palabra «depresión», que se usa muy a la ligera. Oyes que cualquiera suelta que «estoy muy depre» cuando, en realidad, sencillamente esa persona está desilusionada, desencantada o frustrada. Vale, si la entrevista de trabajo en la que tantas esperanzas tenías puestas sale mal, es lógico que te sientas fatal (y que pases un par de días hecho o hecha polvo), pero no digas que tienes una depresión, porque no es así.

Las depresiones clínicas se manifiestan a través de un montón de síntomas diferentes, desde sentir un profundo dolor y una tristeza tremenda, hasta una culpa insuperable por hechos pasados, pasando por un umbral muy bajo para el llanto o la anhedonia, hasta la conmiseración por tu propia persona, con pensamientos ilusorios radicalmente negativos en los que tú figuras como una persona horrible. Es posible que bajo la depresión te oprima una fatiga agotadora, pero aun así seas incapaz de dormir, porque en tu cuerpo estará disparado el cortisol con sus efectos potenciadores de la ansiedad.

Otro síntoma es una libido muy baja y también alteraciones drásticas del apetito, que puede desaparecer por completo o cegarte de hambre. En uno de mis podcasts favoritos, titulado *The Huberman Lab*, propusieron una analogía de la mente deprimida que me parece fantástica. Un atleta deprimido podría afirmar (y creérselo a pies juntillas) que no consigue progresar en la recuperación de una lesión, aunque su fisioterapeuta haya comprobado que todo está ya perfecto. Esa desconexión de la realidad es el marcador clave de la depresión clínica, porque ese trastorno desenchufa tu sistema nervioso autónomo. O sea, el sistema que regula las funciones involuntarias del organismo, como la frecuencia cardíaca, la respiración, la digestión, el sueño, etc.

Breve nota sobre la investigación puntera en antidepresivos

Mientras estaba escribiendo este libro, llegaron titulares sobre nuevas investigaciones acerca de la depresión que causaron revuelo. Científicos de la Universidad de Londres publicaron una revisión de estudios muy importante que ponía en tela de juicio las pruebas anteriormente cosechadas, según las cuales la depresión es fruto de un desequilibrio químico. Y por tanto, se deduciría de esta postura que tomar antidepresivos no funciona realmente para corregir el problema. Sin embargo, muchos de esos expertos, incluidos especialistas del *Royal College* de Psiquiatría, expresaron su desacuerdo y conminaron a la población a no abandonar la medicación prescrita sin una supervisión médica adecuada.[*]

Desde luego, yo no soy doctora y no puedo hablar en nombre de otras personas acerca de su experiencia individual con los antidepresivos. No son pocos quienes consideran que son auténticos salvavidas. Pero yo sí que estoy convencida de un detalle, y es de que en la actualidad se recetan muy a la ligera, como me sucedió a mí. Mi amiga Becky acudió recientemente a consulta con síntomas claros de perimenopausia, entre los cuales figuraban el estado de ánimo bajo y problemas de insomnio. Ella sabía que no se trataba en modo alguno de una depresión clínica, porque los síntomas iban cambiando a lo largo del mes, en paralelo con su ciclo menstrual. No obstante, su médico de cabecera le propuso recetarle unos antidepresivos. Esta es una de esas historias que oigo con cierta frecuencia, y por eso me parece que

---

[*] https://www.theguardian.com/society/2022/jul/20/scientists-questionwidespread-use-of-antidepressants-after-survey-on-serotonin

la sociedad en conjunto tenemos un problema, porque se reparten pastillas como si fuesen caramelitos. En mi caso, creo que tomar antidepresivos me hizo sentir todavía peor, porque me atascaron el hígado y, como resultado, bajó mi nivel de dopamina. Lo cual, a su vez, excitaba el deseo de azúcar, y con él, el aumento de peso.

¿Por qué también tiene que ver con el ciclo menstrual?

Ahora mismo ya no padezco una depresión clínica grave, pero el ánimo bajo y el malestar siguen formando parte de mi vida. He aprendido que el ciclo menstrual influye, clarísimamente, sobre mi estado de humor. Lo abordaremos con más detenimiento en el capítulo «¿Pero qué diablos le pasa a mi ciclo hormonal?», así que no te lo pierdas, aunque aquí también es relevante. Alrededor de los días 2, 3 y 4 del ciclo, se me viene abajo el ánimo, aunque ya sé por qué sucede. Eso da igual, porque cuando me atrapa esa red de sentimientos de bajona, me convence de que van a durar para siempre. Sinceramente, me siento como si estuviese perdida, se me escapan la motivación y la confianza en mí misma. Ni siquiera publico en *Instagram*, porque se me esfuma la creatividad y no tengo ni idea de qué decir. En casa me vuelvo un poco muda y me encierro en mí misma. Matthew siempre me consuela con que me encontraré mejor en un par de días, pero yo no lo creo. El caso es que tiene razón y ¡chas! como si fuese cosa de magia, me encuentro mejor. Es para volverse loca.

Las mujeres comprendidas en la franja entre 35 y 50 años son el grupo de población que notifica sufrir más problemas de salud mental. Van desde la ansiedad generalizada hasta la depresión, así que somos muchas las que participamos en esa guerra. Espero que ser consciente de que no estás sola también te sirva de ayuda. Hay un montón de factores que pueden desencadenar o agudizar un bajo estado de ánimo: tensiones en el trabajo, tener que tratar con tus padres cada vez más mayores, los hijos, las preocupaciones financieras, una autoestima baja, etc., etc. La lista es interminable y todos comparten un rasgo común, que afectan a los niveles hormonales y, por tanto, también al estado de ánimo. Pero es que a veces NO hay ningún factor destacado al que achacarle tus preocupaciones. Y aunque no te enfrentes a ninguno de esos problemas externos, sí que puedes caer presa de un estado de ánimo muy bajo. No tienes que pedir permiso para sentirte mal ni es necesario que solicites un diagnóstico oficial por depresión clínica. Pero es verdad que todo el mundo podría y quizás debería sentirse mejor.

Con los años, he aprendido mucho acerca de cómo estimular y reforzar el estado de ánimo si sabes qué hormonas están involucradas y cómo afectan a la forma en que nos sentimos, además de cómo actuar al respecto. Me he comportado como conejillo de Indias en esa investigación. He aprendido que es posible hackear de una manera positiva las hormonas que controlan el estado de ánimo, a través de la dieta, suplementos nutritivos, actividad física y hasta con ciertos protocolos sorprendentes, para que te sientas mejor en líneas generales. Y ahora te voy a enseñar cómo se hace. Eso sí, primero toca conocer mejor a las hormonas con las que queremos jugar.

¿Qué hormonas afectan al estado de ánimo?

Serotonina

Naturalmente, la serotonina va a ser uno de los principales mensajeros químicos que incidan sobre el estado de ánimo del organismo. Por algo se la conoce como la hormona de la felicidad. Si ya has leído los capítulos anteriores, sabrás que la serotonina: a) sirve como neurotransmisor (en el cerebro) y también como hormona (en el torrente sanguíneo); b) se sintetiza en la glándula pineal y c) también se fabrica en el intestino (¡hasta el 95% de ella, nada menos!).

Para que el estado de ánimo esté bien regulado, es imprescindible tener unos niveles de serotonina saludables. Cuando la serotonina está muy baja, no sentimos satisfacción, alegría ni seguridad en la vida, y ese sentimiento con frecuencia bascula hasta empujarnos hacia una depresión clínica. De hecho, la mayoría de los fármacos antidepresivos son ISRS y actúan incrementando los niveles de serotonina en el cerebro. Las siglas ISRS representan «inhibidores selectivos de la recaptación de serotonina», o sea, sustancias que impiden que el organismo reabsorba la serotonina que necesitamos para sentirnos bien.

Hay buenas noticias sobre esta hormona, y es que es posible afianzar de forma natural su nivel mediante pequeños cambios en la dieta y el estilo de vida.

Puesto que la mayoría de la serotonina se genera en los intestinos, es vital que tengas una microbiota sana. Y para favorecerla y equilibrarla conocemos un montón de remedios.

Dopamina

Una vez más, vuelve nuestra vieja amiga. Esta hormona es un personaje con mil rostros, que regula tanto el placer como el dolor. Como ya hemos visto, desempeña un papel crucial para regular el sueño, el apetito, la capacidad de concentración o la sensación de agobio. Y además, también influye sobre el estado de ánimo. Funciona al mismo tiempo como hormona y como neurotransmisor, participa en una larguísima serie de procesos y se produce en el cerebro.

Los niveles bajos de dopamina están relacionados con la depresión y, especialmente, con la anhedonia, ese estado en el que pierdes cualquier clase de percepción del placer (yo misma lo padecí cuando tomaba antidepresivos, como ya he mencionado anteriormente) y la vida te resulta aburrida, gris e indiferente. Además, conviene subrayar una vez más que cada persona tiene un nivel basal de dopamina distinto y particular, que determina cuál es el estado de ánimo general. Seguramente conozcas a ejemplos de personas que, por pura naturaleza, son enérgicas y siempre están dispuestas a todo, ¿a que sí? Pues es probable que tengan un nivel básico de dopamina sustancialmente más alto que quienes adoptan una actitud algo más apática y menos vitalista, sin tantas ganas de salir a comerse el mundo. Yo misma noto que mis hijos tienen niveles de dopamina bastante distintos. El número 1 tiene un nivel bajito y prefiere quedarse en casa a salir, es más bien perezoso. Por su parte, el número 3 tiene una personalidad muy entusiasta, siempre dispuesto a salir a la calle o ponerse a jugar. Dado que la dopamina es una hormona clave para la motivación y el sistema de recompensas del organismo, cuando se descontrola, puede provocar que aparezcan síntomas de desánimo o depresivos, como la falta de motivación, dificultad para concentrarse, sensación de desesperanza y desinterés por cosas que antes disfrutabas.*

Es necesario que cuidemos con mimo los niveles de dopamina, porque si te limitas a potenciarlos a base de subidones constantes y repetidos, machacarás el nivel básico y acabarás por sentirte peor. ¿Quieres más detalles sobre el tema? Pues repásate el capítulo «¿Por qué me siento como si estuviera perdiendo la cabeza?».

---

* https://www.medicalnewstoday.com/articles/326090#relationship

Noradrenalina (norepinefrina)

A la noradrenalina ya la conocemos. En esencia, es la adrenalina que está presente en el cerebro y es importante para el estado de alerta del organismo, el nivel de energía y la función cerebral. Es más: el cuerpo emplea la dopamina para crear noradrenalina a partir de la primera, así que ya te imaginas lo que pasa, ¿no? Si la dopamina anda en horas bajas, la noradrenalina también.

Un experimento[†] (realizado con ratones, lo siento, no es culpa mía) ha logrado demostrar que agotar los niveles de noradrenalina equivale al regreso de los síntomas depresivos. Por tanto, si te cuesta horrores salir de las sábanas por la mañana y te arrastras sin una chispa de energía en el cuerpo aunque hayas dormido bien, tal vez se deba a que tienes baja la noradrenalina.

Oxitocina

La oxitocina es una sustancia química fabulosa. A menudo se la llama la «hormona del amor», porque desata sentimientos de calidez, bienestar y propensión a los mimos y el contacto físico. Se produce en el hipotálamo, dentro del encéfalo, y controla todo el espectro de sensaciones que va desde la excitación sexual hasta la confianza, los sentimientos románticos y la fidelidad.

Cuando compartes espacio con tus personas favoritas, la oxitocina fluye a chorros. Incluso si se trata de tus mascotas. Desde luego, cuando veo a mis perros tras unos días de separación, yo percibo que se me dispara. Un dato (ejem) muy interesante es que el organismo también segrega oxitocina durante los orgasmos y, al parecer, las mujeres producimos una cantidad mayor de esa hormona que los hombres.

Asimismo, la oxitocina es célebre por ser la hormona que afianza los lazos entre cada madre y su bebé. Se sintetiza para que el útero se predisponga a trabajar, se libera una gran cantidad también después del parto y, si das el pecho, el cuerpo sigue segregándola. Personalmente, yo noté sus efectos con mucha claridad con mi hijo más pequeño, Jude. Fue al único al que pude amamantar porque cuando nació ya no tomaba aquella medicación tan fuerte, la que impidió que les diese el pecho a sus hermanos mayores. Durante aquellos meses no me percaté, pero en cuanto dejó de tomar el

---

[†] https://www.ncbi.nlm.nih.gov/pmc/articles/PMC3131098/

pecho (después de que se me hincharan las tetas, AY), mi estado de ánimo sufrió un bajón muy claro. Se apagó el brillo de ser mamá reciente, era como si hubiese estallado la burbuja de amor en la que vivíamos el bebé y yo. No me cabe duda, ¡fue por culpa de la oxitocina, que se esfumó!

Lo que debes tener presente sobre la oxitocina es que hace falta otra persona para que tu organismo la segregue. Es una hormona que depende de las relaciones sociales. Cuando estás con alguien que te importa, ya sea un amigo, un familiar, tu hija, una mascota o tu pareja, la oxitocina entra en acción. Piensa en esos días en que te sientes como una mierda y no te apetece otra cosa que encerrarte como un caracol en su concha, para evitar cualquier relación social. Te entiendo, ¡a mí me pasa lo mismo un puñado de días de cada mes! Pero es totalmente contraproducente.

Evitar la conexión con los demás empuja a tus niveles de oxitocina por el barranco, hace que se hundan todavía más, hasta que el proceso se transforma en un círculo vicioso que aplasta tus ánimos.

Una nota breve sobre el cortisol

Me parece que es obligatorio volver a mencionar el cortisol. Es nuestra hormona del estrés y se produce en las glándulas suprarrenales. Si el cortisol está desequilibrado y experimenta picos en momentos inapropiados o si el organismo lo segrega sin parar debido a que seguimos un ritmo de vida muy estresante, puede alterar también el estado de ánimo. Recuerda que esta hormona es un factor motivante muy poderoso, pero que también agudiza el miedo y puede afectar a lo bestia en estados de ánimo bajo y depresión.

No hay persona que no tenga una vida llena de factores estresantes que la obligan a tener siempre el pie sobre el acelerador: hijos, trabajo, exmaridos... (por poner algunos ejemplos). ¿Y qué se puede hacer entonces? Pues muchas cosas, te lo prometo. En el próximo capítulo te explicaré detenidamente cómo gestionar los niveles de cortisol para sobrellevar el estrés y la respuesta a la irritación, pero no lo pierdas de vista en este momento, porque también afecta al estado de ánimo.

Una nota breve sobre los estrógenos

Las mujeres tienen un riesgo más elevado de desarrollar trastornos del estado del ánimo que los hombres, es un hecho demostrado empíricamente y se debe a que los niveles de estrógenos fluctúan a lo largo del mes.*

---

* https://www.ncbi.nlm.nih.gov/pmc/articles/PMC3753111/

Hay receptores de estrógenos repartidos por células de todo el cuerpo y, como consecuencia, cuando los niveles de esas hormonas sufren alteraciones, pueden provocar cambios en el estado de humor, ansiedad, propensión sensiblera a la llorera y una sensación de falta de confianza personal. En los capítulos «¿Pero qué diablos le pasa a mi ciclo hormonal?» y «¿Por qué estoy de tan mal humor?» analizaremos detalladamente cómo se traduce y qué efectos tiene todo esto sobre el ciclo menstrual (sin olvidar la perimenopausia y la menopausia).

¿Cómo interactúan todas esas hormonas y alteran tu estado de ánimo?

Aunque todas estás hormonas estén desequilibradas tan solo un poquito, pueden causar efectos de gran alcance sobre el estado de ánimo. Porque claro, colaboran e interactúan unas con otras. Es como un ballet supercomplicado, donde cada movimiento de una bailarina condiciona a las demás. Por el lado positivo, te daré un buen ejemplo de cómo opera la oxitocina: cuando se libera y tú te sumerges en el cariño y el bienestar, también frena los niveles del cortisol.

Por ejemplo: imagina que sales de noche en pandilla con el grupo de tus mejores amigas y os lo pasáis bomba. A lo mejor, ese mismo día hasta tenido que soportar una tensión tremenda en el trabajo. Pero, de repente, esas minucias ya no importan lo más mínimo, porque la oxitocina cumple su misión y disipa los efectos de la hormona del estrés. Es genial, ¿a que sí?

Por el lado negativo, cuando te sientes de bajona, también se debe a que hay un montón de hormonas distintas que se empujan respectivamente y te hunden el ánimo. En la depresión clínica, sufren alteraciones tres sistemas químicos principales. Tendrás menos:

1. Noradrenalina, lo que afectará a tu nivel de energía.

2. Serotonina, lo que te provocará sentimientos de culpa, dolor y vergüenza.

3. Dopamina, con lo que te hundirás en la desmotivación.

Y lo que es todavía peor, las personas que sufren depresión tienden a registrar unos niveles de cortisol muy elevados en su torrente sanguíneo, que les provocan ansiedad y estrés.

Aunque no padezcas una depresión clínica, existe la posibilidad de que tengas un nivel bajísimo de ciertas hormonas, como la dopamina. En tal caso, te fallará la motivación y te envolverá una sensación de indiferencia, así que tampoco producirás suficiente noradrenalina y eso se traducirá una falta de energía. Debido a todo esto, empeorará tu predisposición a salir de casa y relacionarte con otras personas, lo que a su vez originará una falta de oxitocina. Esta dinámica termina convirtiéndose en un círculo vicioso y cada vez te encuentras peor.

Pero antes de que saltes al tren de los antidepresivos en marcha para hacer frente a ese bajón de ánimo, vamos a repasar qué podríamos hacer para ayudarte por tus propios medios. A veces, el bajón anímico y los desequilibrios hormonales tienen raíces en reveses como perder el puesto de empleo, la repercusión de la pandemia o incluso los efectos del insomnio. Si te afecta esto último, te sugiero que te leas el capítulo «¿Por qué duermo tan mal?». Eso sí, a lo mejor lo único que te pasa es que te atacan el aburrimiento, que has perdido un poquito la ilusión por vivir. ¡No te preocupes! Sea cual sea el motivo de ese desencanto, podemos actuar sobre sus causas desencadenantes y hackear las hormonas para mejorar la vida.

Muy bien, ¿qué causa los bajones anímicos?

La principal culpable: ¡la inflamación!

Aquí va un dato que debería ponerle a todo el mundo las orejas tiesas y hasta provocar más de una exclamación... y unos cuantos tacos: la inflamación crónica es la causa raíz de la mayoría de trastornos, incluida la depresión.*

Cada vez se acumulan más y más evidencias empíricas obtenidas por método científico que lo refrenda. Por ejemplo, un libro fascinante publicado hace unos años y titulado *La inflamación de la mente*, escrito por un neurocientífico llamado Edward Bullmore, que puso su extraordinaria inteligencia a explorar la relación entre nuestro sistema inmunitario y la salud mental.

Vale, ¿y qué es lo que pasa? Pues que es importantísimo tener bien presente que la inflamación, en el contexto adecuado, es algo BENEFICIOSO. La inflamación a corto plazo salva vidas y es absolutamente esencial en los procesos de curación. Cuando agarras un resfriado, sufres una lesión o cual-

---

* https://bmcmedicine.biomedcentral.com/articles/10.1186/1741-7015-11-200

quier tipo de infección, el organismo experimenta un proceso inflamatorio porque el sistema inmunitario entra en acción a toda velocidad para sanarse. Es un mecanismo imprescindible también para que el cuerpo se defienda de invasores externos, como virus o bacterias. Por tanto, no vale simplificar y generalizar en exceso. No cabe demonizar la inflamación sin matices, ¡porque sin ella no sobreviviríamos!

¿Cuándo se convierte en algo negativo? Pues cuando se cronifica. O sea, cuando se transforma en un proceso inflamatorio excesivo y demasiado prolongado. Son muchos los factores capaces de provocar una inflamación excesiva, desde el estrés, pasando por la falta de actividad física, hasta la obesidad, el sueño precario y, cómo no, NATURALMENTE, qué comemos o dejamos de comer.*

Ya te estuve comentando lo que pasa con los alimentos propensos a causar inflamación en el capítulo «¿Por qué no puedo parar de comer?» y te avisé de que tienen efectos catastróficos sobre las hormonas que regulan el apetito. Así que no te sorprenderá demasiado que ahora te cuente que, por supuesto, la inflamación incide de una forma fortísima sobre el estado anímico y el riesgo de depresión. Y se debe, principalmente, a la presencia de citoquinas.

¡A ver, para un momentito! ¿Qué diablos son las citoquinas?

Las *citoquinas* son péptidos (o sea, proteínas pequeñitas o fragmentos de ellas) que se producen en nuestras células y se encargan de regular diversas respuestas inflamatorias dentro del sistema inmunitario. Hasta aquí, todo bien. Sobre todo si tu organismo lucha contra alguna enfermedad o lesión. Pero si la inflamación se vuelve crónica, terminamos por acumular demasiadas citoquinas que revolotean por todas partes e inhiben la secreción de las hormonas cuya misión es regular el estado anímico: serotonina, dopamina y noradrenalina. Incluso pueden limitar la cantidad de serotonina que se sintetiza en el intestino. ¡UF! Ya adivinas por dónde vamos, ¿a que sí? En un contexto correcto, las citoquinas son una pieza esencial, pero cuando los procesos inflamatorios se disparan en el organismo y el cerebro sin necesi-

---

* https://bmcmedicine.biomedcentral.com/articles/10.1186/1741-7015-11-200

dad real de base, las mismas citoquinas son perjudiciales para las hormonas encargadas de hacernos sentir bien.

También merece la pena mencionar el nexo que une a las citoquinas con la COVID. Un infección vírica como es el COVID provoca que se desate una respuesta inflamatoria muy agresiva en el cuerpo, porque las citoquinas se lanzan a la pelea de inmediato, en masa. Se sospecha que las molestias que sufren aquellas personas que padecen síntomas de COVID persistentes a largo plazo se deben a que soportan un exceso de citoquinas sobrantes, que mantienen al sistema inmunitario en estado de alerta y combate cuando ya no hace falta.*

La principal causa originaria de la inflamación: lo que comes

Si no te lo has leído aún, te recomiendo que vuelvas al capítulo titulado «¿Por qué no puedo parar de comer?» para empaparte a fondo sobre el tema y aprender qué alimentos disparan la inflamación y cuáles son los más perniciosos en este ámbito. Pero vaya, resumiendo, son estos:

- aceites vegetales (de girasol, de colza, etc.).
- agentes emulgentes (también llamados emulsificantes o emulsionantes).
- azúcares refinados (la fruta y la miel son una alternativa saludable y aceptable, porque contienen enzimas que metabolizan sus azúcares de un modo diferente).

El auténtico problema radica, fundamentalmente, en todos los alimentos hiperprocesados de los que está plagada la dieta rutinaria occidental, la cual deja mucho que desear. Dan pie a que se inicie un ciclo de inflamación y consumo adictivo de alimentos, que resulta muy difícil interrumpir cuando te atrapan esos deseos irresistibles espoleados por las hormonas. Créeme, lo sé, lo he vivido en mis carnes... ¡y todavía tengo alguna que otra recaída! Cuando me zampo algún pedido de comida china para llevar preparada con aceite vegetal de mala calidad me hundo, me vengo abajo y se me apaga la bombilla. Y también observo fenómenos similares entre quienes me siguen en

---

* https://www.forbes.com/sites/williamhaseltine/2022/01/25/new-clues-tolong-covid-prolonged-inflammatory-response/

Instagram. En palabras de Bev, «la comida es para mí una amiga fiel, como una mantita para acurrucarte. Cuando estoy de bajona, lo primero que se me ocurre es reponerme a base de azúcar. Es una relación tóxica y de verdad, estoy intentando librarme de ella, en serio».

Esmerarte en mantener una dieta baja en grasas y baja en calorías tampoco te servirá para levantar el ánimo, porque el cuerpo necesita grasas saludables para producir las hormonas de la felicidad. Una dieta con limitaciones severas a las grasas es muy perjudicial para la salud mental. En lugar de eso, luego veremos una lista de alimentos y complementos que te aportarán más energía y ganas de vivir. Opciones IDEALES para poblar tu dieta en lugar de recetas caducas.

La segunda causa de la inflamación: el estrés de la vida cotidiana

Existe una relación causal muy clara entre el estrés y la depresión o los bajones anímicos, y se debe al cortisol. Cuando se acumula demasiado cortisol en el organismo humano, altera la producción de serotonina y nos sitúa constantemente en el modo de reacción «huir o luchar», que nos agota hasta dejarnos por los suelos.

Todo el mundo está preparado para soportar cierta cantidad de tensión en la vida diaria, pero someter al cuerpo a niveles salvajes de estrés sin pausa aumenta el riesgo de desarrollar una depresión. Está demostrado científicamente. Para una persona media, bastan entre cuatro y cinco subidones de estrés vital realmente grave (como pueden ser un duelo, quedarse sin empleo, la rotura de una relación importante, etc.) para que se multipliquen las probabilidades de sufrir una depresión porque se verán afectados los elementos neuromoduladores. Cuando eso sucede, el pobre organismo no tiene otro remedio que bombear cortisol sin descanso, porque percibe peligros y amenazas constantes a su alrededor.

Desde luego, es imposible librarse por completo del estrés en la vida, salvo que te limites estrictamente a meditar en mitad del bosque, «ommmm». Tampoco es cuestión de abandonar tu empleo a la primera «tan solo» porque sea estresante... al final, quien más, quien menos, vivimos en el mundo real, donde hace falta dinero y hay que enfrentarse a situaciones que no tienen nada de utópicas. Pero sí que es posible construir barreras y aplicar protocolos útiles, así como eliminar ciertos factores estresantes muy importantes de tu vida antes de que empieces a quemarte.

La tercera causa de la inflamación: mala calidad del sueño

Como te dije nada más empezar el libro, dormir bien es el pilar fundamental de la salud. Si no descansas suficientes horas o el descanso no es de buena calidad, te vas a sentir fatal y eso afectará prácticamente a todo. Incluido tu estado anímico y el riesgo de padecer una depresión.

Las investigaciones llevadas a cabo en la Universidad de Harvard han detectado torrentes de citoquinas y otros síntomas de inflamación en personas que experimentan problemas para dormir bien.*

Por tanto, si no duermes lo suficiente (y lo suficientemente bien), eso tendrá un impacto negativo sobre tu salud mental, con toda seguridad. Espera unas páginas y te daré un par de ideas para mejorar la calidad del sueño, pero te recomiendo también que te leas el capítulo «¿Por qué duermo tan mal?» para profundizar en el asunto.

La genética y la luz natural: dos factores fundamentales en juego

Hace ya mucho tiempo que se sabe que la falta de luz solar natural, especialmente durante los meses de invierno, puede hacer que sintamos pereza y cierto letargo. El motivo es que esa carencia repercute sobre el ritmo circadiano natural de las células y lo descompensa. Lo recordarás si ya leíste el capítulo sobre el sueño (tranquilidad, ¡aquí no hacemos exámenes!). En invierno, la intensidad y cantidad de la luz natural es menor, y eso perturba el reloj biológico y altera la producción de serotonina, así que es normal que sintamos más cansancio y cierto abatimiento.

Si notas que tu estado anímico empeora de una forma acusada en invierno, quizás padezcas de TAE (trastorno afectivo estacional),** pero lo cierto es

---

* https://www.health.harvard.edu/sleep/how-sleep-deprivation-cancause-inflammation

** https://www.nhs.uk/mental-health/conditions/seasonal-affectivedisorder-sad/overview/

que la falta de luz puede afectar al ánimo en CUALQUIER momento del año. Especialmente si no recibes una dosis de luz natural suficiente al aire libre. La acción de la luz sobre la piel, sumada al colesterol, son los ingredientes que habilitan a la serotonina para atravesar la barrera hematoencefálica cuando viaja desde el intestino. Y así es como se hace posible que SIENTAS el efecto de esa hormona de la felicidad en tu mente.

Por desgracia, para pintarlo todo aún más oscuro, algunas personas son más propensas a sufrir de bajones anímicos que otras, por pura naturaleza. La comunidad científica ha descubierto un gen específico, denominado 5-HTTLPR (¡otro trabalenguas más!) que sirve de marcador que señala niveles de serotonina relativamente bajos en el cerebro. ¿Y eso qué significa? Pues que si tienes ese gen en tu ADN, la configuración química de tu organismo te hará más proclive a desarrollar depresiones. Quizás con uno o dos bajones serios y acusados sea suficiente para que tropieces y caigas al abismo clínico. Si tienes ese marcador en tu genética, los antidepresivos son un recurso muy potente para reequilibrar la serotonina.

¿Cómo puedes hackear tu estado anímico y hacerlo más positivo?

A veces, cuando la desmotivación y el desánimo van ganando la partida, parece imposible sacarte del hoyo. Mensaje captado. Te encierran en un círculo interminable de fatalidades y, aunque no sufras una depresión clínica (aprovecho para repetirlo: si consideras que ese sí podría ser tu caso, consulta cuanto antes a tu médico de cabecera o especialista), que cualquier alma bienintencionada te intente ayudar aconsejándote que «salgas a airearte», no vale para nada. Hasta resulta irritante. A veces llegas al punto en que, simplemente, cariño, te ves incapaz de salir de la cama. Que preferirías morirte antes que salir de paseo o hacer deporte.

La clave es dar pasitos pequeños, de uno en uno. Ahora te voy a sugerir una serie de protocolos sencillitos y prácticos que puedes aplicar a distintos aspectos de tu vida: en primer lugar, nos centraremos en la dieta y en cómo complementarla; luego hablaremos de qué puedes hacer en casa y, por último, de cosas que puedes hacer fuera de casa. Al igual que sucede con todos los truquitos de *hacking* biológico, lo suyo es que pongas a prueba unos cuantos para comprobar cuáles son más eficaces en tu caso. Si el cambio es positivo, ¡merecerá la pena aunque sea poca cosa!

Repara y restablece la salud de tu cuerpo con NUTRICIÓN

Lo primero es lo primero. Hay que cortar el suministro de alimentos con efecto inflamatorio hasta donde sea humanamente posible. Al principio quizás te parezca imposible, pero ya te lo he dicho antes y te lo repito otra vez: no es que jamás puedas volver a probar las *Pringles*. Es una corrección temporal. Tal vez te parezca odiosa la perspectiva de suprimir todos tus «caprichitos» y «vicios culpables irrenunciables»... como las galletas, las patatas frita o el chocolate.

Pero te prometo que no son meros caprichitos ni te hacen ningún bien. A largo plazo, acaban por hundirte en la miseria. Si necesitas un plan de reseteo total, échale un ojo a mi libro anterior, titulado *It's Not a Diet* y encontrarás una propuesta para irte introduciendo en el estilo de vida paleo. A mí me ha funcionado de maravilla.

Aderézate la vida, ponle más sabor

El catálogo de hierbas y especias disponibles para darle un punto extra a tus comidas y bebidas y de paso reducir la inflamación es amplísimo. Entre ellas destacan:

- jengibre.
- cúrcuma.
- canela.
- perejil.
- ajo.
- pimienta de cayena.
- pimienta negra.

Hace poco me enteré de algo alucinante: resulta que hasta se puede reforzar la biodisponibilidad de la cúrcuma si le añades pimienta negra. Actúa como factor adyuvante complementario y potencia la eficacia de la cúrcuma. Dos pájaros de un tiro.

Cuando me noto baja de ánimos, duplico la ración de hierbas y especias (suele pasar cuando se acerca alguna fecha límite). A veces incluso me preparo mi supercóctel Anímico (receta propia): un pedazo de jengibre muy picadito con zumo de limón y un chorrito de agua. Más o menos, la cantidad equivale a un chupito de cualquier otra bebida. Lo trituro todo con la batidora y adentro. La verdad es que alivia el apetito insaciable de carbohidratos que suele aparecer cuando andas con la dopamina por los suelos.

Toma ácidos grasos para equilibrar el cerebro

El cuerpo necesita grasas saludables porque sirven como bloques de construcción básicos e imprescindibles para los tejidos nerviosos, las células, las neuronas y las hormonas. Si no has captado la diferencia todavía, permíteme que lo ponga bien clarito: ¡las grasas saludables no tienen nada que ver con las que se nos agolpan a modo de flotador en la panza! Mira, la verdad es que me encanta despotricar a favor de las grasas y explicar por qué son beneficiosas.

La ciencia respalda al 100% que son buenas para la salud. Según diversos estudios, los alimentos ricos en ácidos grasos omega-3 reducen el riesgo de desarrollar estados anímicos depresivos o estados emocionales negativos* y hay culturas humanas que ya tienen este dato codificado en su dieta tradicional. En mi libro anterior ya mencioné este hecho, pero conviene que lo saque a relucir una vez más: la población de Escandinavia, que recibe cantidades de luz solar muy bajas durante los meses de invierno, suele llevar una dieta muy abundante en pescado, con lo que refuerzan el consumo de omega-3 a lo bestia. Y eso les ayuda a paliar la depresión estacional. No tomaron la decisión de comer así de repente porque lo digan los expertos. Sencillamente, han evolucionado de forma natural durante miles de años para sobreponerse a la oscuridad de los meses de invierno y darles un empujón a sus hormonas de la felicidad.

Los siguientes alimentos destacan por su gran aporte de ácidos grasos omega-3:

- caballa.
- salmón.
- arenque.
- ostras.
- sardinas.
- caviar.
- semillas de chía y de linaza.
- nueces.

---

* https://www.psychologytoday.com/us/blog/integrative-mental-healthcare/201812/omega-3s-depressed-mood

Léete el capítulo «¿Por qué no puedo parar de comer?» y encontrarás una buena selección de más alimentos que apoyan la producción de hormonas del bienestar.

Cuida de la flora bacteriana que vive en tu intestino

Una flora intestinal sana equivale a niveles de serotonina saludables, que a su vez se traducen en un estado de ánimo más vitalista. ¡Es un hecho! Cada vez hay más estudios que recalcan la importancia y la fortaleza del eje cerebro-intestino en todos los aspectos del bienestar. A mí me parece que apenas estamos empezando a entender hasta qué punto nos afecta la conexión entre el encéfalo y las tripas. Un estudio fascinante desarrollado observando a un grupo de personas reveló que basta un mes de tomar suplementos con bacterias probióticas para lograr una reducción de la ansiedad y los estados depresivos. Por eso yo incluyo en mi dieta tantos alimentos fermentados como puedo.

Y ya sabes, como te he contado, que mi adicción actual más fuerte es la kombucha, ¡nunca me canso de ella! ¿Quieres más fermentados? Pues tienes kimchi, kéfir, chucrut y ciertas variedades de yogur natural sin endulzar. Prueba, y a ver cuáles te gustan más.

Mis cinco suplementos favoritos para ponerme las pilas

Ya lo he comentado antes, los suplementos no tienen validez universal, no sirven igual para todo el mundo. Cada persona reacciona de forma individual ante el mismo remedio y es posible que para alguien un suplemento específico no tenga efecto, mientras que para el resto de la población suponga un cambio radical. Así que lo mejor es aplicar una estrategia de prueba y error. Ve probándolos uno por uno, individualmente; así podrás identificar con claridad si el resultado es positivo o no.

EPA

Mi suplemento número uno para combatir los estados anímicos de bajón. «EPA» son las siglas del ácido eicosapentaenoico (repítelo en voz alta si te atreves), que se encuentra en los ácidos grasos omega-3. El organismo humano necesita EPA para funcionar a pleno rendimiento, pero es que además, se ha comprobado que tiene enormes beneficios para gestionar los estados anímicos depresivos.

No solo reduce la inflamación, sino que atraviesa la barrera hematoencefálica para introducirse en tu mente. Diversos estudios han ratificado que un aumento en la ingesta de ácidos grasos con EPA puede tener efectos similares a los de los antidepresivos. La dosis recomendable es de entre 2.000 y 4.000 mg diarios.

Creatina

Se trata de una sustancia química presente de forma natural en el organismo y muy popular como complemento dietético para deportistas, ya que contribuye al aumento de la masa muscular. Pero que eso no te asuste, porque además es muy eficaz para combatir los estados anímicos depresivos y, mientras te abstengas de combinarla con esteroides y no te tires horas y horas levantando hierros en el gimnasio, no te vas a poner como una bestia. La verdad, tampoco a mí me parece una perspectiva muy atractiva.

La creatina tiene efectos fantásticos para impulsar la motivación y estimular tu energía. En un ensayo primerizo, se detectó que también tiene propiedades antidepresivas.*

Su acción en el cerebro se basa en ayudar a la fosfocreatina, la encargada de elaborar el ATP, o sea, el combustible celular básico. Una dosis diaria recomendable se situaría entre 1 y 5 g.

Ginseng

Es probable que te suene de algo, pero que no tengas muy claro cómo va el asunto, porque hay un MONTÓN de tipos diferentes de ginseng, como el ginseng rojo coreano, el ginseng americano, el japonés… y unos cuantos más, la lista es interminable. A veces, hasta se le llama «ginseng indio» a la ashwagandha, aunque se trate de una planta totalmente distinta. En esencia, el ginseng son las raíces de plantas del género *Panax*, que llevan siglos utilizándose en todo el mundo como complemento por sus excelentes características nutricionales.

---

* https://www.ncbi.nlm.nih.gov/pmc/articles/PMC6769464/

Multitud de estudios han certificado que el ginseng tiene efectos antiestrés y antiinflamatorios, así como que ayuda a aliviar la fatiga. La dosis diaria recomendada sería de entre 200 y 400 mg.

Rhodiola rosea

Otro adaptógeno de origen vegetal que se emplea en todo el mundo para combatir los estados de ánimo deprimidos. Tiene efectos benéficos contra la fatiga ligada al estrés y la depresión, porque influye de manera positiva en los niveles de serotonina y dopamina en el cerebro. Puedes tomar 200 mg en una toma diaria o repartidos en dos tomas.

Mucuna pruriens

Se trata de una legumbre de origen tropical, con miles de años de fama por sus supuestos efectos casi mágicos sobre la salud cerebral. En la actualidad sabemos que tus propiedades beneficiosas son auténticas y que se deben a que es una magnífica fuente de L-dopa, una sustancia precursora de la dopamina. La dosis diaria recomendada es de entre 100 y 150 mg.

Cuatro medidas para resetear tu estado de ánimo

Date un baño para equilibrar las cosas

Las sales de baño de *Epsom* se han publicitado desde hace muchos años como una solución milagrosa para aliviar la ansiedad y toda clase de achaques y molestias. Hoy sabemos, además, que también afectan de forma positiva al estado anímico. Las sales de *Epsom* no se parecen nada a la sal que le pones a la ensalada: son sulfatos de magnesio.

Y mira por dónde, el magnesio es uno de los superminerales imprescindibles para el organismo, pero cuyo suministro no siempre tenemos garantizado. Es esencial para regular el cortisol (la hormona del estrés) y aumentar los niveles de GABA, el neurotransmisor que ayuda a favorecer la calma.

Cuando me siento un pelín por debajo de lo normal, yo combino el baño de sales de magnesio con una sesión de sauna seguida de una ducha fría. Es mano de santo para levantarme la moral cuando me falla la motivación para salir a correr. En esos momentos en que la idea de ponerme a sudar me da pereza, lo suaviza todo y me anima a darle un tiento.

Terapia de luz

Salir a primera hora de la mañana para bañarme en luz natural durante unos minutitos es una de las costumbres que no perdono, ¡ya lo sabes! Exponerse a la luz solar tiene propiedades fantásticas para un montón de cosas, también para el estado anímico, porque el organismo transforma la luz en vitamina D (¡es una hormona!) y la misma luz estimula las mitocondrias de las células, que nos abastecen de energía.

Sin embargo, no tenemos mucho poder sobre las condiciones meteorológicas ni el clima de donde vivimos. Así que cuando el cielo esté nublado, oscuro o cerrado de niebla, no recibiremos la ración de luz natural que necesitaríamos. Entonces entra en juego la terapia con luz roja, que se sirve de lámparas que imitan la radiación infrarroja y casi infrarroja de la luz solar (lo opuesto a lo que sucede con las pantallas de los móviles, que emiten luz azul perjudicial para el sueño). Actualmente ya se venden cajas, lámparas y paneles de luz roja para usar en casa durante unos minutitos al día. Y no solo ayudan a sobrellevar el bajón emocional estacional, sino que también son geniales para tratar problemillas de la piel y una ayuda estupenda para quienes trabajen a turnos.

Se ha confirmado que una sola sesión de terapia lumínica es suficiente para contribuir a aliviar los síntomas depresivos.*

Escuchar música

La música es una herramienta poderosísima para insuflar ánimos y suavizar la ansiedad. La música con espíritu alegre y optimista fomenta la secreción de dopamina, la ciencia lo ha ratificado. Y eso explica por qué me gusta tanto ponerme electrónica *house* noventera a todo volumen cuando salgo a trotar.

Sería imposible recomendar un estilo musical concreto para levantarte los ánimos, porque los gustos son algo estrictamente personal. La misma canción

---

* https://www.ncbi.nlm.nih.gov/pmc/articles/PMC5336550/

puede ser un bálsamo reconfortante para una persona y una tortura insufrible para otra o un muerto total para una tercera. ¡Depende de mil factores! Pero lo que sí está científicamente demostrado es que la música que a ti te parezca más vitalista y vigorizante tiene efectos asombrosos sobre la producción de hormonas. O sea, que merece la pena que te compongas una lista de reproducción con tus temazos favoritos para tenerla a mano cuando necesites un abrazo o un empujón para ponerte las pilas.

Técnicas respiratorias

Ya he mencionado en capítulos anteriores la respiración profunda, porque es un truco supereficaz y superrápido. Pues resulta que también funciona para infundirte valor y ánimos. La respiración profunda activa el sistema nervioso parasimpático, que estimula la secreción de serotonina relajante. Es un método sencillísimo y muy práctico, pero yo te aconsejo que, si es una novedad para ti, para empezar sigas una sesión de técnicas respiratorias con guía por Internet o mediante alguna aplicación para móviles.

Hace unos días tuve un momento de los malos, malos. Así que me desconecté del mundo, me concentré e hice tres rondas de la técnica respiratoria de Wim Hof, con la ayuda de su aplicación. Cuando volví al mundo me sentía una persona completamente distinta. Me había cambiado la química en cuestión de 15 minutos. ¡Es que con esa técnica puedo hasta percibir el zumbido energizante de la serotonina recorriéndome todo el cuerpo!

Cinco trucos para cambiar tu estado anímico mirando a tu alrededor

Sal y adéntrate en la naturaleza...

Hoy ya tenemos claro que la naturaleza tiene un poder tremendo y muy beneficioso para poner a tono nuestro estado anímico. Algunos médicos y doctoras de cabecera del Reino Unido incluso reciben instrucciones de recetar «prescripciones médicas y sociales a base de naturaleza» a aquellos pacientes que presenten síntomas depresivos, en lugar de recurrir a los antidepresivos en primer lugar. Lo que se pretende es animar a la gente a participar en actividades que se desarrollen en un entorno natural, como el senderismo u otros ejercicios más deportivos, la jardinería y cualquier otra actividad al aire libre que favorezca la liberación de hormonas relajantes y calmantes como la serotonina.

No es imprescindible rodearte de verdes praderas perladas de rocío para notar esos beneficios... tengamos en cuenta que a mucha gente esos paisajes idílicos no le quedan a mano. Desde luego, sería genial que al alzar la vista contemplases ovejitas, robles centenarios y colinas majestuosas (por mi parte, cada vez aprecio más los alrededores rurales más cercanos a mi domicilio), pero incluso pasear por las aceras de zonas más urbanas aporta beneficios similares, siempre que haya algo de vida vegetal a tu alrededor.

...y explota el poder de la naturaleza humana

Para sentirse mejor, la clave no está en ir a darle un abrazo a un puñetero árbol. Se sabe que la oxitocina, esa hormona del cariño, se activa cuando interactuamos con otras personas. Y eso supone una trampa letal cuando te sientes quemado o hecha polvo, porque la inclinación natural en esa situación te empuja a retirarte del mundo. No te apetece responder a mensajes, ni salir ni cruzar palabra con amistades ni familiares. ¡Si lo sabré yo, por experiencia propia! Pero también sé, porque lo he aprendido, que esto tan solo empeora las cosas a nivel hormonal.

Para sentirnos bien, se requieren esas conexiones sociales. Todo el mundo lo notó en primera persona durante la pandemia, cuando hubo que aislarse. Tampoco es necesario que te obligues a ser una persona hipersocial forzosamente si la idea te horroriza.

Mantener pequeñas interacciones con quienes te rodean bastará para subirte el ánimo. Por ejemplo: hace poco, un día que había salido a correr (y me estaba dando una pájara), pasé precisamente por delante de una iglesia. Había un joven de pie en la puerta. Estaba claro que iba a asistir a una boda, de hecho, era el novio e iba elegante al máximo. Le hice un gesto de ánimo (levanté el pulgar, básicamente) al pasar y el rostro se le iluminó. Fue un instante de conexión genuina, un segundo, pero me puso la piel de gallina. Noté que se encendía una lucecita en mi interior, que me impulsó a seguir adelante con la carrera. La naturaleza humana es una energía cálida y enternecedora, algo entrañable.

Cuando conectas con otra persona, tus hormonas de la felicidad saltan de júbilo. Así que haz cuanto puedas para reforzar tus conexiones sociales, adelante.

Haz tanta actividad física como puedas

El movimiento y el ejercicio físico son TREMENDAMENTE beneficiosos para sacarte de cualquier pozo anímico, porque suscitan un torrente de endorfinas, que son otras más de las hormonas de la felicidad. Y además, la actividad física incentiva la producción de triptófano, imprescindible para que luego el organismo genere serotonina. Es suficiente acumular entre 60 y 180 minutos semanales de ejercicio cardiovascular vigoroso para aumentar la oxigenación de tu materia gris y activar la función cerebral que atenúa las sensaciones de bajón anímico. Además, hay estudios que han demostrado que las personas que practican actividades físicas presentan un riesgo menor de sufrir depresiones.*

PERO (siempre hay un pero), entiendo que eso del ejercicio es más fácil de decir que de hacer. Si tienes la noradrenalina y la dopamina muy justitas, quizás lo del ejercicio físico te parezca demasiado ambicioso. No te preocupes, es lógico, de verdad. No pasa nada. En ese caso, prueba con alguno de los demás protocolos que he propuesto antes y ya empezarás poco a poco a activarte físicamente cuando mejore la situación. Tampoco hace falta ponerse en plan deportista de élite superexigente.

Sería suficiente caminar cuesta arriba con tu música favorita (a mí me encantan las canciones estilo disco de los 70 y los 80, me dan un ramalazo de nostalgia), verás como así ya te sientes mejor.

Pon límites para contener y rebajar el estrés

Los desequilibrios en el nivel de cortisol son un factor crucial para los bajones anímicos, ya lo hemos visto. Si tu vida está plagada de estrés, el organismo produce demasiado cortisol, hasta cuando ni siquiera hace falta, y así altera la producción de oxitocina y serotonina. El cortisol se genera como respuesta a sucesos o situaciones de tensión.

Obviamente, no se pueden eliminar todas, pero sí que puedes trazar LÍMITES y poner barreras para mitigar los efectos del estrés.

Observa con detenimiento qué cosas te hacen sentir tan mal y dispón barreras para cuidar tu salud. ¿Te estresan los correos electrónicos de tu jefe a

---

* https://www.ncbi.nlm.nih.gov/pmc/articles/PMC7415205/

horas intempestivas? ¿Te pone de los nervios un grupo de *WhatsApp*? ¿Te destroza tener que regresar a casa corriendo para preparar la cena todos los días de la semana? Haz cuanto esté en tu mano para borrar de tu vida los factores más estresantes y así amortiguarás el impacto del cortisol.

Y puedes conseguirlo enviando ese grupo de *WhatsApp* al archivo, bloqueando tu teléfono para que no reciba ciertos mensajes (a según qué horas) o delegando las cenas en otra persona de la casa algunos días. Sea lo que sea, si está en tu mano, ponlo en práctica.

Lo último: ponte metas lógicas

Aclaremos un detalle: no quiero pasarme de rosca. O sea, no he escrito este libro para predicar que «puedes conseguir todo lo que te propongas» y que deberías «luchar por hacer realidad tus sueños», como una cuenta cualquiera de Instagram. Eso sí, es verdad que definir unos objetivos a tu alcance constituye un método realmente de ayuda a motivarse para interiorizar hábitos nuevos. Uno de los mayores problemas de los estados anímicos deprimidos es que, a menudo, van acompañados de una autoestima muy pobre. Te sientes una caca, así que no tienes energías para ponerle remedio a la situación. Y como consecuencia, te sientes todavía peor, un fracaso total, y el ciclo se repite y se amplifica.

Es posible salir del círculo vicioso con la ayuda de algunos de los protocolos y consejos que te he facilitado en este capítulo, pero deberías integrarlos en un objetivo o una meta que signifique algo para ti a nivel personal. Puede ser cualquier cosa y da igual si te parece que es un objetivo muy modesto. Hacerte promesas superambiciosas y poco realistas, del tipo «Voy a ser una persona superpositiva todos los días» no sirve de nada, porque con esas perspectivas, fallarás sí o sí. Porque NADIE se siente a tope todos los días de la vida.

Hace unos años, cuando yo padecía sobrepeso y acababa de empezar con el *running*, me acuerdo de que mi objetivo lógico era pensar que me encantaría tener el típico empleo de oficina.

Entonces vivía en Londres y recuerdo que contemplaba los rascacielos del barrio financiero de Canary Wharf fantaseando con que algún día acabaría teniendo un despacho en una de aquellas moles. Hoy quizás suena ridículo, pero fue suficiente para ponerme las pilas y me ayudó a convertir las carreras en una costumbre.

Al final, hasta terminé por participar en la maratón de Londres... pero nunca he tenido un despacho en Canary Wharf. Fíjate tú, ¡mi carrera profesional dio un vuelco y ahora está centrada en el *hacking* biológico! En el fondo, da igual, aquel objetivo tan gracioso era justo lo que necesitaba para inspirarme, motivarme e ir saliendo (poquito a poco) de una sensación terrible, marcada por la desgana y la inseguridad.

Así que te recomiendo que te tomes un tiempo para reflexionar, hasta que se te ocurra una meta lógica, que tenga sentido y te sea apetecible en estos momentos. Anótala y apóyate en ella, te servirá como motor motivacional.

Dr. E: ¿Cómo deberías hablarle a tu médico sobre un estado anímico bajo o deprimido?

Aunque todo el mundo tiene que enfrentarse a altibajos emocionales, si sufres de un bajón anímico prolongado, con ansiedad y la moral bajo mínimos, es buena idea poner manos a la obra para tratar de corregirlo. En mi experiencia médica, un estado anímico bajo puede progresar rápidamente en espiral hasta convertirse en una depresión. Por tanto, la detección temprana, la concienciación y la intervención son absolutamente esenciales. Tal como aconseja Davinia, procurar mantener contacto humano, pasar tiempo con las personas que más quieres, favorece que el organismo segregue las hormonas que te devolverán la sensación de bienestar y seguridad.

Sin embargo, si a pesar de que intentas mantener el contacto con otros seres humanos y aplicas las recomendaciones de Davinia continúas con la moral muy alicaída, con falta de motivación y sufriendo ansiedad, sin lograr que la cabeza pare de darle vueltas a todo o sin dormir bien por la noche, y muy especialmente si sientes desesperanza y miedo por el futuro, te lo ruego, hazme caso: solicita ayuda profesional tan pronto como sea posible.

No está de más recordar que la depresión, aunque parezca una maldición interminable, es un estado temporal. Hay luz al final del túnel, aunque tú no veas en ese momento más que oscuridad impenetrable.

Reflexiona y plantéate de qué mecanismos dispones para afrontar la situación en momentos de estrés y tensión. Evalúa si son eficaces o no. Con más frecuencia de lo que sería deseable, abrazamos hábitos poco saludables para combatir esos bajones, como beber demasiado o atiborrarnos de comida basura. Y no conseguimos otra cosa que agudizar la depresión o la ansiedad.

Estos son algunos de los factores ambientales que afectan a la base biológica sobre la que se apoya el bienestar emocional:

* Estar en conexión permanente, siempre alerta. Tu cuerpo recibe las notificaciones de *SMS*, *WhatsApp* y correo electrónico como si fuesen una alarma. Cada alarma desata una respuesta biológica, segregándose cortisol y activándose el sistema nervioso simpático.

* Las redes sociales alteran nuestras expectativas sobre qué es normal en la vida y qué no: qué aspecto deberíamos tener, qué posesiones deberíamos acumular, etc. Y con ello nos condenan a las comparaciones.

* El mundo postpandemia es un lugar más caótico y menos estable, donde reinan las inseguridades financieras, las pérdidas, el estrés y el miedo.

* Las noticias y los reportajes sensacionalistas que se anclan en el miedo: parece que lo único que quieren mostrarnos los medios de comunicación son historias de dolor, devastación, catástrofes, guerras y muertes. Ten mucho cuidado con los medios y contenidos de comunicación a los que prestas atención. No te sientas culpable si sus contenidos te parecen tan insoportables que decides cambiar de canal o desconectar.

Si sufres alguno de los siguientes síntomas, te recomiendo que pidas asesoramiento en tu centro de salud local:

* Falta de motivación.

* Sensación de no valer para nada o sensación de culpa sin motivo claro.

* Dificultad para concentrarte o indecisión.

* Falta de sueño o también exceso de sueño.

* Pérdida o aumento de peso muy significativo sin haber notado cambios en el apetito.

* Fatiga, agotamiento.

* Pensamientos recurrentes sobre la muerte o ideas suicidas.

* Ataques de pánico con o sin síntomas físicos, como dolor en el pecho, dificultad para respirar, palpitaciones, sudoración repentina. La medicación puede ser una ayuda durante los periodos más agudos, una suerte de muleta que te apoyará con motivación para que trabajes sobre tus problemas.

Los estados anímicos bajos y la ansiedad tienen causas biológicas que es posible abordar, como ha mencionado Davinia. Pon a prueba estos cambios de una manera sencilla y práctica, sin complicarte demasiado.

Aunque solo sea un pequeño cambio a la semana, será un paso positivo de cara a recobrar el control sobre tu bienestar emocional. A lo mejor te apetece cooperar con tu médico de cabecera para realizar las siguientes pruebas y análisis, muy útiles para abordar otros problemas de salud que podrían ser el origen de ese estado anímico bajo o deprimido.

Análisis de sangre:

- Hormonas: TSH, T4, anticuerpos tiroideos, DHEA, cortisol, estrógenos, progesterona, FSH.
- Hemograma (conteo sanguíneo) completo: anemia/B_{12}/carencia de folatos, distribución de leucocitos.
- Análisis de la función hepática.
- B_{12}/folatos/homocisteína-metilación.
- Vitamina D (que es una hormona esteroidea).
- Metabolismo: comprobación del azúcar en sangre y su impacto (glucosa, insulina, HbA1c).

Medicina integrativa:

- Análisis de la digestión: análisis de material fecal completo.
- Prueba de ácidos orgánicos: procesamiento de neurotransmisores (con los nutrientes clave implicados).
- Niveles de minerales esenciales.

5

¿Por qué estoy de tan mal **HUMOR**?

EN ESTE CAPÍTULO, NOS CENTRAREMOS EN LAS SIGUIENTES HORMONAS:

- *Cortisol:* la principal hormona a la hora de regular la respuesta al estrés.

- *Estrógenos:* las hormonas sexuales femeninas que provocan alteraciones en el estado de humor cuando experimentan un desequilibrio.

- *Progesterona:* contribuye a que mantengamos la calma y suaviza la irritabilidad.

- *Testosterona:* regula el nivel de energía y la libido o apetito sexual, también hace que los esfuerzos físicos nos hagan sentir bien. Con una mención muy especial a la serotonina, el GABA y la tiroides.

Yo soy una persona resuelta, con carácter luchador y bastante atrevida. Encontré mi propia voz ya muy joven: desde bien pequeñita, daba rienda suelta a mis enfados, ¡sin cortarme un pelo! Sin embargo, y por suerte para mí, esa furia se disipa bastante rápido. Soy como una gaseosa: en cuanto me destapo y exploto, todo recupera la calma de inmediato. En ese rasgo, me parezco mucho a mi padre (y también a mi segundo hijo). Los dos son personalidades explosivas, con la mecha corta. Pero en cuanto hacen PUM, se desinflan. Naturalmente, todo esto provoca que choquemos a menudo. Cuando me junto con mi padre, siempre acaba por encenderse alguna discusión en tono fuerte. De hecho, antes lo tomábamos como el documento acreditativo de una buena reunión familiar, cuando todo el mundo comentaba al día siguiente algo del estilo «ayer la liamos bien gorda, ¿verdad?».

Cada persona se enfrenta a su manera a la ira y el estrés. A menudo, tiene que ver con la educación que hayamos recibido y con si nos «concedían» o no cierto espacio para perder los estribos y desahogarnos. Mi madre no se parecía en nada a mí: era una persona muy calmada, muy serena. Pero aun así, jamás me reprimió, sino que dejó que expresase mis enfados. A pesar de todo, si echo la vista atrás, sí que la veo reprimiéndose, había muchas cosas que se guardaba. La podría comparar con un cisne: un animal bellísimo, muy apacible y sereno en apariencia, ¡pero debajo del agua es una verdadera furia!

Liberar la rabia que acumulamos de una manera segura es una herramienta extraordinaria a tu disposición. Cuando conseguimos librarnos de ella y seguir adelante, ponemos punto y aparte al estrés porque dejamos de rumiar esos mismos problemas. Como veremos más adelante, retener la cólera puede tener efectos muy perjudiciales para los niveles de las hormonas ligadas al estrés. La rabia y el estrés tienen una relación muy estrecha, ¡seguro que todo el mundo ha acabado repartiendo algún que otro golpe (físico o verbal) en situaciones de tensión inaguantable! Y como veremos en este mismo capítulo, la ira puede ser un indicador muy útil para avisarnos de que deberíamos actuar para corregir o evitar los factores que nos agudicen el estrés.

¿Cuándo se convierte en tóxico el estrés?

Desde luego, sufrir un ataque de furia de vez en cuando es algo normal, ¡completamente inevitable! Es imposible que vivas en el mundo moderno y esquives el estrés al 100%. De hecho, en pequeñas dosis, tampoco es tan malo.

A fin de cuentas, el ser humano está configurado para soportar el estrés. Miles de años atrás, cuando pensábamos que nos perseguía algún depredador, el organismo liberaba un torrente de adrenalina y cortisol, porque esas hormonas nos ayudan a correr más rápido. Pero en la actualidad, se segregan cuando alguien nos ataca verbalmente con un correo electrónico inoportuno, cuando nos recuerdan que tenemos que pagar la cuenta pendiente de la tarjeta de crédito o cuando en pleno tráfico otro automóvil nos corta el paso sin avisar. La agresividad al volante es el típico entorno en el que saltamos y nos inflamamos a la mínima, aunque habitualmente seamos personas muy tranquilas (bueno, yo ya no soy tranquila, para empezar).

Cuando pedí en *Instagram* a quienes me siguen que comentasen sus experiencias relacionadas con la rabia y la agresividad, me quedó claro que la vida moderna da lugar a un montón de enfados, por múltiples circunstancias. Para Christina, «lo peor son los niños y la tecnología.

Cuando algún puñetero chisme no funciona bien... o cuando los críos se ponen a berrear y pelearse entre sí... o si me contestan y se ponen en plan impertinente».

Laura añade que ella se cabrea con el tráfico, con el vecino de al lado, con la gente que mastica con la boca abierta, con los ronquidos de su pareja, con la gente que camina por la acera a paso de tortuga, con quienes no dicen «Por favor» ni «Gracias», etc., etc. Joanne también nos comentó cómo le afectan esos accesos de ira: «La gente me saca de quicio, pero lo que más me enciende es que los niños me desobedezcan, y también la gente que conduce mal... ¡con esos es que pierdo la cabeza, los odio!».

¿Por qué el miedo activa una respuesta hormonal de rabia?

Vale, muy bien, pero ¿por qué sucede todo esto? ¿De dónde sale toda esa cólera, dónde se origina el mal humor? Hasta hace muy poco, yo no tenía ni idea de hasta qué punto la furia en realidad tiene que ver con el MIEDO. Cuando explota la ira, a menudo es porque tenemos miedo. Hay una de nuestras necesidades primarias que no está cubierta y tememos las consecuencias catastróficas que podría acarrear. Cuando era más joven, no sabía que el cabreo constante que sentía tenía que ver con mi temor a llegar tarde a clase o el miedo a quedarme sin amigas, incluso de la angustia por algún posible fracaso.

Volvamos al ejemplo de la agresividad al volante: aquí nos afecta el miedo por el peligro inmediato que suponen los demás vehículos. Si vemos que alguien habla con el móvil mientras conduce, por ejemplo, el cerebro se pone en modo de alerta al instante, pensando en el subconsciente qué amenaza supone esa conducta para mi vida. Y enseguida se pone en el peor escenario posible (una colisión que nos arrebate la vida) y entonces dispara la secreción de cortisol, la hormona del estrés. Es el cortisol el que nos sumerge en esa sensación de pánico y nerviosismo. Cuando alcanza un nivel excesivo en el organismo, nos hace sentir fatal. Como dice Anna en *Instagram*: «En mi caso, no se reduce a un solo estímulo, sino más bien a la acumulación de problemas. Entonces voy notando cómo me sube el cortisol, hasta que parece a punto de salirme por los poros».

La ira es una respuesta emocional normal cuando percibimos una amenaza, pero es que el estilo de vida del siglo XXI nos pone las cosas cada vez más complicadas, porque nos enfrenta a una lista interminable de factores estresantes que disparan el cortisol. Las noticias, los críos, la familia, las dificultades financieras, las preocupaciones por motivos laborales, las redes sociales: todos esos elementos y muchos más amplifican el estrés y corremos el riesgo de que se convierta en pura agresividad. Desde luego, yo personalmente vivo en un estado de alerta constante y salto a la mínima, salvo cuando estoy en mi zona de seguridad (o sea, en casa viendo *Netflix*). Lo más curioso es que el asunto va a peor según voy cumpliendo años. Vale, es verdad que soy un poquitín más sabia que hace unos años (o eso espero), y menos propensa a aguantar tonterías, pero desde luego me cuesta horrores asumir todo lo que soportaba cuando tenía 20 años sin salirme de mis casillas.

Por aquella época, viajar me parecía divertidísimo, me encantaba. Me hacía muchísima ilusión pensar qué ropa debería meter en la maleta y todo lo que iba a hacer, qué nuevas experiencias me esperaban. Pero ahora, la mera idea de tener que viajar o salir de vacaciones me estresa a lo bestia. Las preocupaciones empiezan de inmediato: ¿seré capaz de dormir bien? ¿Tendrán *Netflix* en el hotel para relajarme y sentirme a gusto? ¿Y si me despisto con el sentido del tráfico y me atropellan al cruzar la calle? Viajar ya no me parece una experiencia agradable en absoluto. Hago las maletas con desgana, siempre se me olvida algo, la situación me supera y lo único que me apetece es regresar a casa cuanto antes, con mis perritos y la rutina habitual. En la actualidad, cada vez que me subo a un avión, me enfurruño automáticamente. ¡Síntoma inequívoco: mi cuerpo sufre estrés!

Y es porque, cuando envejecemos, las fluctuaciones de los niveles hormonales tienen un impacto tremendo sobre la respuesta al estrés y la rabia. Lo veremos en este mismo capítulo. Además, para empeorarlo todo una pizca más, ciertos momentos del ciclo menstrual agravan el problema. Tengo a un montón de mujeres y chicas en *Instagram* contándome sus frustraciones. Karen, por ejemplo, explica que siempre se enfurece al máximo 10 días antes de que le llegue la regla. Sabe que es algo muy habitual (se lo han dicho en la clínica), pero es que en su caso está «FUERA DE CONTROL». Se despierta por la noche con un humor de perros o se levanta por la mañana con un cabreo de impresión, sin motivo alguno. Ha llegado a cancelar reuniones porque le parecía insoportable su estado de humor. Por cierto, «habitual» o «normal« no son sinónimos de «sano».

Pero es verdad que hay veces en las que no es posible identificar POR QUÉ nos hierve la sangre, y eso agrava la cuestión y nos hace sentir aún peor. En el caso de Claire, «a veces me enfado sin motivo, generalmente porque me supera una situación o porque pierdo el control. Conservo la paciencia, conservo la paciencia, sigo conservándola y de repente... ¡bum! No hay paréntesis, ¡exploto! Me siento superculpable cada vez que pierdo los nervios con mi hija».

Es un asco, ¿o no? Los altibajos hormonales, sumados a factores estresantes de la vida moderna, dan como resultado culpa. ¿No se podrá hacer algo al respecto? Sí que se puede, ¡ya lo creo! ¡Aleluya! Vamos todos y todas por la vida pisando a fondo el acelerador y a veces, sencillamente, se nos rompe el motor. Si tienes la resiliencia por los suelos, si explotas con una furia y frustración incontrolables, si quieres entender y controlar esos estallidos de rabia, estás en el lugar correcto.

¿Qué hormonas afectan a la rabia?

Cortisol

Ya es un viejo conocido de este libro y resulta que también es la principal hormona propiciadora de la furia, aunque sea más célebre como responsable del estrés. Es verdad que se encarga de ponernos en marcha por las mañanas, ya que la fase máxima de liberación de cortisol tiene lugar precisamente

30 minutos después de levantarnos, pero también impulsa la respuesta de miedo, la cual a su vez provoca estrés e ira.

El ritmo de vida acelerado que impera en la actualidad está repleto de actividades que nos disparan el cortisol, porque el sistema endocrino prehistórico que tenemos no ha evolucionado todavía para distinguir entre auténticas amenazas para la vida y esas publicaciones en las redes sociales que sí pueden ser irritantes, pero que en el fondo no entrañan ningún peligro. Esos factores estresantes crónicos obligan a las glándulas suprarrenales a segregar cortisol sin descanso. Y eso acarrea una cascada de efectos perjudiciales, desde la inflamación y los niveles de azúcar en sangre elevadísimos hasta la ansiedad, pasando por problemas de digestión, dificultades para dormir y, evidentemente, ¡cabreos!

Cuando el cortisol está exageradamente alto, también tiene un impacto muy notable sobre las demás hormonas, especialmente nuestras siguientes invitadas, ¡los estrógenos!

Estrógenos

Te va a costar encontrar una sola mujer que no conozca la palabra «estrógenos», ¡te lo juro! Se trata de un grupo de hormonas bien conocidas por ser las principales hormonas sexuales femeninas, responsables de desarrollar y mantener el sistema reproductivo. Pero lo que mucha gente ignora (yo misma, durante años y años) es que los estrógenos también cumplen un papel DESTACADÍSIMO en muchas otras funciones del organismo, desde la salud de los huesos hasta la regulación del colesterol bueno. Y desde luego, influyen mucho en el estado anímico y de humor.

Todas las mujeres producimos estrógenos a lo largo de toda la vida, pero con el paso del tiempo va cambiando qué tipo de estrógenos predomina. Básicamente, existen tres tipos principales... lo malo es que se denominan con palabrejas muy, pero que muy parecidas:

- *Estradiol*: la principal hormona que sintetizan los ovarios durante los años fértiles.

- *Estriol*: se genera en la placenta, durante el embarazo.

- *Estrona*: la fabrican las glándulas suprarrenales y los tejidos adiposos. Después de la menopausia, es la única hormona del grupo de los estrógenos que continuamos generando de forma natural.

Si hablamos de enojos y de irritabilidad, la culpa suelen tenerla las fluctuaciones en los niveles de estrógenos, porque son vitales para regular las hormonas que inciden directamente sobre el estado anímico. En cualquier caso, la cuestión no se reduce a que los niveles de estrógenos sean bajitos, porque eso nos sucede de manera natural a muchas de nosotras cuando nos internamos en la perimenopausia. Trataremos ese tema y profundizaremos en la interacción entre diversas hormonas en el siguiente capítulo, titulado «¿Pero qué diablos le pasa a mi ciclo hormonal?». El predominio de una u otra variedad de estrógenos también influye en que nos sintamos permanentemente alteradas y con una FURIA incontrolable.

En unos instantes te explicaré cuáles son las dos caras de la moneda de los estrógenos.

Progesterona

Esta es la hormona que nos ayuda a suavizar la situación y nos pacifica. La progesterona es la otra hormona sexual femenina más destacada. Cumple una función esencial en el ciclo menstrual y se ocupa de preparar el útero cada mes para que libere un óvulo fértil. La segregan los ovarios alrededor de la mitad del ciclo, durante la fase lútea. Y es justo entonces cuando alcanza su pico y favorece la calma, fomentando una sensación de bienestar y de serenidad, con cierta dulzura. También contribuye a que duermas mejor y rebaja la irritabilidad y la fatiga.

Sin embargo, salvo que te quedes embarazada, en las fases más tardías del ciclo, el nivel de progesterona decae y como consecuencia, pueden aparecer síntomas de síndrome premenstrual. La situación se vuelve aún más pronunciada cuando te aproximas a la perimenopausia, porque entonces el nivel de progesterona cae todavía más. Si la progesterona está baja, sentimos ansiedad y experimentamos alteraciones del sueño, lo que obviamente puede traducirse en rabia y frustración... ¡es lógico!

La progesterona funciona en coordinación total con los estrógenos. Cuando sube una, bajan las otras, son como un balancín que se equilibra mutuamente. Cuando aumenta el nivel de estrógenos, baja el de progesterona y viceversa. Las alternativas se suceden a lo largo del ciclo mensual para que todo funcione a pedir de boca. Pero si surge algún desequilibrio, empiezan los problemas.

Testosterona

Todo el mundo se cree que la testosterona es la hormona masculina, pero lo cierto es que también es la hormona más abundante en la mujeres. ¡Menuda sorpresa, eh! Cumple una misión esencial en funciones como construir tejido muscular, quemar grasas, mantener el metabolismo a un buen ritmo y cuidar de que la libido siga encendida (cosa que consigue aumentando la dopamina). Es una hormona muy, pero que muy importante, hasta el punto de que las mujeres jóvenes producen entre tres y cuatro veces más testosterona al día que estrógenos.

O sea, que la testosterona NO es el enemigo y no te va a transformar en un hombre. Gracias a ella, percibirás el esfuerzo físico con cierto placer y conseguirás sumar más y más repeticiones cuando decidas machacarte en el gimnasio.

La testosterona se ha labrado una mala reputación, porque nos han condicionado para que la contemplemos como algo exclusivamente masculino. Cuando los chavales se ponen agresivos y se meten en alguna pelea, es bastante común que se lo achaquemos a que tienen «la testosterona muy alta», pero no solemos reparar en que esa hormona también tiene que ver con nosotras, las mujeres.

El caso es que un nivel irregular de testosterona, sea por exceso o por defecto, puede tener efectos adversos. Los estudios han relacionado algunos trastornos, como el síndrome de ovario poliquístico o el acné, con un exceso de testosterona.

En lo que respecta al estado anímico y al humor, la testosterona desempeña una función esencial por su forma de interactuar con los excesos de cortisol (estrés) y los estrógenos. A continuación te explicaré cómo ocurre.

Una nota sobre la glándula tiroidea

La tiroides es una glándula situada en el cuello y allí se producen dos hormonas que regulan los niveles de energía del organismo: la T4 (tiroxina) y la T3 (triyodotironina). Los trastornos y las alteraciones de la función tiroidea son un fenómeno habitual. Provocan que el organismo produzca muy poca o demasiada tiroxina y son más frecuentes entre mujeres que entre hombres. Para sintetizar progesterona, es imprescindible que la tiroides trabaje de manera saludable, pero el predominio de una u otra variedad de estrógenos puede ralentizar esa labor. Lo veremos en detalle ahora mismo. Yo he descubierto hace bien poco que tengo un problemón con la tiroides que afecta a mi estado de salud general. Te lo contaré en el próximo capítulo, «¿Pero qué diablos le pasa a mi ciclo hormonal?».

Nota al margen sobre la serotonina y el GABA

Si has leído los capítulos anteriores, conocerás a fondo tanto la serotonina (la hormona de la felicidad, el cariño y el bienestar) como el GABA (ácido gamma aminobutírico), responsable de ponerle freno a la ansiedad y evitar que nos domine el estrés. Son esenciales para regular el estado anímico y, en resumen, para seguir adelante con la vida y disfrutar de todo lo bueno.

Los estrógenos (muy específicamente el estradiol, tan relacionado con la premenopausia) controlan cuánta serotonina y cuánto GABA producimos. Básicamente, el estradiol nos llena el depósito de serotonina y cuando desaparece o se agota, también caen los niveles de serotonina. Claro, entonces se esfuma también la capacidad de controlar el estado de ánimo y el talante. Sin el GABA, es imposible calmarse. Sin serotonina, no hay forma de sentir seguridad y satisfacción. ¿Y qué nos queda entonces? Rabia. ¡ARGH!

Cómo se conjugan e interactúan para condicionar nuestra ira

Cortisol: el usurpador

Se suele decir que el cortisol es una hormona alfa, porque actúa un poco como los machos alfa. O sea, que domina y se impone al resto de hormonas, pobrecillas. Así que el organismo humano concede prioridad a la producción de cortisol frente a casi cualquier otra hormona. Vale, eso está muy bien, pero el problema surge cuando generamos demasiado cortisol. Entonces se comporta como un niñato ingrato y egoísta, que se adueña de la progesterona y nos ROBA sus efectos calmantes ¡para convertirla en cortisol!

¿Es o no es una locura? Te lo voy a explicar. La progesterona se fabrica, fundamentalmente, en los ovarios, como ya he mencionado. Pero una cierta cantidad, pequeña, se elabora en las glándulas suprarrenales. El mismo punto donde se producen adrenalina y cortisol.

Una de las sustancias precursoras de la progesterona es la pregnenolona, que el organismo puede tomar y transformar en cortisol, en detrimento de otras opciones. Sonará mal, pero lo hace por motivos verdaderamente vitales, evolutivos: el cortisol es la hormona que te salvaría de un oso hambriento, así que las rutas metabólicas implicadas en producir esa hormona tienen prioridad, cueste lo que cueste.

Cuando padeces una situación de estrés permanente, tu cuerpo consume cortisol más rápido de lo que es capaz de producir, así que busca otras fuentes para abastecerse. ¿Y qué fuente encuentra? Pues los precursores de la progesterona, efectivamente, que destina a sus prioridades.

Menudo desastre, ¿verdad? Pues todavía puede ser peor, porque cuando los niveles de cortisol son altos de forma constante, el cuerpo BLOQUEA los receptores de progesterona. Entonces, por mucha progesterona que produzca, será literalmente incapaz de captar sus efectos. Por eso los análisis de hormonas por sí solos no son suficientes para hacerse una idea de qué pasa ahí dentro exactamente. A lo mejor estás inundada de progesterona, pero si tienes los receptores apagados por la acción de tu querido cortisol, ¡la progesterona no valdrá para nada!

Cuando el cortisol usurpa esas funciones, la resiliencia al estrés se resentirá y te encontrarás en un contexto espantoso: incapaz de calmarte, con la ansiedad a flor de piel, como si el mundo entero te acosase. Y por supuesto, con las reservas de rabia a punto de explotar...

Los estrógenos: una genuina montaña rusa

Los estrógenos afectan a ese sofisticado ballet que componen todos los neurotransmisores que nos imponen el estado de calma. Por eso, cuando se desequilibran (por un lado o por otro) corremos el riesgo de sufrir cambios de humor radicales. Son muy habituales cuando nos aproximamos a la década de los cuarenta y nos aproximamos a la perimenopausia. De hecho, muchas mujeres llegan a pensar que se están volviendo locas, con alteraciones del estado de ánimo y su actitud que las aceleran de 0 a 100 en cuestión de segundos.

A menudo se debe a que tenemos los estrógenos en niveles mínimos. La carencia de estas hormonas, como ya hemos visto, condiciona y reduce la producción de serotonina y GABA, las sustancias químicas que favorecen la sensación de bienestar. Con las emociones alteradas y perjudicadas, con el estado anímico bajo, dificultades para concentrarse y los niveles de estrés absolutamente disparados.

Ahora bien, aunque en la actualidad ya se habla mucho más de los niveles bajos de estrógenos como fenómeno natural evolutivo de la vida de la mujer (y eso es fantástico, no me malinterpretes), lo que sí solemos olvidar es que unos niveles de estrógenos muy elevados también pueden perjudicar al estado de ánimo. El fenómeno se denomina dominancia estrogénica y si te afecta, seguramente te notes irritable, con accesos de ira instantáneos que se trastocan en llantinas al siguiente minuto, con dificultades para conciliar el sueño, con facilidad para ganar sobrepeso, con sensación de agotamiento físico y con periodos muy molestos e incluso cierta confusión mental. ¡Qué maravilla todo!

¿Por qué nos enfada un exceso de estrógenos?

Cuando por nuestro organismo circulan estrógenos en una cantidad demasiado elevada (en relación con el resto de hormonas), es común que nos domine cierta agresividad. Para funcionar debidamente, el cuerpo humano necesita desintoxicarse y eliminar el excedente de estrógenos. Sigue la máxima de «o se usa, o se tira»; solamente conserva lo que necesita y se deshace de todo lo demás.

Si todo marcha bien, la ruta metabólica de los estrógenos debería pasar por las siguientes fases (bueno, la he simplificado bastante, porque si nos ponemos en plan estrictamente científico, sería complicadísima):

1. El organismo se desintoxica de los estrógenos en tres pasos químicos, que se desarrollan en el hígado. Allí, los estrógenos se unen a ciertas vitaminas, minerales y proteínas.

2. Excretamos (a través de la orina y las heces) el exceso de estrógenos con la ayuda del sistema digestivo. Obviamente, a ver qué otros canales usaríamos si no.

3. ¡Bravo, ya nos hemos librado de los estrógenos! Solo un detalle: si sufres de dominancia estrogénica, este método es insuficiente para descomponer y eliminar correctamente los estrógenos. Así que, al final, acabas con una cantidad excesiva de metabolitos de estrógenos que no sirven para nada salvo para estorbar, porque flotan sin rumbo por el organismo hasta que terminan por descontrolar el equilibrio hormonal y originar la clase de síntomas que he citado antes.

El verdadero peligro es el exceso de estrógenos, ¡no de testosterona!

Vamos con algo que he aprendido hace muy poco y que me ha dejado patidifusa: que la agresividad e irritabilidad no las causan los excesos de testosterona, ¡sino de estrógenos! Durante muchísimo tiempo, en general se ha considerado que la testosterona es la hormona masculina por excelencia, la típica de los perfiles más brutotes y agresivos... a ver, que no soy yo la única que la asocio mentalmente a los sacos de músculos que sudan a mi alrededor en el gimnasio. Por su parte, los estrógenos se contemplaban como las hormonas más «blanditas» y femeninas. Pues resulta que, en realidad, lo que nos pone el estado de humor del revés y lo descontrola todo es la transformación de testosterona en estrógenos. Y este fenómeno está íntimamente relacionado con el nivel de estrés. Básicamente, cuando padecemos estrés crónico y el cortisol se nos dispara una y otra vez, sin descanso, provoca que suba como la espuma el nivel de una enzima muy específica, llamada aromatasa.

La aromatasa convierte la testosterona en estrógenos y, como resultado, acabas con una desproporción de esas hormonas, que se dedican a causar el caos en el organismo y alterar tu actitud vital. O sea, que la culpa de que te sientas como un robot de combate psicótico y te entren ganas de montar bronca a la mínima la tienen... ¡los estrógenos!

La dominancia estrogénica es una pesadilla, hazme caso, porque no solo arruina los niveles saludables de testosterona. Es que, además, inhibe la función de la tiroides, así que te deja para el arrastre. Y el motivo es que la superabundancia de estrógenos obliga al hígado a producir una cantidad tremenda de TBG (globulina fijadora de tiroxina), que a su vez disminuye el volumen de hormonas tiroideas disponibles en el organismo. Oye, pues qué bien todo, ¿no?

Vale, ¿y qué causa la dominancia estrogénica?

Al igual que cualquier otro desequilibrio hormonal, no es una respuesta sencilla: no hay un solo motivo único que señalar. ¡Ojalá! En vez de eso, se trata de una pléyade de potenciales factores distintos, que podrían causar esa dominancia. Por ejemplo:*

---

* https://www.thehollandclinic.com/blog/estrogen-dominance

- Deficiencias en la función hepática: cuando el hígado no trabaja a pleno rendimiento, es imposible eliminar los estrógenos correctamente.

- Toma de la píldora anticonceptiva: porque detiene la producción de progesterona en el organismo, detalles que pueden desembocar en niveles de estrógenos más altos.

- Sobrepeso: las células adiposas, donde se acumulan grasas, fabrican estrógenos. Por tanto, cuanto más acusado sea el sobrepeso, más estrógenos producirás.

- Estrógenos químicos artificiales, tóxicos: muchos productos de uso cotidiano contienen xenoestrógenos que son peligrosos, porque imitan el comportamiento de los estrógenos genuinos (o arquiestrógenos) dentro del organismo.

- Genética: créeme que lo siento, pero a veces, nuestra propia naturaleza es caprichosa. Eso sí, cuidar tu estilo de vida ayuda mucho, también en estos casos.

¿Por qué no existe una solución universal útil para todo el mundo?

Desde luego, yo personalmente no soy partidaria de la terapia sustitutiva hormonal y abordaré este asunto con detenimiento en el siguiente capítulo, «¿Pero qué diablos le pasa a mi ciclo hormonal?». Lo que sí sostengo es que el enfoque actual de la medicina sobre la gestión de los estrógenos (y el resto de hormonas femeninas) es muy, pero que muuuy simplista. Con demasiada frecuencia, la medicina se limita a decirnos a las mujeres cosas de este tipo: «Ay, mira, tú ponte esta pomadita de estrógenos y ya verás que te encuentras mejor», sin detenerse a analizar los síntomas individuales específicos. Lo ejemplifica muy bien Nicola en *Instagram*: «La terapia sustitutiva hormonal es como una talla única, para todo el mundo, pero en el fondo es un fastidio y sin hacer más pruebas (porque muchos médicos las desaconsejan o no las consideran necesarias), ¿cómo se puede saber exactamente qué necesita cada persona?».

Yo suscribo estas palabras. Desde luego, se puede hacer un análisis DUTCH (de orina en seco) para revisar cuál es el estado de equilibrio hormonal, pero hay que tener en cuenta que no está al alcance de todo el mundo, porque es bastante caro.

Yo misma he cometido errores bien gordos cuando intentaba equilibrar mis estrógenos. Por ejemplo, me pilló una temporada en España, entre temporadas de confinamiento por la pandemia, y me comían la rabia y la ansiedad. En España se venden terapias hormonales sustitutivas sin receta, así que me compré un gel de estrógenos. Y como soy como soy, me embadurné de aquel potingue como si fuese crema hidratante (por favor, no necesito más reproches... ¡gracias!), pero no valió para nada. Mi humor no mejoró ni pizca. Tuve una experiencia igual de decepcionante con la progesterona. Me la tomé en pastillas y lo único que logré fue sentirme más vacía y asustada todavía. Es paradójico, porque una de las grandes virtudes de la progesterona es que favorece la calma y, para muchas mujeres, tomar esas pastillas sí es un remedio eficaz. Pero a otras, solo nos ponen más inquietas y nerviosas, porque todo depende de cómo interactúe con los receptores de GABA.

No es distinto de cualquier otro tema hormonal; aquí manda el método de prueba y error, hasta que aprendas qué es más útil en TU caso. Nada de fiarse a ciegas de los promedios y las recomendaciones genéricas. Vamos, que yo te aconsejo fervientemente que examines cómo te encuentras. Observa en qué momentos te sube la rabia, anota qué factores la desencadenan, en qué horas y días ocurren, qué motivos han ido fastidiándote, etc. Todo eso. Es una tarea laboriosa, es verdad, pero la ciencia no ha conseguido una precisión del 100% en este campo, así que más vale que vigiles tu caso y recopiles información para entrar en acción.

Muy bien, ¿y qué podemos hacer al respecto? La clave es la detoxificación

Tanto si tienes los estrógenos por los suelos como si los tienes por las nubes, la opción número uno para resolver el problema es favorecer la acción de las rutas metabólicas detoxificantes del organismo, para que funcionen al máximo de sus capacidades. Se puede intentar equilibrar la situación por medios naturales antes de recurrir a parches y geles, pero eso implica hackear las hormonas con inteligencia. Un desequilibrio de estrógenos causa estragos en el talante y el temperamento... y somos muchas las que luchamos contra ese monstruo, como Anna, que nos cuenta por *Instagram*: «Me inunda la rabia, es tremendo, y yo me las veo y las deseo por controlarme. Me desprecio por caer en esas rabietas», explicó. Te entiendo, pero fíjate, hay muchas cosas que puedes hacer para sentirte mejor, recuperar el control y vivir la vida.

¿Cómo detoxificarte del exceso de estrógenos? Con matemáticas muy sencillas

Hay un puñadito de cambios directos y simples que sirven para fomentar los procesos de detoxificación de los estrógenos. Requieren suprimir ciertos elementos e incorporar otros. Yo lo veo como si fuese una ecuación matemática: le sumas esto por aquí y le restas eso otro por allá. Para empezar, vamos a ver qué elementos convendría borrar de la ecuación.

Elementos que deberías SUPRIMIR para fomentar la detoxificación de los estrógenos

Gluten

Está demostrado de sobra que el gluten es un disruptor hormonal[*] y que puede afectar a los niveles de estrógenos y progesterona. Si eres especialmente sensible al gluten, provocará que se te inflame el tracto digestivo, con lo que aumentará la secreción de cortisol y este, a su vez, ocupará el lugar de las otras hormonas que hemos visto y eliminará sus propiedades calmantes y tranquilizantes. Si continúas zampando gluten alegremente, a pesar de las señales que te envíe el cuerpo, también le impedirás que absorba todos los nutrientes que necesita,[†] además de ralentizar el paso de los estrógenos por el intestino, con lo cual la sobreabundancia se prolongará durante más tiempo.[‡]

A lo mejor no te has percatado de que padeces sensibilidad (o intolerancia) al gluten, pero merece la pena probar a suprimir este elemento de tu alimentación durante un par de semanas para comprobar si supone alguna diferencia para tu talante y estado de humor. Entiendo perfectamente que la perspectiva de eliminar el gluten de tu dieta puede ser una tortura, sobre todo si te encanta el pan. Pero ahora ya hay un montón de alternativas sin gluten (eso sí, léete bien las etiquetas, no sea que incluyan azúcares añadidos o

---

[*] https://www.glutenfreesociety.org/gluten-sensitivity-hormones-andvitamins/

[†] https://medium.com/thrive-global/how-gluten-aff ects-digestion-andhormone-balance-for-wo-men-over-40-5a4cecc3ac61

[‡] https://www.fl oliving.com/gluten-and-hormones-is-this-a-problem-foryou/

aceites vegetales y de semillas). Además, los siguientes cereales están libres de gluten de forma totalmente natural:

- Arroz.
- Quinoa.
- Avena.
- Alforfón (también llamado trigo sarraceno, aunque no tenga nada que ver con el trigo-trigo).
- Maíz.
- Teff.

Estrógenos sintéticos artificiales o estrógenos «zombi»

Existe el peligro de que, sin darte cuenta, hayas incluido en tu rutina un buen puñado de productos que contienen sustancias químicas nocivas conocidas como xenoestrógenos. Se llaman así porque imitan el comportamiento de los estrógenos en el organismo y provocan que suba su nivel hasta cotas excesivas.

Los xenoestrógenos están presentes en toda clase de productos, desde plásticos hasta pesticidas, pasando por cosméticos, toallitas sanitarias e incluso en la tinta con la que se imprimen algunos tickets de compra. Tres son los imitadores de los estrógenos más destacados que están presentes en productos de uso diario y que llegan a penetrar en el torrente sanguíneo y alterar el ciclo de los estrógenos naturales:

- *BPA (bisfenol A)*: presente en envases de aluminio, botellas de plástico y palomitas para microondas.
- *Triclosán:* presente en algunos desodorantes, pastas dentífricas, geles de baño y jabones antibacterianos.
- *Ftalatos:* (¡otra palabrita fácil de pronunciar!): presentes en velas perfumadas, perfumes, lociones corporales, ambientadores y envolturas de plástico y film.

¡Espera! Que no cunda el pánico, estos agentes nocivos se pueden eliminar o al menos limitar su presencia al mínimo con unas pautas muy sencillas:

- ¡No compres agua embotellada! Hazte con una botella de acero inoxidable y llénala de agua filtrada.

- Para conservar las sobras y otros platos preparados, usa envases de vidrio con cierre (valen perfectamente los tarros de conservas y mermelada) y olvídate para siempre del film de plástico.

- No calientes recipientes de plástico en el microondas.

- Lava los alimentos frescos para retirar cualquier resto de pesticidas (salvo que sean de origen orgánico), añadiendo una cucharada de vinagre de sidra y una cucharadita de bicarbonato diluidas en agua.

- Utiliza productos sanitarios orgánicos o sin blanquear.

- A la hora de comprar artículos de aseo personal y maquillaje, selecciona opciones que no contengan parabenos ni sulfatos.

- Y cuando te vayan a entregar el ticket de caja, di «no, muchas gracias».

Alcohol

Siento ser portadora de malas noticias, pero las bebidas alcohólicas no son beneficiosas para los estrógenos. En el fondo, el alcohol es una toxina que debe metabolizarse en el hígado. Cuando se consume, le cargamos una tarea extra a ese pobre órgano y claro, eso limita su capacidad para depurar los estrógenos. Como resultado, quedan más estrógenos flotando a la deriva por el organismo.

Se ha comprobado científicamente que consumir una sola bebida alcohólica al día es suficiente para elevar los niveles de estrógenos y también que existe un nexo claro entre el cáncer de mama y el consumo de alcohol* (por si te hacía falta otro motivo de refuerzo para dejarlo). Si te resulta imposible dejar el alcohol o sencillamente no quieres, cosa que entiendo perfectamente, intenta limitarlo a los fines de semana y procura que entre semana no tomes ni una gota.

Yo ahora soy abstemia total y tomo una bebida energética nootrópica con L-teanina cuando voy a salir de noche, porque me ayuda a relajarme y me anima a charlar. Como alternativa al vino, he elegido la kombucha.

Elementos que deberías INCORPORAR

Fibra alimentaria sana

Para depurar el organismo correctamente de estrógenos, es crucial que la dieta sea rica en fibra, porque incrementa el paso de esos estrógenos por

---

* https://remede.com.au/signs-of-oestrogen-dominance-and-how-tochange-it/

el intestino. Efectivamente, ¡me voy a poner escatológica otra vez más! Si padeces estreñimiento y/o basas tu alimentación en comidas procesadas de calidad dudosa (a estas alturas ya deberías tener claro que son un desastre para el desequilibrio hormonal, así en general), pues tu cuerpo no será capaz de mantener los estrógenos en cifras saludables. Así de claro.

Por más que lo repitan los departamentos de marketing y que a ti te apetezca creerlo, un tazón de cereales *All-Bran* NO es una excelente fuente de fibra y tampoco tienes que recurrir necesariamente a alimentos extraordinariamente ricos en carbohidratos, como el pan integral. Te propongo varias alternativas para incluir más fibra en tu dieta (pero tómatelas con un puntito de calma, porque si te pasas con la fibra, aparecerá la hinchazón abdominal, sobre todo si tu estómago no está acostumbrado):

- *Legumbres:* lentejas, alubias pintas, rojas o negras.
- *Fruta:* manzanas y peras (con piel), kiwis.
- *Hortalizas:* zanahorias, brécol, coliflor, berros y demás verduras del grupo de las brasicáceas.
- *Frutos secos y semillas:* semillas de linaza, pipas de girasol y nueces.
- *Cereales:* arroz blanco hervido en caldo de huesos orgánico, quinoa.

Cúrcuma

Es una superespecia, verdaderamente potente, que contribuye a contrarrestar los efectos negativos de los estrógenos. Y de postre, tiene acción antiinflamatoria. La puedes tomar mezclada con un poquito de agua por la mañana, como si fuese un chupito, o también espolvorearla por encima sobre cualquier comida.

Si quieres potenciar su biodisponibilidad, no olvides combinarla con pimienta negra.

DIM

El diindolilmetano es un compuesto increíble y te daré información más detallada en el capítulo «¿Pero qué diablos le pasa a mi ciclo hormonal?», pero es importante que lo mencionemos aquí también. No solo equilibra los niveles de estrógenos, sino que además impide que la puñetera aromatasa funcione y te fastidie. Se trata de esa enzima que cité antes y que convierte la testosterona en estrógenos, lo que te puede propulsar a un estado de rabia a punto de estallar. Una dosis recomendable sería de 200 mg por día.

Fitoestrógenos

A diferencia de los xenoestrógenos, que más vale evitar (procura no confundirlos), los fitoestrógenos son los buenos de la película. Se trata de compuestos de origen vegetal totalmente naturales que contribuyen decisivamente a equilibrar tus niveles de estrógenos. Por si fuera poco, también se los ha relacionado con el alivio generalizado de ciertos síntomas de la menopausia, como los sofocos.

Estos alimentos destacan por su elevado aporte de fitoestrógenos:

- Soja fermentada y tempeh (pero asegúrate de consumir siempre productos orgánicos, porque los cultivos de soja industrial convencionales incorporan una barbaridad de pesticidas).
- Linaza, chía y semillas de sésamo.
- Lentejas, garbanzos y alubias negras.
- Zanahorias y demás verduras y hortalizas de la familia de las crucíferas.

Rompe a sudar

Un método fenomenal para depurar el organismo de estrógenos innecesarios es ponerte a sudar. Da igual cómo lo consigas, puede ser a base de ejercicio físico o en la sauna. El caso es que sudar es genial para aliviar la carga tóxica que tiene que gestionar el hígado y fomenta la depuración de los estrógenos.

Básicamente, te libra de todos los metabolitos o fragmentos de estrógenos que son nocivos, expulsándolos a través de la piel en lugar de conservándolos dentro del cuerpo.

Probablemente ya te suene de anteriores capítulos lo importante que es el agua fría como terapia para toda clase de problemas. Pues a mí me encanta combinar las sesiones donde sudo a tope con un golpe de frío, someto al cuerpo a un choque drástico de temperaturas para depurarlo. Casi todas las noches hago una sesión de sauna rápida seguida de una ducha fría, que me ayuda a estimular las rutas metabólicas depurativas a lo grande y además me pone a tono para dormir, lista para lanzarme en plancha al colchón. Y ahora, te toca a ti. Quiero que hagas una lista con TUS métodos para estimular la depuración de estrógenos. No te propongo que copies y pruebes TODOS los trucos que te sugiero a la vez, porque introducir tantos cambios de golpe es complicadísimo.

Tú elige un elemento para añadir y otro para eliminar. Anota a continuación qué meta te has propuesto:

Mi ecuación de detoxificación antiestrógenos

Yo +_________ – ________ = más equilibrio en los estrógenos

¿Cómo frenar los picos de cortisol? En seis cómodos pasos

Ya hemos visto que también es importantísimo regular y controlar el cortisol hasta donde sea posible. Primero, para compensar los niveles de estrés, y segundo, para que no se adueñe de ciertas sustancias químicas que son imprescindible para que nos sintamos bien. Hay un montón de consejitos para equilibrar el cortisol, repartidos por todo este libro (y si te has saltado alguno, te recomiendo que lo repases de principio a fin), pero aquí va un resumen de los más destacados:

Tomar L-teanina

Ya he alabado las propiedades de este suplemento dietético a lo grande, ¡pero un poco más no nos hará daño! La L-teanina es ideal para poner coto a los picos de cortisol porque contiene aminoácidos (presentes de forma natural en los tés verdes) que entorpecen la respuesta al estrés, así de simple. Yo le añado un montón de L-teanina a mis cafés y en mi caso es tan eficaz como ponerme una tirita, sencillo y directo. Así disfruto de la energía que aporta la cafeína pero de una forma más sosegada, sin la sensación de nerviosismo que la acompañaba antes.

Personalmente, yo ne-ce-si-to cafeína para plantarle cara a la vida, especialmente a esa carrera contrarreloj que supone llevar a los críos al cole cada mañana. Como no me puedo retirar del mundo a vivir en plena floresta al lado de una cascada idílica, necesito una manita para controlar el nivel de estrés. Y ahí entra en juego la L-teanina.

¿Te acuerdas de que no me gusta nada, pero nada, viajar? Pues mira, hace unos meses fui a Marruecos sin llevarme ni una gota de L-teanina (genial) y mi nivel de estrés saltó a la estratosfera. No me sacaba de la cabeza la idea de que alguien iba a secuestrar a mis hijos, me lo creí a pies juntillas. ¡Caí en una espiral de puro pánico! Al final, mi padre, que también venía un poco más tarde al mismo destino, me trajo algo de L-teanina y fue un bálsamo para resolver la situación. En mi caso, es un suplemento absolutamente imprescindible.

Sube la temperatura corporal

Los cambios de temperatura constituyen un mecanismo de eficacia probada para equilibrar las hormonas y millones de personas ya los incorporan a su rutina cotidiana. A la hora de mantener el estrés bajo control, el calor es un aliado fantástico. Pasar entre 15 y 20 minutos en una sauna a 80–100 grados* o darse un buen baño caliente, seguido de una duchita rápida para refrescarte con agua fría ayudará a reducir los niveles de cortisol, además de aportar otros beneficios que ya enumeré en la sección anterior.

Acércate a la luz

Ya te he dado bastante la lata recalcando lo importante que es la luz para equilibrar las hormonas y, especialmente, darte una dosis suficiente a primera hora de la mañana para favorecer la acción del cortisol. Todavía hay un detalle fascinante más: el cortisol nota en qué momento del año te encuentras.

Si te pido que te imagines una larga jornada de verano, seguro que la asocias a un estado general más bien relajado y tranquilo, apacible y hasta meloso, ¿a que sí? Pues eso se debe a motivos hormonales; como la luz a primera hora de la mañana y la mayor duración de la luz diurna (que además gana en intensidad), que estimulan la respuesta del cortisol mejor en el momento ideal, que es por la mañana. Entonces es cuando sube el nivel de cortisol de forma natural y luego, el efecto de la luminosidad natural va provocando que decaigan progresivamente los niveles de cortisol a lo largo de la jornada.[†]

O sea, que los días de verano reducen la agresividad, ¡está comprobado!

No es porque estés tan a gustito con tu mojito en cualquier terraza de Ibiza (aunque eso también ayudaría), es por las propiedades mágicas que tiene la luz sobre el sistema endocrino humano.

---

* https://journals.sagepub.com/doi/10.1177/15579883211008339
[†] https://www.ncbi.nlm.nih.gov/pmc/articles/PMC3686562/

En invierno, la respuesta natural del cortisol al despertar tarda mucho, pero que MUCHO más en desarrollarse, porque el cielo está oscuro y es más habitual que nos protejamos del frío y la humedad en interiores. Como consecuencia, no solo es más difícil que recibamos esa dosis de energía, es que, además, aumenta la probabilidad de que el cuerpo experimente un pico de cortisol en una fase más tardía del mismo día, justo cuando ya no nos conviene tanto. La carencia de luz también afecta a la vitamina D, vital para la producción de hormonas.

O sea, que si el cielo está nublado y oscuro, una lámpara de luz infrarroja puede ser una ayuda valiosísima. Por ejemplo, por las mañanas, justo cuando te irá mejor para poner en marcha el cortisol cuando sí lo necesitas y para apaciguarlo cuando no.

Toma extractos de ashwagandha

La ashwagandha es un adaptógeno extraordinario y muchos estudios han certificado que reduce el nivel de cortisol* de manera efectiva. Es muy útil en situaciones de baja luminosidad (o sea, tal y como vivimos la gran mayoría de la población del hemisferio norte durante muchos meses del año). Y además, también te puede ayudar a dormir mejor. Te la puedes tomar en forma de cápsulas o en extracto en polvo, disuelto en alguna bebida. Ten en cuenta que su sabor es terriblemente amargo, por eso yo prefiero las pastillas. Como ya he mencionado, te puede pacificar el ánimo incluso de más, así que presta atención y fíjate en cómo te sientes si empiezas a tomarla.

¡Llora hasta quedarte a gusto!

Quizás te hayan enseñado desde tu más tierna infancia que es necesario reprimir la ira, pero para la salud general, este es un consejo contraproducente: no expresar esas emociones provoca que aumente la presión sanguínea, se ha comprobado científicamente, además de agudizar el insomnio, la ansiedad y los estados anímicos deprimidos. Y encima provoca que se incremente el riesgo de desarrollar adicciones. Si no te sacudes de encima el exceso de cortisol y adrenalina que fluye por tu interior cuando te ciega la rabia, se quedará ahí dentro y te afectará. Quizás sea socialmente más acep-

---

* https://www.healthline.com/nutrition/ashwagandha#1.-May-help-reducestress-and-anxiety

table mostrar un temperamento agradable y calmado, sin aristas en ningún momento, ¡pero para las hormonas no es lo más recomendable!

En vez de eso, una buena alternativa sería llorar hasta vaciarte. De hecho, las lágrimas contienen cortisol y sirven de vía de escape para las hormonas y las emociones. Da igual si son de alegría, de pura tensión o de tristeza, porque arrastran consigo el cortisol y la adrenalina, para hacerle hueco a una sensación de calma y serenidad más pacífica. Por tanto, si el cuerpo te pide que abras el grifo, llora hasta cansarte. Si hace falta, ponte una peli bien lacrimógena y sácalo todo fuera.

Busca la causa originaria

Durante mi proceso de recuperación del alcoholismo, me familiaricé con un acrónimo genial, que me ayudó un montón. Era «FEAR»*, del inglés «false evidence appearing real», o sea «pruebas falsas que parecen verdaderas». ¿Y por qué me parece tan útil? Pues porque explica muy bien en qué se cimentan gran parte de los miedos: en algo que consideramos real, que nos parece una amenaza, pero que en realidad no es tal cosa. Pero también porque sirve de recordatorio de que la mayor parte del estrés y de la rabia es, en el fondo, temor.

Así pues, cuando pienses en controlar tu respuesta al cortisol, que en esencia es una respuesta que se activa con el miedo, te ordeno que analices y busques cuál es la causa originaria de ese terror. Escríbela. Y no te conformes con apuntar la primera idea que te venga a la mente, del tipo «ah, pues me enfadé porque el gilipollas aquel pegó un frenazo con el semáforo en verde»... Eso NO es suficiente. Profundiza. Averigua qué factores excitan tu reacción y sigue indagando, plantéate preguntas para esclarecer por qué el efecto sobre tu miedo es tan potente. No cejes en el empeño, continúa hasta llegar al origen.

Por ejemplo, imagínate que les pego cuatro alaridos a mis hijos por la mañana porque no encuentro una zapatilla. En realidad, no tengo miedo ni me preocupa tanto la dichosa zapatilla, sino lo que representa. Si analizo mi reacción para identificar su causa originaria, la cadena podría ser algo así: no encuentro la zapatilla —llegarán tarde a la escuela— se perderán clases

---

* Nota del traductor: La palabra «fear» significa también «miedo, temor».

—suspenderán exámenes—, no conseguirán un empleo decente y no sabrán desenvolverse por sus propios medios en el futuro. Desde luego, es un caso de catastrofismo extremo, pero así es como opera el cerebro de muchas personas cuando perdemos el control, aunque sea en el plano subconsciente.

La mayor parte del tiempo, cuando perdemos los nervios y empezamos a gritar, el motivo de fondo es puro amor y afecto, que se ve envuelto por azares y errores en la reacción natural ante el estímulo del miedo. O sea, que además de escudriñar cuáles son las raíces de nuestros accesos de rabia, también sería razonable explicárselos a nuestros seres queridos. A mí, llegar a esta conclusión me ha costado años de recuperación. Y la verdad, opino que son enseñanzas que no sobrarían en el colegio, pero bueno, ¡ese es otro tema! Lo único que se puede hacer ahora es actuar con sinceridad y franqueza. Por ejemplo, disculparme ante mis hijos y explicarles que lo siento: «Así funciona la cabeza de mamá, que se preocupa por algo que seguramente no ocurrirá hasta dentro de... 200 años». Estos detalles ayudan a relajar tensiones y recuperar el equilibrio más rápido.

Vale, ahora lo último que te pediré en este capítulo: anota el resultado final de tu ecuación de equilibrio del cortisol. Prueba dos de las recomendaciones anteriores y fíjate en cómo te hacen sentir. Anota a continuación lo que pretendas poner en práctica:

Mi ecuación de equilibrio del cortisol

_____+_____ x *DOS SEMANAS* =_____

Dr. E: ¿Cómo deberías hablarle a tu médico acerca de los ataques de rabia?

El estrés sentido y el estrés percibido son dos combustibles que aceleran tu motor biológico. Cuanta más potencia y velocidad le exijas, menos eficaz se vuelve para gestionar el estrés a largo plazo. Si llegas a padecer estrés crónico, la resiliencia se resiente y disminuye. Y a su vez, eso puede manifestarse en forma de ansiedad y síntomas físicos, como dolores de cabeza o una presión incómoda en el pecho.

Cuando estás bajo el cepo del estrés, es más fácil que tomes decisiones equivocadas, que pueden afectar a tus relaciones personales, a tu carrera personal y a cualquier otro ámbito de la vida. Asimismo, está demostrado que unos niveles de estrés elevados están asociados al riesgo de desarrollar enfermedades crónicas a edades más tempranas y a una menor longevidad.

Si estás sufriendo accesos de ira o brotes de cólera repentinos, en lugar de machacarte y lanzarte reproches, te animo a que los contemples como señales importantes, avisos de que necesitas ayuda para lidiar con esos niveles de estrés. La irritabilidad, la furia y la brusquedad de carácter son síntomas, ¡no defectos de la personalidad! Te sugiero que acudas a una consulta médica profesional si padeces alguno de los síntomas enumerados a continuación, porque todos ellos pueden estar relacionados con el estrés. Y por supuesto, fíjate bien si percibes esos síntomas en otras personas. Suele ser complicado detectar tu propia reacción al estrés, porque su nivel sube muy gradualmente, no de un día para otro, de modo que te acostumbras hasta considerarlo normal.

Pero cualquiera se da cuenta si su pareja, una amiga o un compañero de trabajo se ha vuelto más irascible en un plazo breve. Si te preocupa la rabia que sientes, existen herramientas que te ayudarán a acceder a médicos y doctoras, como la terapia conductual cognitiva y la terapia conversacional. Estas metodologías te enseñarán habilidades que te acompañarán toda la vida, muy útiles para reconceptualizar tu relación con los factores estresantes.

Estas son señales de que tu nivel de resiliencia biológica al estrés está muy bajo:

- Perder los estribos con frecuencia.
- Órdenes o exhortaciones violentas.
- Palpitaciones.
- Sudoración exagerada en las manos.
- Dolores de cabeza.
- Dolor u opresión en el pecho.
- Pensamientos recurrentes de naturaleza preocupante.
- Accesos de ira fuera de lugar.
- Agitación/inquietud general.
- Voces interiores que te ordenan o te aconsejan que te comportes de cierto modo específico.

- Sensación de paranoia o sospechas generalizadas.

- Comentarios de amigos, compañeros o familiares que te avisan de que pierdes los nervios con demasiada frecuencia.

- Sensación de correr el peligro de hacerle daño a alguien o de perder el control durante cualquier ataque de rabia.

- Si has cometido algún abuso físico, verbal o emocional, o bien si te has sentido víctima de tales abusos, te ruego que busques ayuda.

Tienes servicios de asistencia a tu alcance a través de tu médico:

- Servicios de apoyo a la modificación conductual para ayudarte a entender y prevenir el riesgo de caer en espirales de pensamientos negativos.

- Terapias de grupo.

- Asesoramiento sobre relaciones personales.

Pruebas médicas

Repasa las pruebas médicas de la lista del capítulo «¿Por qué duermo tan mal?» si quieres investigar más a fondo tus síntomas de ira, porque muchas de esas pruebas sirven para detectar e identificar o descartar causas biológicas.

6

¿Pero qué diablos le pasa a mi ciclo **HORMONAL**?

EN ESTE CAPÍTULO, NOS CENTRAREMOS EN LAS SIGUIENTES HORMONAS:

- *Estrógenos:* las hormonas sexuales femeninas que controlan el sistema reproductivo, incluido el ciclo menstrual.
- *Progesterona:* la otra hormona sexual, encargada de prepararnos de cara al embarazo (y también de estabilizar los ciclos menstruales irregulares).
- *Testosterona:* regula el nivel de energía y la libido.
- *Pregnenolona:* la hormona con efectos antidepresivos y que puede indicar que arranca la perimenopausia cuando su nivel está muy bajo.
- *Hormona foliculoestimulante (FSH):* provoca que los ovarios liberen estrógenos.
- *Hormona luteinizante:* estimula la secreción de progesterona.
- *Hormona tiroidea:* regula el ciclo. Y una nota sobre el cortisol.

A mí me llegó el periodo cuando estaba a punto de cumplir los 14 años, en un partido de críquet. Naturalmente, ya les había mentido a todas mis amigas contándoles que a esas alturas ya tenía la regla, porque tocaba con la edad y yo estaba obsesionadita con la regla, como todas las demás. A mi mejor amiga le había venido seis meses antes. Si lo piensas, la diferencia es mínima, insignificante... ¡pero entonces nos parecía una eternidad!

Tiene gracia rememorar la presión que sentías entonces por alcanzar ciertos hitos en plena adolescencia. En fin, yo creo que eso afecta a todas las chicas, da igual cuándo y dónde crezcas. Yo me desarrollé un pelín tarde para lo habitual, estaba desesperada porque me creciesen las tetas y me aumentase el culo, quería un físico rotundo al máximo. Iba al colegio en un internado mixto, con una beca. Eso era fantástico por varios motivos, sobre todo porque al principio era una chavala muy solitaria pero luego hice un montón de amigas, pero la presión para comportarse como una adulta era te-rri-ble. Básicamente, era como competir en una carrera de objetivos: el primer sujetador, la primera regla, perder la virginidad, empezar a fumar y emborracharte a lo grande.

En ese contexto, nada más nos llegaba la regla, era bastante corriente que empezases a tomar la píldora. Era una señal de madurez, ¡algo propio de mujeres adultas, hechas y derechas! A ver, en realidad, es justo lo contrario, porque implica que prevés mantener relaciones sexuales sin una protección adecuada. Pero bueno, como dije al comienzo del libro, estaba claro que yo estaba destinada a tomar la píldora, aunque no tuviese ni puñetera idea del caos que iba a organizar en mis niveles hormonales ni sospechase cuáles serían los efectos secundarios potenciales.

Pasaron años sin que dedicase un solo segundo a pensar en las hormonas. No prestaba demasiada atención a los tiempos ni horarios para tomar la píldora, me metía un puñado en la boca si me había saltado un par de días, seguía tomándola para evitar que me viniese la regla en vacaciones, etc. Vamos, todo mal. Era joven, no padecía el síndrome premenstrual (aunque yo defendía que sí, que me afectaba, y así me libraba de las clases de educación física) y tenía la barra de energía llena a tope.

Total, que ese rollo del equilibrio hormonal ni se me pasaba la cabeza. Pero claro, es que yo crecí en los 80 y los 90, cuando los ciclos menstruales femeninos y todos los detalles relacionados estaban ocultos, tapaditos bajo un manto de vergüenza. Pensábamos que con la píldora se solucionaba todo.

¿Por qué es tan importante borrar la vergüenza y hablar claro sobre el periodo?

Todavía hoy, estoy completamente convencida de que las chicas y mujeres jóvenes no reciben suficiente información sobre qué ocurre cada mes a nivel bioquímico en sus cuerpos, ni muchísimo menos. Y en gran parte, eso se debe al estigma, a la vergüenza que la sociedad ha asociado al ciclo menstrual. En serio, esto me parece de chiste, ¡si el ciclo menstrual lleva con nosotras miles de años! ¡Literalmente! Es absolutamente vital para la continuidad de la humanidad, así de simple. Si las mujeres no sangramos un poquito cada mes, la especie se extingue, punto final. Pero resulta que durante siglos y siglos, la menstruación ha sido un tabú. Un tema del que solo se habla en susurros, sin información clara y accesible para entender cómo funciona nuestro propio cuerpo.

Cuando estudiamos el tema en clase, no se mencionaba ni una sola de las hormonas implicadas, ni se explicaba para qué sirve realmente el periodo. En lugar de eso, sí que me acuerdo de un esquema bastante raro: supuestamente representaba cómo se introducía un tampón en el útero, pero era imposible entender NADA. Al final, siempre recurrías a la hermana mayor de alguien, que te daba información «de la buena». Obviamente, ni siquiera ella tenía claro qué pasaba con los estrógenos y la progesterona y sus altibajos, ¡en absoluto!

A mí se me antojaba que era imposible plantear cualquier duda y la verdad, nadie nos animaba a hacer preguntas. Había una sensación de vergüenza tan intensa ligada a la menstruación y heredada generación tras generación que estaba prácticamente a oscuras, caminabas a ciegas. O sea, con este planteamiento, ¿a quién le sorprende que no nos preocupase tomar la píldora y los posibles efectos negativos que tendría para el equilibrio hormonal?

Y cuando mi ciclo empezó a cambiar...

En cuanto pasé los 35 años, noté que los síntomas del síndrome premenstrual empeoraban y se hacían más fuertes. Noté que sufría brotes de malhumor más feroces, se me cayó la confianza en mí misma a los pies y el monólogo interior fue adquiriendo unos tintes extremadamente negativos. Me desesperaba, me inundaba una sensación de indiferencia total, ¿qué más da todo ya? Todo me daba igual: el trabajo, el futuro, hasta yo misma. Me consumía entre el pesimismo y el temor, convencida de que a mis hijos les iba a suceder algo horrible. En ese estado anímico tan bajo, me recomían y maniataban las dudas, pero mira tú, tan solo una semana después, el panorama cambiaba de golpe y yo me ponía en actitud positiva, rebosante de energía, feliz de compartir vida con mis hijos y contentísima al ver que Jude había aprendido a atarse los cordones de las zapatillas.

Ese vuelco tan drástico, de una semana para otra, era un verdadero fenómeno. Porque mi vida seguía igual en el fondo, con las mismas facturas y responsabilidades, aunque yo lo contemplaba todo con una mirada distinta. El cambio de estado anímico me sorprendía, pero al final comprobé que estaba relacionado con el ciclo, que no se trataba de una depresión clínica, ya que aquella energía subía y bajaba periódicamente según el momento del mes, casi como una marea.

Lo cierto es que experimentar aquello (y prestarle atención y percatarme del asunto) fue fantástico, porque me empujó a adentrarme en el *hacking* biológico. Me obsesioné con averiguar qué les pasaba a mis hormonas y verificar si efectivamente padecía perimenopausia. La respuesta es que sí, era y soy perimenopáusica. Pero a ese tema volveremos algo más adelante. Me puse a investigar y leer cuanto encontré, porque quería entender a mis hormonas.

Y lo que fui aprendiendo me permitió comprender el ciclo hormonal de mi organismo. Ese conocimiento es PODER, de verdad, no exagero ni un pelo. Ahora, aunque todavía me afectan esos bajones de ánimo (que ya no son tan intensos como antes), los acepto porque soy plenamente consciente de que son temporales, se pasarán. Lo entiendo y acepto cuando me ataca el autodesprecio, cosa que suele suceder en los días 1, 2 y 3 del ciclo, porque ha caído el nivel de estrógenos y progesterona. Pero no porque sea una empresaria patética ni una amiga despegada ni una mala madre.

Ahora que he interiorizado esos conocimientos, me puedo permitir ser un poco impertinente conmigo misma y tengo presente que el malhumor y la manía de dejarlo todo para mañana desaparecerán en cuestión de 72 horas, así que lo soporto sin más. Y lo que es mejor, puedo hackear el sistema para ponerle remedio.

¿Cómo puede ayudarte hackear el ciclo hormonal?

Afortunadamente, cada vez somos más las mujeres que nos comunicamos y compartimos las distintas maneras en que nos afecta el ciclo. Así sabemos que no estamos solas, que hay más gente que sufre ataques de rabia, deseos incontrolados, problemas de concentración, enfados sin motivo... durante casi todas las etapas de la vida. En *Instagram*, Clare nos contó lo siguiente: «Yo siempre noto que me va a venir la regla porque se me agria el carácter, me vuelvo una cascarrabias. En esos momentos, cualquier detalle me saca de mis casillas...».

Tengo una amiga llamada Jenny que hasta se pone una insignia para indicar que le va a venir la regla, para que toda su familia sepa por qué de repente actúa como una verdadera imbécil. ¡La culpa la tienen sus hormonas!

En este capítulo, mi objetivo es proporcionarte el conocimiento necesario para que sepas cómo abordar tus periodos y esquivar los momentos y detalles más espinosos. Da igual si estás en la veintena superfértil o ya estás en los cuarenta, con la perimenopausia llamando a la puerta. Es fundamental que entendamos qué es lo que ocurre con el ciclo y conozcamos las señales para evaluar si tal vez nos enfrentamos a un síndrome premenstrual muy agudo, a ciclos irregulares, a deseos irrefrenables pero sin fundamento claro o a un estado de fatiga paralizante. Y que también sepamos qué se puede hacer al respecto. Es bastante habitual que cueste mucho trabajo identificar qué es lo que está pasando exactamente, porque muchos de los síntomas típicos relacionados con el ciclo menstrual también se solapan y coinciden con los de otros problemas de salud: la confusión mental, el estado anímico bajo o un apetito repentino y voraz, por ejemplo. Encima, si tomas hormonas sintéticas (como la píldora anticonceptiva), pueden enmascarar esos síntomas.

En fin, habrá que prestar tanta atención como sea posible para desentrañar ese lío hormonal tan complicado y aprender cómo podemos trabajar con nuestro ciclo y no contra él. La vida sigue adelante y más vale que nos adaptemos. Por desgracia, no siempre es posible tomarse un día de descanso cuando percibes que tienes las reservas de energía al mínimo. Y a veces no te puedes escapar y tienes obligatoriamente que hacerte esa foto precisamente el día 2 del periodo. Como me pasó a mí con la portada de este libro, ¡menuda puntería con las fechas!

Pero sí que podemos prepararnos y equiparnos con conocimientos científicos sobre las hormonas. Ser conscientes de que nos vamos a encontrar un poco regular, con las pilas medio vacías... pero que no es grave, no pasa nada. Aprenderemos cómo compensar esos altibajos para no rendirnos y abandonarnos la bajona, pero también a hackear las hormonas de una manera positiva. El mero hecho de saber qué sucede en el ciclo nos brinda libertad para optimizar la vida de la mejor manera posible.

¿Por qué las pruebas y los análisis no siempre tienen la respuesta?

Lo he dicho ya unas cuantas veces en este mismo libro: los análisis de hormonas no siempre arrojan respuestas definitivas. No son infalibles. A lo mejor sufres un catálogo interminable de síntomas, pero resulta que te han hecho un análisis de sangre en tu servicio de salud y te han confirmado que los resultados son «normales». Ojo, conviene no olvidar (repito) que «normal» no siempre es sinónimo de «saludable». Normal significa eso, normal, lo más habitual o corriente. Y hay muchos, pero muchísimos escalones y graduaciones entre los niveles más altos y los más bajos. Párate a pensar un instante: la diabetes tipo II es una enfermedad cada día más extendida, así que quizás sea «normal» para millones de personas, por desgracia... pero desde luego, no es «saludable».

Resumiendo: que si has consultado a tu médico o doctora porque sufres un síndrome premenstrual que te tortura, porque tus ciclos son muy irregulares o porque tu estado de humor varía como una ruleta rusa pero los análisis de sangre dicen que estás bien, que todo es «normal», no te desplomes ni te rindas. Los análisis aportan información, pero no pueden cubrir absolutamente todos los detalles, y mucho menos matices tan finos como los de los niveles hormonales. Si notas que te sientes fuera de lo normal (y ahora me refiero a «normal» como «con buena salud, con energía y ánimo») y te parece que podría deberse a algún problema de tu ciclo menstrual, hay muchas recomendaciones que puedes aplicar para ayudarte.

¿Qué hormonas afectan al ciclo menstrual?

Estrógenos

Este grupo de hormonas figura entre las dos hormonas sexuales más relevantes y además, ya las conocemos de capítulos anteriores. Ahora sabes que son esenciales para toda clase de funciones y que hay receptores de estrógenos distribuidos por todo tu organismo. Los estrógenos propician que el sistema reproductivo se desarrolle durante la pubertad y también actúan para regular el ciclo menstrual. Se crean en los ovarios y estimulan al endometrio y la paredes uterinas para que ganen grosor cada mes una vez concluido el periodo, para alcanzar su pico coincidiendo con la ovulación.

Como ya te expliqué en un capítulo anterior, existen tres clases principales de estrógenos en el organismo humano. Vamos a darles un repasito rápido por si te saltaste esa parte:

- *Estradiol*: la principal hormona que sintetizan los ovarios durante los años fértiles.

- *Estriol*: se genera en la placenta, durante el embarazo.

- *Estrona*: la fabrican las glándulas suprarrenales y los tejidos adiposos. Después de la menopausia, es la única hormona del grupo de los estrógenos que continuamos generando de forma natural.

Cuando los niveles de estrógenos están desequilibrados, esa alteración puede originar una larga lista de síntomas de lo más desagradables, además de derrumbar la regularidad del ciclo. La dominancia estrogénica puede suponer un buen problema (que ya examinamos con detenimiento en el capítulo «¿Por qué estoy de tan mal humor?») y también puede dilatar e intensificar los periodos más de la cuenta. Si en lugar de un exceso se registra una carencia de estrógenos, los efectos potenciales también son desastrosos, con periodos tremendamente irregulares o demasiado ligeros, así como una mayor sensibilidad e incluso molestias dolorosas en los pechos.

Progesterona

Junto a los estrógenos, la hormona sexual femenina más destacada, que trabaja en coordinación con estos últimos para definir y condicionar el ciclo menstrual. Al igual que los estrógenos, los órganos encargados de segregarla son los ovarios. Se produce tras la ovulación, cuando actúa el folículo vacío después de liberar el óvulo.

La misión de la progesterona es mantener el endometrio y las paredes del útero engrosados y listos para el embarazo. Ahora bien, si no tiene lugar la fecundación, el nivel de esta misma hormona cae abruptamente al aproximarse el final del ciclo. Sin embargo, cuando sí se produce la fecundación, el nivel sigue en todo lo alto, ya que es muy importante para conservar saludable la placenta.

Si tienes la progesterona anormalmente baja, corres el riesgo de retener líquidos y padecer hinchazones, además de ansiedad e irritabilidad, así como sofocos y sudoración por la noche, dificultades para dormir bien, irregularidad en los ciclos y trastornos de fertilidad.

Testosterona

Si te has leído atentamente el capítulo «¿Por qué estoy de tan mal humor?» ya sabrás que es una hormona imprescindible, esencial tanto para hombres como para mujeres. Quizás te sorprenda que también le corresponde una misión dentro del ciclo menstrual. A ver, me refiero a que a mí me pilló por sorpresa, pero bueno, igual exagero. ¡Es que todo esto me parece fascinante!

A diferencia de los estrógenos y la progesterona, la testosterona no regula el ciclo menstrual, sino que se ocupa de controlar el impulso sexual. Cuando se combina con una subida de los estrógenos, crecen las probabilidades de que te apetezca mantener relaciones. Y eso suele ocurrir coincidiendo más o menos con la ovulación.*

Es lógico, te guste o no, al fin y al cabo, ¡el organismo humano está diseñado para reproducirse!

Pero si se acumula demasiada testosterona revoloteando sin un fin concreto por tu cuerpo, puede provocarte acné y otros problemas de piel, puede estimular el crecimiento de tu vello corporal y también te puede causar alteraciones del sueño, por no mencionar el síndrome de ovarios poliquísticos.

Pregnenolona

La pregnenolona sirve de hormona propiciadora para que se segreguen luego un montón de hormonas más que también son esenciales para el ciclo menstrual, como los estrógenos, la progesterona, la testosterona, el cortisol y un largo etcétera. Se sintetiza en las glándulas suprarrenales y se obtiene a partir del colesterol (que no se te olvide, el colesterol es NECESARIO). Por eso a veces la denominamos hormona precursora.

---

* https://moodymonth.com/articles/hormone-101-testosterone

Un nivel bajo de pregnenolona es un marcador muy fiable para detectar que vas camino de la perimenopausia y puede ser el factor desencadenante de síntomas como la neblina mental o el insomnio. Por fortuna, a diferencia de lo que sucede con la pobrecita melatonina (que es la hormona que fomenta y favorece el sueño), sí es posible adquirir suplementos dietéticos con pregnenolona sin prescripción médica en el Reino Unido.

Hormona folículoestimulante (FSH)

Se produce en la glándula pituitaria que se aloja en el cerebro y su cometido es promover la maduración de cada óvulo dentro de los ovarios. Además, también estimula la secreción de estrógenos por parte de esos mismos ovarios.

Hormona luteinizante (LH)

Como la anterior, se fabrica en la glándula pituitaria y provoca que el óvulo ya maduro salga de su ovario. Asimismo, estimula la secreción de progesterona.

Tiroides

Esta glándula tiene forma de mariposa y se encuentra situada en la base de la garganta. Participa en el control del ciclo menstrual, por lo tanto, si los niveles de las hormonas tiroideas se salen de lo previsto, el ciclo se altera. Si son insuficientes *(hipotiroidismo)*, podemos sufrir un sangrado excesivamente abundante. Pero si se producen demasiadas hormonas *(hipertiroidismo)*, los periodos serán muy leves e incluso podrían interrumpirse.

Una nota sobre los niveles del cortisol

El cortisol no se pierde ni una, ¡está en todas las fiestas! ¿Verdad? Aquí, lo que hay que tener en cuenta es que el nivel de cortisol va subiendo gradualmente a la par que nuestra edad. Y eso puede suponer una presión adicional para las glándulas suprarrenales, hasta causarles lo que conocemos como fatiga adrenal o fatiga suprarrenal.

Los síntomas más relevantes de la fatiga adrenal son cambios de humor bruscos, sangrados abundantes, dolores de cabeza y un síndrome premenstrual agravado. Vamos, que coinciden bastante con lo que sucede cuando se desregulan OTRAS hormonas. Siendo así las cosas, evidentemente existe el riesgo de que suframos fatiga adrenal sin que nos hayamos dado cuenta.

Vale, ¿y qué narices pasa con las hormonas durante el ciclo menstrual?

Pubertad

Todo lo relacionado con el ciclo arranca de la mano de la pubertad, esa fase que llega en algún momento a partir de los 11 años. La pubertad femenina se define como el periodo en que las niñas maduran físicamente para convertirse en mujeres. ¿Y quién da el pistoletazo de salida? Nuestros viejos amigos los estrógenos: nos empieza a crecer el vello corporal, las caderas se ensanchan y se desarrolla el pecho. Y además, también empezamos a tener el periodo.

Los años fértiles y la píldora anticonceptiva

A continuación, nos esperan unas cuantas décadas de ciclos y más ciclos, antes de que llegue la perimenopausia para poner todo patas arriba de nuevo. Durante esta etapa, experimentamos un ciclo mensual en cuyo curso las hormonas suben y bajan, según las distintas fases. Y como todo el mundo sabe, esas fluctuaciones pueden tener efectos drásticos sobre el bienestar físico, mental y emocional.

Es aquí cuando entra en escena una nueva protagonista para muchas mujeres: la píldora. Y no lo hace solamente como método anticonceptivo. Como ya he mencionado, esa dichosa píldora ostentaba un prestigio social tremendo para mis amigas y compañeras allá por los años 90. Conozco a un montón de mujeres que me darán la razón. El caso es que tomar la píldora también ayuda a regular los periodos, alivia el dolor menstrual y reduce el acné. De hecho, a una de cada tres adolescentes les han aconsejado que tomen la píldora por motivos distintos al del control de la natalidad.

O sea, que la presión para que la tomes es importante. Pero hay muchas mujeres jóvenes que no saben con exactitud qué es lo que provocará incorporar la píldora para su delicado equilibrio hormonal. Desde luego, yo no tenía la menor idea.

¿Qué les hace la píldora a nuestras hormonas?

La píldora anticonceptiva contiene progesterona y estrógenos artificiales que imitan el estado de embarazo, además de una serie de hormonas más. De hecho, contiene nueve hormonas distintas, así que si decides tomártela, considera que estás diciendo que sí a una terapia sustitutiva hormonal. Piensa que no solo ocultará cualquier desequilibrio hormonal puramente tuyo que puedas sufrir, sino que también puede propiciar toda clase de alteraciones de salud inesperada.

Sinceramente, yo creo que no se da información suficiente al respecto. Una investigación de la Universidad de Copenhague detectó que las adolescentes que tomaban la píldora tenían un 80% más de probabilidades de que les diagnosticasen depresión clínica. Además, las mujeres que la toman por espacio de una década o más afrontan un riesgo más elevado de desarrollar cáncer de mama o cáncer de cuello uterino. Interfiere con la reacción del cuerpo al estrés e incluso puede influir en nuestra elección de parejas, según avisa Sara E. Hill en su libro *Tu cerebro cuando tomas la píldora*. Da miedito. Por si fuera poco, la píldora altera cómo absorbe tu organismo ciertas vitaminas y minerales esenciales, puede afectar a la fertilidad e incrementa el riesgo de que se formen coágulos sanguíneos.

Es ridículo que apenas tengamos idea sobre todo esto cuando nos lanzamos a tragar esas pastillas anticonceptivas cargaditas de hormonas solo para sentirnos supermaduras. No quiero decir que sea necesariamente malo tomar la píldora, no me malinterpretes. Pero sí opino que deberíamos disponer de información más detallada sobre los efectos que podría acarrear para el equilibrio hormonal, porque lo puede sacar de quicio. Si estás leyendo y todavía eres joven, tienes la oportunidad de enterarte de qué es eso de tu equilibrio hormonal.

Yo te recomendaría que te hagas un análisis de orina seco DUTCH (*Dried Urine Test for Comprehensive Hormones*) para ver cuáles serían TUS niveles óptimos. Así los conocerás y tendrás una referencia clara para un par de décadas. Ojalá hubiese tenido yo esas herramientas a mi alcance en la veintena. Medir los niveles de base hormonales sirve de referencia sólida para el futuro.

Y oye, sería un buen regalo para tu hija, una manera de ayudar a las próximas generaciones a esquivar el jueguecito de adivinanzas y suposiciones para elucubrar cómo estarán sus hormonas. Si te interesa desentrañar cómo funcionan tus hormonas libres del influjo de los métodos anticonceptivos hormonales, puedes probar a interrumpir la píldora y dejar de tomarla durante un par de meses. Ojo, no aconsejo que nadie haga esto sin sopesar antes seriamente cuáles serán las consecuencias. Desde luego, es imprescindible adoptar métodos de protección alternativos para las relaciones sexuales.

En fin, es una opción que merece ser estudiada. Cuando las hormonas artificiales dejan de inundar tu organismo, surge la oportunidad de detectar cuáles son tus niveles hormonales básicos óptimos con la ayuda de un análisis DUTCH. Así podrás observar y comparar la evolución de tus síntomas respecto a los niveles hormonales y entender a qué problemas y factores te enfrentas. En estas cuestiones, cada persona es distinta y por eso es tan buena idea averiguar cuáles son tus niveles individuales y cómo puedes condicionarlos, controlarlos o corregirlos de la manera ideal.

Si ya tienes una edad más avanzada y te acercas a la perimenopausia, el problema es que no hay forma de fijar un objetivo claro para tu equilibrio hormonal óptimo, porque no te hiciste un análisis de estos a una edad adecuada para saber cuáles serían los valores idóneos. Así que no queda otro remedio que seguir las normas habituales y adoptar la metodología de prueba y error hasta encontrar qué funciona mejor en tu caso. Eso sí, ten muy en cuenta que, mientras sigas tomando la píldora sin descanso, será imposible conocer tus niveles hormonales y tus síntomas con exactitud.

¿Qué les sucede a las hormonas durante un ciclo menstrual regular de 28 días?

Vale, ya sé que muchas estaréis pensando que «ojalá, OJALÁ tuviese yo un periodo de 28 días, ¡si lo mío es un descontrol total!». Que sí, que tenéis razón, pero un poquito de paciencia, os lo ruego. Lo que quiero es explicar qué sucede hormonalmente en un ciclo de 28 días, lo que solemos aceptar como regular. La idea es que entendamos qué sucede biológicamente en el organismo en cada momento del mes y que sepamos cómo van cambiando los niveles de las hormonas.

Como ocurre con TODO a nivel hormonal, es un ballet de lo más sofisticado, donde participan e interactúan un montón de sustancias distintas, con posibles efectos muy diversos si se produce un desequilibrio. Pero resumiendo, las principales protagonistas en este caso son los estrógenos y la progesterona.

Fases del ciclo menstrual

Días 1–5: Menstruación

O sea, ¡la regla! Es la fase en la que sangras, cuando el útero expulsa la capa de revestimiento interior que había preparado durante el ciclo del mes precedente. Los niveles de estrógenos y progesterona están muy bajitos, así que se puede afirmar que no estarás en plenitud de facultades.

Días 5–14: Fase folicular

Después del periodo en sí, el cerebro emplea la hormona FSH para comunicarles a los folículos que deben comenzar a preparar un óvulo. Al transcurrir unos seis días, el nivel de estrógenos sube y eso comporta un montón de efectos diferentes: empieza a formarse el revestimiento interior del útero, te sientes con más energías y mejora tu estado anímico (¡bravo!).

Día 14: Ovulación

Tus ovarios liberan un óvulo y el nivel de los estrógenos alcanza su pico máximo.

Días 15–28: Fase lútea

El folículo vacío se rompe y comienza a producir progesterona, que ayuda a engrosar las paredes interiores del útero para prepararlo de cara a la posible fecundación. En la última parte de este ciclo, los niveles de testosterona, estrógenos y progesterona comienzan a caer, lo que puede desencadenar el famoso síndrome premenstrual.

¿Pero en qué demonios consisten la perimenopausia y la menopausia?

Al igual que TODO lo relativo a la salud femenina, la menopausia solía ser un tema del que nadie hablaba, salvo en susurros. Nuestras madres y abuelas comentaban por lo bajini cómo era ese «cambio». Recuerdo que, siendo yo todavía joven, no tenía ni idea de qué me esperaba en cuestión de unos añitos.

Y tampoco tenía claro que era un proceso natural, nada de lo que avergonzarse en absoluto. Desde el punto de vista de la medicina, la menopausia es el momento a partir del cual el organismo femenino deja de ser fértil. En el plano más técnico, se considera que has superado la menopausia cuando encadenas un año natural entero sin que te baje la regla. Pero naturalmente, eso implica que los niveles de tus hormonas vuelven a cambiar oootra vez más. Y claro, como son hormonas, no es un proceso sencillito, suave y progresivo para todo el mundo por igual. ¡Qué va! Algunas mujeres pasan la menopausia prácticamente sin enterarse, sin molestias... pero para las demás es distinto y muchas afrontan efectos secundarios horrorosos debidos a esos altibajos: sensación de confusión, insomnio, rabia, alteraciones drásticas del estado de humor y sofocos, por citar unos cuantos. ¡Hay muchos más!

Para gran parte de nosotras, en realidad, la perimenopausia es una etapa bastante más dura que la menopausia. La perimenopausia es la fase de transición que precede a la menopausia y puede iniciarse en cualquier momento a partir de mediados de la treintena, aunque de media las mujeres empezamos a notar los síntomas a mediados de la cuarentena.

En fin, esa es la media, pero somos muchas las que estamos LEJOS de esas cifras concretas. La perimenopausia suele durar unos cuatro años (de media, ojo), pero en algunos casos se prolonga hasta incluso los 15, nada menos. ¡Madre mía!

¿Qué les sucede a las hormonas durante la perimenopausia?

En esta etapa las hormonas empiezan a experimentar cambios dramáticos. Los niveles de estrógenos y progesterona a los que estábamos acostumbradas empiezan a oscilar de un mes a otro.

Básicamente, los ovarios se comportan de un modo casi impredecible: a veces funcionan de maravilla y, de repente, dejan de hacerlo. Es como enfrentarse a la pubertad una vez más... ¡solo que esta vez, en sentido inverso! El resultado, pues una montaña rusa de síntomas muy variados, que te trastocan la vida.

En líneas generales, a las principales hormonas femeninas les ocurre lo siguiente durante la perimenopausia:

- Los niveles de FSH suben y bajan alegremente, en ocasiones incluso de un día para otro y eso provoca... que los estrógenos también asciendan y desciendan en plan caótico.

- La progesterona permanece en un nivel más bajo, ya que a estas alturas ovulamos menos y de una manera más errática.*

---

* https://www.reproductivefacts.org/news-and-publications/patient-factsheets-and-booklets/documents/fact-sheets-and-info-booklets/themenopausal-transition-perimenopause-what-is-it/

Y claro, estas variaciones desencadenan a su vez un montón de alteraciones en otras hormonas, porque tenemos receptores de estrógenos repartidos por todo el organismo. Yo personalmente me puse a investigar e informarme sobre la perimenopausia cuando ya estaba muy cerca de cumplir los 40 y notaba que el síndrome premenstrual cada vez me golpeaba más duro. Hasta que profundicé en el tema, ignoraba por completo que pudiese tratarse de algo ligado a la perimenopausia. Pues nada, me puse a hacer un seguimiento de mis ciclos y del estado anímico y de humor con la ayuda de una aplicación de móvil. Y poco a poco, me fui dando cuenta de que estaba empezando a hackearme biológicamente y de que, en efecto, probablemente ya estuviese en plena perimenopausia. Aunque para los estándares medios de la medicina fuese a una edad excesivamente temprana.

¿Cómo se averigua si eres perimenopáusica?

Desde la noche de los tiempos, millones de mujeres han tenido que lidiar con los crueles síntomas que les proponía la perimenopausia. Y han tenido que hacerlo sin saber lo que causaba esos síntomas ni qué podían hacer al respecto. Todavía hoy, las cifras de suicidios entre mujeres de 45 a 54 años continúan al alza. Precisamente la ventana de edades donde suelen tener lugar la perimenopausia y la menopausia.[†]

Sencillamente, es vital entender qué sucede a nivel hormonal en esa etapa de la vida y negarse a aceptar los diagnósticos erróneos que con tanta frecuencia nos dan médicos y doctoras que ni siquiera han recibido formación profunda específica como es debido sobre la menopausia.

Uno de los problemas más corrientes entre médicos de familia es que emiten diagnósticos de depresión o problemas de ansiedad con demasiada facilidad para mujeres (y prescriben antidepresivos) cuando en realidad tienen delante problemas relacionados con las hormonas y el ciclo menstrual. Me llegan mil y una historias como esta que me contó Pamela en *Instagram*: «Tengo 42 años y llevo tiempo sufriendo de confusión o neblina mental, siento que la vida me supera y tengo un montón de síntomas más. Me parece que soy perimenopáusica, pero cuando voy al médico me dice que eso son tonterías». No existe ningún análisis o prueba que permita comprobar si estás o

---

[†] https://www.itv.com/news/2021-11-16/suicide-rates-in-women-ofmenopausal-age-rise

no en la perimenopausia (hazme caso, ¡que los he buscado!), así que tienes que guiarte por tus propias estadísticas para evaluar cómo ha cambiado la situación para ti. Por eso es tan importante vigilar y llevar un seguimiento.

Fíjate en todos los detalles: ¿tus síntomas de la regla se han agudizado? ¿Tienes el ánimo más bajo o sufres más altibajos de humor? ¿Sientes que tienes las pilas agotadas? ¿Te asaltan dudas sobre tus cualidades y el tono de tu monólogo interior se ha vuelto más negativo? ¿Y esos fenómenos suceden a lo largo de todo el mes o se concentran en momentos específicos? Si el problema va y viene, se acentúa y se suaviza, es que seguramente esté relacionado con tu ciclo. Así que tenlo en cuenta y vigila, toma notas, lleva un diario. Necesitas contar con tanta información como sea posible recopilar para presentársela a tu médico o doctora de cabecera (si quieres solicitar pruebas, análisis o una terapia sustitutiva hormonal) y también para hackear los síntomas por tus propios medios.

La medida más potente que puedes tomar es esforzarte por entender e identificar el origen de los distintos síntomas, averiguar qué factores los propician o agravan y cómo puedes corregir la situación. La clave es dar con tu patrón individual y explotar esa información, porque es poder.

Breve historia de la terapia sustitutiva hormonal

Gracias a Dios, en la actualidad no resulta ya tan raro oír hablar de la terapia sustitutiva hormonal o TSH. El mundo entero va comprendiendo que es esencial para millones de mujeres. En los últimos años se ha ido desarrollando un verdadero cambio social en la actitud hacia esa terapia. Ahora, en lugar de contemplarla con ojos de ilusión y suspirar por ella porque sería «un alivio» para mujeres de edad avanzada (otra vez, aquí vuelve la vergüenza por motivos puramente biológicos), cada vez hay más gente que la reclama con más firmeza y afirma rotundamente que las ayuda a vivir dignamente. Yo soy testigo de esto entre mis seguidoras de *Instagram*. Nikki explica que «Ya tenía la mecha quemadísima, demasiado corta, me irritaba a la mínima con cualquier persona y cualquier cosa, casi sin darme cuenta de hasta qué punto se me había agriado el carácter. Empecé a tomar la terapia sustitutiva hormonal hace tres meses y he percibido un gran cambio a mejor».

Esta terapia, también llamada terapia de reemplazo hormonal, hizo su acto de aparición en la década de 1960, después de que los científicos descubriesen cómo fabricar estrógenos sintéticos artificiales. Un dato de lo más curioso y delirante: originalmente, los fármacos de la terapia de sustitución hormonal se elaboraban extrayendo estrógenos de la orina de yeguas preñadas. Actualmente todavía hay una marca que emplea este método, *Premarin*, que no se receta por igual en todos los países. Cuando realmente despegó la terapia en popularidad fue en los 90, pero a principios de los años 2000 se generó cierto clima de pánico, dado que se publicó un estudio que vinculaba la terapia sustitutiva hormonal con tasas de riesgo elevadas de cáncer de mama, infarto y formación de coágulos sanguíneos.

En esa época, el número de personas que tomaban terapia TSH en el Reino Unido cayó de 2 a 1 millón de personas. No me puedo ni imaginar qué agonía tuvieron que soportar esas mujeres por puro temor a tomarse la medicación.

Al final, el estudio que asustó a tanta gente quedó desacreditado, afortunadamente. Se demostró que el aumento del riesgo se aplicaba EXCLUSIVAMENTE a quienes comenzaban a tomar la medicación de la terapia sustitutiva a edades superiores a los 70 años. De hecho, incluso se comprobó que para las mujeres que emprendían el tratamiento antes de los 60 (o sea, la mayoría) incluso tenía ciertos efectos protectores para la salud.*

¿Cuál es la diferencia entre la terapia sustitutiva hormonal con hormonas bioidénticas y la terapia sustitutiva hormonal estándar con hormonas orgánicas?

Aquí estamos en terreno confuso y yo misma he confundido estas dos variantes, la verdad es que es fácil equivocarse. Vamos a aprender a distinguirlas, porque tienen un nombre muy parecido:

- TSH con hormonas bioidénticas (mi favorita, personalmente), derivada de variedades vegetales que poseen las mismas sustancias químicas (hormonas) que nuestro cuerpo. Se elabora a medida individualmente y a veces permite administrar hormonas en dosis que no están autorizadas para mujeres, como la DHEA (dehidroepiandrosterona). La TSH bioidéntica no está disponible en el servicio público de salud británico porque no está comprendida dentro de la regulación de la MRA (*Medicines Regulatory Agency* o Agencia reguladora de medicinas).

---

* https://www.womens-health-concern.org/help-and-advice/factsheets/hrt-the-history/

- La terapia sustitutiva hormonal estándar, con hormonas orgánicas, es la que emplea hormonas exactamente iguales a las hormonas naturales de tu cuerpo. Habitualmente se administra estradiol (la variedad de estrógeno que genera el organismo durante los años fértiles) a través de un parche o en formato de gel, complementado con progesterona si es necesario. Este tipo de tratamiento sí está cubierto por el servicio nacional de salud británico (NHS) y ha superado diversas pruebas para certificar su seguridad.

Yo lo que te recomiendo es que, si quieres evaluar la posibilidad de ponerte en tratamiento con hormonas bioidénticas, investigues a fondo y en detalle, que consultes a especialistas. Los tratamientos de los servicios públicos de salud son estandarizados, así que quizás no encajen a la perfección en tu caso, pero como ya he repetido mil veces, cada persona es un mundo y no existe una regla de oro válida para todas. Siempre les aconsejo a mis amigas que se interesen y evalúen las distintas opciones si padecen síntomas muy fuertes. Hablemos claro: ni siquiera se suponía que íbamos a ser tan longevas, así que ahora tenemos que reforzar las hormonas como buenamente podamos para prevenir las fracturas de huesos que podrían surgir por la osteoporosis.

Durante años, he estado siguiendo la TSH con parones y paréntesis aquí y allá. Me pasé a la progesterona porque me aplastaba la ansiedad y probé con una dosis bajísima, pero solo conseguía empeorar el problema. Una de dos: o soy intolerante a la progesterona o necesito una dosis más alta, creo yo. También tengo un gel de estrógenos y me lo pongo cuando considero que hace falta, pero no me ha dado un resultado espectacular; ahora te explicaré el porqué en el siguiente apartado, centrado en la tiroides. Antes de morir, mi madre me contó que ella experimentó la misma reacción a la progesterona. Ese sí me pareció un dato muy importante. Muchísimos detalles dependen de la genética, con que no es mala idea preguntarle a tu madre cómo le afectaron a ella la menopausia y la perimenopausia. Quizás así encuentres pistas de cómo podría afectarte a ti.

Mi revelación sobre la tiroides

Como ya sabes, yo me he embarcado en un viaje de exploración, dispuesta a descubrir todos los secretos sobre las hormonas y el hackeo biológico. Me dedico a investigar constantemente nuevas modalidades de tratamiento y terapia, conocer especialistas y figuras destacadas para colaborar y ahondar en el estudio para saber qué pasa en el plano bioquímico. Mientras escribía este libro, me fue invadiendo una sensación de agotamiento brutal: neblina mental, bajón anímico, apetito sexual bajo cero y un aumento de peso en la cintura del que no me libraba ni con ejercicio físico ni con crioterapia.

Todos esos síntomas apuntaban decididamente a la perimenopausia, pero al final conseguí dar con la auténtica raíz del problema: que tenía la tiroides fuera de control. Lo descubrí una mañana que estaba colaborando con un experto nuevo, Justin Maguire. Fue él quien me propuso un truco asombrosamente simple para detectar qué era lo que ocurría: tenía que llevar un seguimiento de mi temperatura corporal basal, midiéndola y tomando notas unas cuantas veces al día.

En esencia, la temperatura corporal refleja el metabolismo y este, a su vez, lo determinan las hormonas que segrega la glándula tiroidea. La técnica consistía en registrar mi temperatura (con un termómetro corriente y moliente) a las tres horas de haberme levantado y después, cada tres horas. Luego apuntaba todos los datos en un gráfico y así se podía ver el patrón y las tendencias. Yo tenía una temperatura corporal más bien baja (en mi caso, de 36,5 grados, pero cualquier cosa por debajo de 37 se consideraría baja), lo que implica que tengo hipotiroidismo. O sea, que mi tiroides no produce suficientes cantidades de hormonas T3 y T4. Y eso, como hemos visto anteriormente, afecta negativamente a la generación de una larga serie de otras hormonas. Esta sería una buena piedra de toque para empezar a investigar.

Cuidado, esta es una teoría mía, personal, pero estoy convencida de que muchos de los traumas que sufrí hace años condicionaron a mi glándula tiroidea y la dejaron tocada.

Mi madre padeció un montón de problemas graves de salud cuando yo era muy pequeñita y desde entonces, en plena infancia, viví en un estado de alerta constante. Siendo como soy, pues no digerí correctamente aquellas emociones tan dolorosas. Muy al contrario, en cuanto me llegó la adolescencia, le hice frente saliendo de casa de fiesta a la mínima y apostando siempre por la adrenalina y el cortisol como motores. O sea, que le exigí un sobreesfuerzo tremendo a la tiroides.

Nada más llegar a la treintena, mi organismo se quedó sin reservas de hormonas tiroideas y me empujó al hoyo del hipotiroidismo. Por eso bebo litros y litros de café y salgo a correr casi todos los días, ¡para recargarme de dopamina!

Bueno, el caso es que ahora mismo me estoy tratando el hipotiroidismo con extractos tiroideos bioidénticos, además de vitaminas beneficiosas para la función tiroidea y minerales como el selenio, el yodo, así como B_{12} y FORS-KOLIN. El nombre no suena muy bien, pero viene en formato de cápsulas, así que es bastante práctico. He dado con una dosis que funciona para mí y me ha ayudado a subir la temperatura corporal lo suficiente para que se sitúe entre los márgenes saludables. La verdad es que me siento más estable y capaz de superar situaciones que antes me hubiesen supuesto un desafío atroz... como el montón de cuarentones borrachos que pululaban por un torneo de golf al que fui con mis hijos hace unos meses.

Tómate esto como el resto de los consejos del libro: no te los recomiendo porque sean trucos universales que curen todos los males. Por mi parte, me queda mucho camino por recorrer para arreglar mis niveles básicos de dopamina y estrógenos. Lo que pretendo es recordarte que las hormonas son distintas para cada persona y que siempre merece la pena tantear opciones nuevas y alternativas. Vigilar la temperatura corporal es un método facilísimo, que cualquiera puede hacer en casa. Busca y descarga un gráfico de Internet y anímate, porque te puede dar un montón de información sobre tu estado de salud hormonal.

¿Cómo puedes hackear tu ciclo hormonal (terapias TSH aparte)?

Si has empezado a leer el libro por este capítulo, todas las sugerencias que te voy a plantear serán novedosas. Pero si empezaste por la primera página, a lo mejor ya te resultan un tanto repetitivas porque te las he contado antes. Es lógico, porque en GRAN MEDIDA, el ciclo está relacionado con todos los demás aspectos de la vida: el estado anímico, el sueño, el apetito, la claridad mental, etc.

Como ya he dicho antes, las hormonas no funcionan de una en una, aisladas en departamentos incomunicados. ¡Ojalá! Entonces sería mucho más fácil explicar cómo actúan, pero la ciencia es caprichosa. Qué va, es todo lo contrario: interactúan unas con otras en todo momento, en una danza donde todas intervienen y provocan torrentes de efectos y síntomas de lo más variado. Como consecuencia, una misma causa raíz (como pueden ser las alteraciones del ciclo menstrual) se puede manifestar de un modo distinto en cada persona: problemas para dormir, sangrados excesivos, síndrome premenstrual, etc. Por lo tanto, es inevitable que muchas de las cosas que te voy a proponer a continuación ya te suenen de los capítulos anteriores.

Además de leerte este capítulo, te recomendaría que repasases todos los otros que sean pertinentes para los síntomas que padeces. Así pues, si te tortura el síndrome premenstrual, harías bien en leerte los capítulos centrados en la rabia y los estados anímicos deprimidos. Si te puede la tentación de devorar carbohidratos y azúcares a lo bestia cada vez que se acerca la regla, no te olvides de leer las secciones que dedico al apetito y la alimentación. Etcétera, etcétera. Pero, para empezar...

Mi recomendación top sobre suplementos dietéticos: DIM

El DIM, también conocido como diindolilmetano si prefieres su nombre más rimbombante, es uno de los suplementos dietéticos más populares para equilibrar las hormonas. En tu estómago, los ácidos presentes de forma natural generan el DIM como enzima cuando se descomponen hortalizas del grupo de las crucíferas (como el brécol)... pero habría que zamparse un carro entero de coles para notar los efectos de esta sustancia de manera decisiva.

Por eso es mejor idea tomárselo en forma de complemento. Lo fantástico del DIM es que equilibra los niveles de estrógenos porque facilita que se descompongan como es debido. Por eso lo recomendé ya en el capítulo «¿Por qué estoy de tan mal humor?» al tratar el tema de la dominancia estrogénica. Por el momento, las investigaciones científicas sobre el DIM que hay son limitadas, pero sí se ha comprobado que detoxifica los excesos de estrógenos, que estimula la producción de estrógenos protectores y que reduce la presencia de los negativos, que están relacionados con el desarrollo de ciertas variedades de cáncer. Gracias a estas cualidades, alivia el síndrome premenstrual y los síntomas de la menopausia. Regula el nivel de energía y también el estado anímico, pero es que además es famoso porque combate el acné.*

La dosis diaria de referencia es de 200 mg y yo te recomendaría que lo probases para ver si te ayuda a corregir todos los problemas generales hormonales ligados al ciclo menstrual.

---

* https://www.healthline.com/nutrition/dim-supplement#uses-benefits

¡Y también es muy beneficioso para los hombres! El DIM es un remedio excelente para ellos porque también pueden sufrir de dominancia estrogénica. En su caso, los síntomas incluyen desarrollo de senos, acumulación excesiva de grasa en el abdomen, alteraciones bruscas del estado de humor, irritabilidad, libido baja y depresión.

¿Cómo puedes hackear los síntomas de tu ciclo hormonal?

Cómo afrontar los efectos del síndrome premenstrual

El síndrome premenstrual es un monstruo, ¿verdad? En los días inmediatamente precedentes a que te baje la regla, el nivel de la progesterona cae en picado y, como resultado, se origina un desequilibrio entre las hormonas sexuales. Durante esta ventana temporal, es probable que experimentemos síntomas bastante desagradables y, dependiendo de las particularidades biológicas de cada persona, esas experiencias pueden variar a lo bestia. De hecho, el catálogo de síntomas médicos reconocidos que las mujeres pueden encontrarse en los días anteriores al periodo comprende 150 tipos. Has leído bien: 150. Pueden ir desde hinchazón y sensación de pesadez, pasando por dolores de cabeza, altibajos anímicos, calambres, irritabilidad, fatiga, deseos y apetitos aleatorios irrefrenables (hablaré de esto más adelante) hasta accesos de ira. *¡Qué maravilla!*

A mí, de joven, el síndrome premenstrual no me afectaba para nada, pero empezó a darme la lata unos años más tarde y lo detecté al hacerme un seguimiento con la aplicación para móvil *Flow*. Qué buena idea fue instalármela. Desde que me puse a usarla, conseguí identificar los días en que me sentía más agitada y enfadada con el mundo. Con todo, lo que pasa con el síndrome premenstrual es que, con mucha frecuencia, los síntomas que padecemos forman parte de un rompecabezas muy grande y complejo, conformado por esos mismos síntomas, por el ciclo menstrual y los hábitos de vida.

Como consecuencia, a veces resulta muy difícil discernir dónde termina este síndrome y dónde empiezan otros problemas de salud independientes del mismo. Lo bueno es que hay una enorme variedad de recursos para corregir el desequilibrio hormonal del síndrome premenstrual y situarnos en una posición óptima de cara a todo el mes.

Sienta unos cimientos sólidos

O sea, que debes procurar que los pilares básicos sean fuertes y robustos: sueño, actividad física y exposición a la luz solar para promover la producción de serotonina (la hormona del cariño y la felicidad). Este debería ser el punto de partida para cualquier planteamiento. Si te cuesta dormir bien y no sales demasiado al aire libre para bañarte de luz (sea por el trabajo o por tus horarios), léete el capítulo «¿Por qué duermo tan mal?» y aprenderás cómo ponerle remedio.

Apuesta por los alimentos con ácidos grasos y el ácido eicosapentaenoico

Ya sabemos que los alimentos ricos en ácidos grasos omega-3 son fabulosos por múltiples razones. Por ejemplo, porque fomentan la producción de la serotonina (que contribuye a mejorar el estado anímico) y apoyan al sistema inmunitario, además de apaciguar la reacción del cortisol. En líneas generales, estas propiedades encajan de maravilla para combatir los estragos del síndrome premenstrual. Pero es que, además, se ha comprobado que alivian los síntomas de ese síndrome, ¡genial! Un estudio que distribuyó entre las mujeres participantes suplementos de omega-3 detectó que se habían rebajado los niveles de depresión, ansiedad, hinchazón, dolores de cabeza y molestias en los pechos.*

Ciertos pescados contienen de forma natural ácidos grasos omega-3, especialmente la caballa, el salmón y las ostras; pero también se encuentran en frutos secos y otros alimentos. Encontrará una lista detallada en el capítulo «¿Por qué no puedo parar de comer?». Al mismo tiempo, se puede potenciar la ingesta con la ayuda de un suplemento llamado EPA (ácido eicosapentaenoico), que se encuentra en los ácidos grasos omega-3. Para empezar, no estaría mal una dosis diaria de entre 1.000 y 2.000 mg.

Toma vitaminas buenas para la progesterona

En este ámbito son cruciales todas las vitaminas del complejo B, porque constituyen los ladrillos básicos con los que se fabrican las hormonas reproductivas: las vitaminas B_2, B_6 y B_{12} son actores clave para activar la progesterona.

---

* https://pubmed.ncbi.nlm.nih.gov/23642943/

Tanto es así que un estudio ha demostrado que aumentar la ingesta de B_6 diaria puede subir la progesterona hasta el punto en que se noten mejorías en los síntomas del síndrome premenstrual.*

Las vitaminas B están presentes en ciertos alimentos, como el salmón, el atún, los huevos y los aguacates, pero también se pueden obtener en forma de suplemento dietético.

Desintoxícate de estrógenos con D-glucarato de calcio

Si cuando te afecta el síndrome premenstrual te duelen los pechos, te aparece celulitis, te notas enfurruñada y cansada, es más que probable que no excretes los estrógenos correctamente. Vamos, ¡que no se marchan por el inodoro! Es necesario depurar y detoxificar el cuerpo de estrógenos para que todo funcione bien, porque si no, se forma un atasco monumental en el hígado y los estrógenos que no te convienen se pasan días y días dando vueltas por el organismo.

Se pueden despejar las rutas metabólicas de detoxificación con la ayuda del DIM (acabo de hablarte de él) y también te aconsejo que te leas todas las sugerencias relativas a la dominancia estrogénica del capítulo «¿Por qué estoy de tan mal humor?» Otra buena medida es tomar suplementos con D-glucarato de calcio, que ayudan al hígado a cumplir su misión. El ácido glucárico (que es la forma natural del D-glucarato de calcio) es una sustancia que se encuentra en el intestino y presta ayuda al hígado. Es fundamental para garantizar que el exceso de estrógenos sea expulsado del organismo. Si sufres una carencia de D-glucarato de calcio, las hormonas se reabsorben y entonces aparece la dominancia estrogénica (que también afecta a hombres).

¿Qué se puede hacer si la regla es muy abundante o irregular?

El interruptor principal para regular el ciclo menstrual está en la glándula tiroidea y cuando no funciona correctamente, los ciclos se descontrolan. Entonces aparecen reglas muy ligeras o demasiado abundantes, o también irregulares.

---

* https://www.letsgetchecked.com/articles/naturally-increase-lowprogesterone-levels/

Como expliqué fugazmente antes, quienes padecen de hipertiroidismo producen un exceso de hormonas tiroideas, que provocan periodos muy leves y cortitos. Cuando se padece hipotiroidismo sucede al revés, que la producción de hormonas tiroideas es insuficiente y la regla es muy pesada, con sangrado abundante. En ambos casos, hipo e hiper, los ciclos pueden caer en un irregularidad caótica.*

Otra causa clásica de los periodos irregulares es la perimenopausia, porque en esa etapa las hormonas sexuales fluctúan drásticamente, especialmente cuando se agotan los niveles de estrógenos y progesterona. Mi amiga Becky supo con certeza que era perimenopáusica cuando, además de tener el periodo totalmente descontrolado, le entraban ganas de asesinar a su marido durante 3 o 4 días al mes.

Aplica terapia de luz roja para potenciar tu tiroides

Un método fantástico para mejorar la función tiroidea (sin tomar esteroides, que tienen un montón de efectos secundarios terribles y dejan de ser eficaces cuando el cuerpo se acostumbra y se adapta... hasta empezar a ganar peso) es la terapia con luz roja. En la actualidad, es bastante habitual utilizar cajas de luz roja para favorecer el equilibrio hormonal. Diversos estudios han verificado que aplicar una luz roja de baja intensidad directamente sobre la garganta (donde se encuentra la glándula tiroidea) puede tener efectos positivos para su funcionamiento.[†]

Quizás te suene a cuentos de brujas, pero se basa en el efecto antiinflamatorio de la terapia con luz roja, que permite a la tiroides retomar su labor de nuevo de la mejor manera posible. Si quieres comprar una caja de luz roja, hay modelos disponibles a partir de 100 euros o poco más. Supone una inversión, pero puede ser una ayuda incuestionable. También estimula la producción de colágeno y mejora ciertas afecciones de la piel o molestias musculares y articulares. Vamos, ¡que sales ganando!

---

* https://www.verywellhealth.com/menstrual-problems-and-thyroiddisease-3231765

† https://rouge.care/blogs/rouge-red-light-therapy-blog/what-you-need-toknow-about-the-benefi ts-of-red-light-therapy-for-thyroid-health

Evita los xenoestrógenos

Los xenoestrógenos son los estrógenos falsos y artificiales (los malos de la película) que están dentro de muchos objetos de la vida cotidiana, como en ciertos plásticos, productos de limpieza e incluso en alimentación.

Encontrarás una lista detallada en el capítulo «¿Por qué estoy de tan mal humor?». Son una pesadilla porque son capaces de interferir en la actividad normal de las hormonas femeninas, dificultar la función de la tiroides e incluso acentuar el riesgo de desarrollar un cáncer de mama.

Prueba la acupuntura

Si has tenido un bebé, quizás en tu servicio de salud te ofrecieron la posibilidad de recibir sesiones de acupuntura antes de dar a luz (al menos en el NHS británico sí lo hacen). Yo recuerdo que también me sometí a unas cuantas sesiones cuando estaba en el tratamiento de fecundación *in vitro*.

La verdad, es una cosa alucinante, porque la acupuntura lleva miles de años de tradición en la medicina china y el NHS la incluye entre las terapias disponibles... ¡pero no saben exacta y científicamente por qué funciona! No está claro si favorece la fertilidad, si prepara el organismo de cara al parto o si contribuye a regular el ciclo menstrual. ¡Pero lo cierto es que funciona!

En un estudio, una mujer que padecía reglas extraordinariamente abundantes y con un periodo muy irregular se sometió a 10 sesiones de acupuntura y al terminarlas, el ciclo se le normalizó por completo.*

¿Es o no es asombroso? Desde luego, merece la pena tenerlo en cuenta si sufres de periodos muy irregulares que no están relacionados con la perimenopausia.

Gestiona y controla tus caprichos y deseos irrefrenables

Bueno, este es un tema muy, muy importante. Yo todavía tengo mis tropezones, me cuesta mucho trabajo (al fin y al cabo, soy una adicta al azúcar) y muchas de las mujeres que me siguen me han contado que en los días

---

* https://www.ncbi.nlm.nih.gov/pmc/articles/PMC6088286/

justo antes de que les baje la regla sienten un hambre voraz de azúcar. Y eso supone un fuerte contraste con cómo se sienten durante el resto del mes. En *Instagram*, Lisa me contó lo siguiente: «Yo llevo una dieta realmente sana hasta que llega la regla, ahí se acaban las normas. Es horroroso, patético, como si perdiera el control. A veces, casi sin darme cuenta, me sorprendo delante de la nevera o con la alacena abierta. Y echo mano a lo primero que pille». Sheila vive experiencias bastante similares: «Yo me encuentro de fábula durante el resto del mes, pero el día antes de que me baje la regla y, a veces, también alrededor de la ovulación, me entra un hambre de lobo. En cuanto me levanto después de comer, me dan ganas de volverme a sentar y volver a empezar... Me siento como vacía, insatisfecha, así que acabo pegándome unos atracones tremendos. Y al día siguiente, estoy de bajona...».

Todo esto sucede, evidentemente, porque las hormonas que te hacen sentirte a gusto experimentan un descenso significativo cuando te aproximas a la regla, al igual que las hormonas sexuales. Todo eso te da hambre y, por si fuera poco, el nivel de cortisol (estrés) va al alza.[†]

Por eso no resulta nada, pero nada sorprendente que te vacíes una bolsa de patatas fritas o caramelos de menta directamente en la boca... vamos, que sucumbas a tu kriptonita personal. Lo malo es que, como hemos aprendido, zamparte tres tabletas de chocolate y una tarrina de helado no sirve de cura para que te sientas mejor a largo plazo. Ahora te voy a explicar cómo ajusto y adapto mi dieta al ciclo, pero no olvides que hay ciertos suplementos dietéticos que sirven para suavizar esas ansias imparables y repentinas de atiborrarte de azúcar.

Toma NAC

Miles de especialistas señalan la NAC (N-acetilcisteína) como un protocolo supereficaz para gestionar todo tipo de deseos, antojos y apetitos compulsivos (también adicciones), porque regula el desplazamiento del glutamato por el sistema nervioso. El glutamato es un aminoácido esencial para controlar el aprendizaje y las conductas y la NAC puede ayudarte a regularlo.[*]

[†] https://www.always.co.uk/en-gb/tips-and-advice-for-women/pms-andmenstrual-cramps/why-do-you-crave-chocolate-on-your-period/

[*] https://www.ncbi.nlm.nih.gov/pmc/articles/PMC5993450/

Añade clorofila a tu dieta

¿Se acuerda alguien de cómo era la fotosíntesis, eso que estudiamos en el cole? ¿Sí? ¿Más o menos? Bueno, pues si te acuerdas, probablemente te suene la palabra «clorofila». Se trata de un pigmento presente en todos los vegetales verdes. Y también es un nutriente excelente para regular el azúcar en sangre. En la actualidad, incluso se propone como suplemento para tratar la diabetes tipo II. Sus cualidades son fascinantes, porque reduce los picos de insulina, que a su vez provocan que se apacigüen los apetitos compulsivos.

Toma L-glutamina

En mi libro anterior conté que tomaba un aminoácido llamado L-glutamina en polvo para combatir mis caprichos y apetitos salvajes de azúcar. Me pongo una cucharadita bajo la lengua (sabe a polvo de talco, te aviso) y eso me funciona de veras. Quizás a ti te ayude a superar los primeros días de desengancharte del azúcar. Claro que con esto me quedaría un poco a medias, así que lo acompaño de un café cargadito con aceite TCM o cetonas en polvo. No es que tenga que tomármelo constantemente, pero es un buen remedio para equilibrar el azúcar en sangre y controlar el perfil de aminoácidos, que es lo que aspira a saciar tu apetito en realidad.

Adapta la dieta para ayudarte con el ciclo menstrual

Días 1–14: Fases menstrual y folicular

Mientras tienes la regla y también la semana después, tendrás bajos los estrógenos y la progesterona, pero poco a poco, luego empezarán a subir. Es el momento ideal para descansar y recuperarte. Así que toma manzanilla, hidrátate a fondo y favorece la producción de serotonina con alimentos fermentados como pueden ser el kimchi o un buen pan de masa madre.

Mientras estés con la regla, perderás sangre (¡obviamente!), así que deberías reforzar la cantidad de alimentos como carnes rojas y mariscos, ricos en hierro hemo, muy fácil de absorber para el organismo. Por otro lado, tenemos las espinacas, que mucha gente considera un superalimento y que efectivamente contienen mucho hierro, pero no es hierro hemo y resulta más complejo de extraer. Más del 95% del hierro funcional que hay en el cuerpo humano es hierro hemo. Y aquí va un dato divertido: ¡las almejas tienen más hierro que el hígado de ternera!

Para reponer los niveles de magnesio, una buena fuente serían unas cuantas onzas de chocolate amargo y puro, de buena calidad. Yo veces le echo cacao en polvo a mi batido de cetonas en polvo y colágeno con agua y estevia, queda bastante rico.

Días 14–24: Fase lútea

En estos momentos, las hormonas femeninas se encuentran en sus máximos, así que probablemente te sientas con las pilas a tope, lista para afrontar lo que sea.

Te aconsejo que favorezcas la acción del hígado y las rutas metabólicas de detoxificación con alimentos que tengan propiedades antiinflamatorias como verduras y hortalizas, frutos secos, aceite de oliva virgen extra, cúrcuma y pescados grasos (con omega-3), además de incluir en tu dieta lácteos, huevos y carnes de alto valor nutritivo.

Días 24–28: Fase premenstrual

Cuando te aproximas a los días del periodo propiamente dicho, cae el nivel de estrógenos y progesterona, así que conviene evitar aquellos alimentos que aumenten la tensión del organismo, como las bebidas alcohólicas y la cafeína. Ayuda a la producción de serotonina con verduras de hoja, pavo y pollo, pero también con carnes rojas, plátanos y cerezas.

Esta es precisamente la fase donde muchas cedemos a la tentación y nos rendimos ante la bestia del azúcar... así que procura nutrirte con buenos alimentos (¡apuesta por los fermentados!) que no te disparen el azúcar en sangre y acaben por hacerte sentir peor al final que al principio. Si son ricos en magnesio, como el aguacate, los plátanos y los frutos secos o semillas, serán una gran ayuda para prevenir dolores de cabeza y trastornos del sueño.

¿Y cómo compagino yo mi dieta con el ciclo?

Pongamos las cartas boca arriba: NO te voy a contar esto porque sea una receta universal válida para cualquier otra persona, ¡olvídalo! No existe una dieta ideal que sirva para todo el mundo. Espero que te haya quedado claro tras repetirlo tantas veces a lo largo del libro, espero que te lo hayas grabado: tienes que desarrollar un plan de acción propio, personal e intransferible para hackear tus hormonas de la manera más positiva.

Pero SÍ hay una recomendación útil para toda la población femenina, y es que ajustemos la alimentación en la medida de lo posible para adaptarla al ciclo, seleccionando con cuidado qué comemos en cada momento del mes y procurando que esos alimentos sean tan naturales y auténticos como sea posible. O sea, que sea comida DE VERDAD, con todas sus propiedades, no porquerías procesadas, repletas de conservantes y envasadas, por muchas etiquetas de «saludable» o «sin azúcares» que tengan. Ya lo hemos visto una y otra y otra vez, los alimentos procesados NO contribuyen a que te sientas mejor, de ningún modo. Lo que tu cuerpo necesita y exige son vitaminas B, un montón de hierro y ácidos grasos saludables en cantidades razonables, para mantener alto el estado anímico.

Una nota sobre el ayuno intermitente

Si has leído el resto de capítulos del libro, sabrás que soy una ardiente defensora de las bondades del ayuno intermitente. Que básicamente consiste en esperar un par de horas más a romper el ayuno nocturno. O sea, retrasar el desayuno. He comprobado que es una táctica muy eficaz para cargar mejor las pilas y también para aplazar hasta más tarde la secreción de serotonina y melatonina (que te empujan a la modorra y al sueño).

Ojo, esto es en mi caso específico. Pero es que además, yo soy adicta por naturaleza, y consciente de que, si empiezo a comer a una hora más temprana del día, luego no hay forma de parar. Mi café con grasas y aminoácidos esenciales añadidos (con el colágeno en polvo) me impulsa para salvar esa primera trampa del día.

Si quieres probar, no es obligatorio que sigas mis horarios al pie de la letra. Experimenta y fíjate en qué funciona mejor en tu caso individual. Yo te sugeriría (como expliqué en el capítulo «¿Por qué no puedo parar de comer?») que no te impongas un montón de cambios drásticos a la vez. Empieza dando pequeños pasitos. Acorta la ventana de alimentación, o sea, el período del día en que tomas alimentos sólidos. Para eso, retarda un poquito el desayuno y cena algo más temprano. El ayuno intermitente no implica que tengas que pasar más hambre que Carpanta, ¡a mí eso no me pasa!

Bueno, pues te voy a contar qué hago yo, en líneas generales. Y un dato muy importante, POR QUÉ me alimento de esta manera. Aunque admito que, muy de vez en cuando, el tren descarrila y acabo pidiendo una pizza...

Días 1–14: Fases menstrual y folicular

¿Qué sucede?

Durante esta fase soy tan bondadosa conmigo misma como puedo y me esfuerzo por limitar al mínimo la cantidad de azúcar que consumo. Es una tentación, pero me he mentalizado y sé que, a la larga, me hace sentir peor. Como te he dicho hace un instante, soy adicta por personalidad y biología. Por tanto, sé que en cuanto comience a comer dulces seré incapaz de parar. Eso del consumo moderado y responsable no figura entre mis opciones.

Por pura configuración hormonal, durante estas dos semanas de mi ciclo, tengo la resiliencia en niveles mínimos. Los niveles de estrógenos y progesterona estarán también bajitos, y arrastran consigo a la dopamina, al cortisol y a todas las demás hormonas que me harían sentir bien. Total, que tengo la moral por los suelos durante los días 1, 2 y 3, como ya dije. No queda otro remedio que intentar compensarla y estimular la producción de serotonina con el ayuno intermitente y tomando alimentos fermentados y otros que aporten triptófano.

¿Qué como y cuándo?

Al despertarme: Agua con electrolitos de calidad.

07:00   Café expreso con péptidos presentes en el colágeno bovino.

08:00   Café con grasas esenciales, con aceite TCM y colágeno en polvo.

13:00   Caldo de huesos, kombucha.

15:00   Más caldo de huesos con aceite TCM o zumo de apio si noto que estoy hinchada.

16:00   Batido de proteínas con mantequilla de frutos secos y suplementos nootrópicos.

16:30   Café con L-teanina.

17:30   Opciones para cenar: una cucharada de kimchi o chucrut para empezar y luego a elegir:

- bocadillo de pan de masa madre con carne orgánica y ensalada con mayonesa de aguacate *Hunter & Gather* (sin aceite vegetal).
- Sopa casera de pollo o de verduras con caldo de huesos y ensalada.

- Carne orgánica asada al horno.
- Desayuno inglés completo con tostadas de pan de masa madre.
- Aguacates con salmón ahumado, huevos revueltos y queso en tostas de pan de masa madre.
- Postre: chocolate endulzado con estevia o *mousse* de aguacate y cacao casera.

21:00-23:00 Picoteo:

- Patatas fritas (de bolsa) elaboradas con aceite de oliva (las encontrarás con sabores naturales y fritas exclusivamente con aceite de oliva, pero lee bien las etiquetas).
- Tabla de quesos con galletas saladas de masa madre.
- Paté de hígado de pollo casero con tostas de pan de masa madre y mantequilla.
- Kombucha.

22:00 Manzanilla.

Días 14–24: Fase lútea

¿Qué sucede?

En esta fase de mi ciclo no necesito que el organismo fabrique tanta serotonina, porque voy sobrada de estrógenos, así que produzco las hormonas del bienestar a pleno rendimiento, ¡como una fiera! En este momento del mes tengo la energía al máximo, es cuando más creativa me siento, con más ganas de disfrutar de la vida. Aquí recorto la ingesta de carbohidratos, porque el organismo no me los exige con tanta insistencia.

¿Qué como y cuándo?

Al despertarme: Agua con electrolitos de calidad.

07:00 Café expreso con péptidos presentes en el colágeno bovino.

08:00 Café con grasas esenciales, con aceite TCM y colágeno en polvo.

12:00 Café con grasas esenciales, con aceite TCM y colágeno en polvo.

13:00 Kombucha.

15:00 Té matcha con grasas esenciales, con TCM en polvo y L-teanina.

17:00   Chupito de caldo de huesos con aceite TCM.

18:00   Las opciones para cenar son las mismas que en las fases menstrual y folicular, pero reduzco la cantidad de carbohidratos. O sea, que el pan de masa madre se queda en la mitad.

21:00-23:00 Tentempiés

- Gajos de manzana con mantequilla de frutos secos.

- Queso y apio con fruta, acompañados de galletas saladas de masa madre con mantequilla ecológica.

- Frutos secos activados horneados con sal marina y miel.

22:00   Manzanilla.

Días 24–28: Fase premenstrual

¿Qué sucede?

Durante los días justo antes de que me baje la regla, el hambre me aprieta como nunca. Por eso rompo el ayuno un poquito antes y presto mucha atención para escuchar qué me pide el cuerpo. También noto que me sube un grado o dos la agresividad, lo cual no está tampoco tan mal, y suelo salir a correr con más frecuencia o distancias más largas. Sí que limito la dosis de cafeína porque subrayaría todavía más esa agresividad. Pero bueno, Matthew confiesa que ahora estoy mucho más calmada, porque hace años era una furia incontrolable. Lo único que pasa es que estoy un pelín más irritable de lo habitual.

¿Qué como y cuándo?

Al despertarme: Agua con electrolitos de calidad.

07:00   Manzanilla con TCM en polvo (bueno, algunas veces sí que tomo café).

08:00   Kombucha.

09:00   Desayuno inglés completo con pan de masa madre y mantequilla ecológica, o salmón ahumado, aguacate y huevos. También tomo enzimas digestivas que contengan amilasa (ayuda a descomponer los carbohidratos), proteasa (descompone las proteínas) y lipasa (descompone las grasas) para aliviar la fatiga durante la digestión.

12:00 Batido de proteínas con caldo de huesos en polvo combinado con leche de coco o de vaca cruda, un plátano y mantequilla de frutos secos; chocolate endulzado con estevia y kombucha a lo largo de todo el día.

18:00 Cena con la familia; las opciones son las mismas que en las fases menstrual y folicular. Si pedimos comida en lugar de cocinar, siempre me tomo unas pastillas *Rise & Shine* de mi propia marca y me tomo un té depurativo al terminar. En esta parte del mes soy un poco más complaciente y me concedo algún que otro capricho. Pero no lo considero un fracaso ni una recompensa, sencillamente es una reacción hormonal normal. También suelo tomar saunas de niacina, que me ayudan a depurar el organismo (encontrarás más información sobre este protocolo en mi libro anterior, *It's Not a Diet*) y darme un impulso a la moral. Y voy de paso a solas para tranquilizarme y aliviar los procesos inflamatorios.

21:00-23:00 Tentempiés

- Patatas fritas (de bolsa) elaboradas con aceite de oliva (las encontrarás con sabores naturales y fritas exclusivamente con aceite de oliva, pero lee bien las etiquetas).
- Tabla de quesos con galletas saladas de masa madre y mantequilla, fruta y/o miel.
- Paté de hígado de pollo casero con tostas de pan de masa madre y mantequilla.

22:00 Manzanilla.

Vuelve a los fundamentos

Yo opino que la clave para mantener bajo cierto control el ciclo menstrual, sean cuales sean las molestias que sufres, se reduce a dos pilares esenciales. El primer pilar maestro es VIGILAR el ciclo y los síntomas. Toma nota de lo que pase para analizar y averiguar qué es lo que te pasa. El segundo pilar es TRABAJAR A FAVOR del ciclo, adaptarte a él, ¡no luchar contra él! Quiero decir que, una vez sepas en qué punto estás del ciclo, hay que apoyar a tu organismo de la mejor manera posible con la dieta y la actividad.

El objetivo es disfrutar del mayor entusiasmo y la máxima calidad de vida durante todo el mes, no sufrir a merced de los bajones hormonales. Así que toma las riendas, asume el mando y vuelve a los fundamentos.

Mi ciclo en la actualidad				
Duración del ciclo _____ días	**Niveles de energía**	**Síntomas**	**Apetitos incontrolables**	**Cambios de humor**
Durante la regla				
Fase folicular				
Ovulación				
Fase lútea				

¿Y cómo voy a apoyar el ciclo?				
Duración del ciclo _____ días	**Plan de nutrición**	**Complementos de dieta**	**Ejercicio físico**	**Cambios de humor**
Durante la regla				
Fase folicular				
Ovulación				
Fase lútea				

Dr. E: ¿Cómo puedes comentarle a tu médico lo que te preocupa sobre tu ciclo menstrual?

Cada vez más, las mujeres se interesan por la perspectiva de la medicina integrativa para entender mejor su biología y sus ciclos hormonales. Yo soy un firme defensor de adoptar una mentalidad holística que incluya cuerpo y mente para conceptualizar y observar el ciclo menstrual, es cierto, pero eso no le resta importancia a la necesidad de vigilar para detectar trastornos o patologías subyacentes cuando aparecen síntomas.

Te recomiendo que, si sufres alguno de los síntomas que enumero a continuación, solicites ayuda profesional médica:

- Sangrados irregulares, incluidas manchas entre periodos o una vez superada ya la menopausia.
- Secreciones vaginales irregulares o anormales.

- Sangrado postcoital (después de mantener relaciones sexuales).

- Cambios en el pecho: irregularidades en la piel, dolores o bultos.

- Aumento de peso, más crecimiento del cabello o el vello o periodos irregulares… piensa en la posibilidad de sufrir ovarios poliquísticos.

- Sequedad vaginal, picores o irritación.

- Síntomas de la menopausia (que puede iniciarse antes de los 45 años, en cuyo caso se denomina insuficiencia ovárica prematura si es por debajo de los 40).

  - Sofocos/sudores nocturnos.

  - Alteraciones del estado de ánimo: ansiedad, cambios de humor repentinos, bajón anímico.

  - Infecciones repetidas del tracto urinario/sequedad vaginal/irritación.

  - Pérdida del deseo sexual y la libido.

  - Trastornos y alteraciones del sueño.

  - Fatiga, malestar, dolores, cefaleas: todos pueden estar relacionados.

  - Amenorrea (cuando se interrumpe la regla, deja de venirte o sencillamente no llega nunca).

  - Primaria: no se produce la menstruación antes de los 13 años y no se desarrollan otros rasgos sexuales secundarios (como el desarrollo del pecho). Ausencia de menstruación a los 15 años, con rasgos sexuales secundarios normales.

  - Secundaria: ausencia del periodo durante entre 3-6 meses tras periodos normales, o ausencia de entre 6 y 12 meses tras periodos irregulares.

Tomar la píldora durante mucho tiempo puede afectar al ciclo hormonal y, cuando se deja tras una temporada muy extensa, es raro que el ciclo retome la normalidad inmediatamente. En esos casos, lo más común es que transcurra un tiempo hasta que el organismo vuelva a ovular. Tras pasar una temporada prolongada tomando la píldora, es habitual que se registre cierto déficit de nutrientes y se produzcan cambios en la microbiota intestinal. Como consecuencia, si quieres restablecer el equilibrio hormonal, quizás tengas que cuidar tu salud intestinal y esforzarte por ayudar al hígado con la detoxificación. Sin olvidarte de las demás hormonas, que son esenciales (las de las glándulas suprarrenales y la tiroides).

Cada vez acuden a consulta más mujeres que desean quedarse embarazadas a edades más tardías y los tratamientos de fertilidad les prometen grandes esperanzas. Son tratamientos eficaces y útiles, pero no siempre funcionan para todo el mundo. La concepción es un proceso complicadísimo y no se arregla simplemente tomando hormonas que estimulen el desarrollo de los ovarios y la proliferación de los óvulos. Mi consejo es que trabajes para equilibrar tu biología cuando quieras prepararte para un embarazo buscado: con un buen aporte de nutrientes y cambios en tu estilo de vida. O sea, que adoptes el enfoque integrativo.

Dentro del ámbito de los tratamientos de fertilidad, se han registrado grandes éxitos en el apoyo a la ovulación y la implantación a través de modalidades como la terapia de oxígeno hiperbárico y la terapia NAD+. Existen estudios científicos que ratifican la tasa de éxitos de las terapias de fertilidad cuando se incorporan estas sencillas medidas de apoyo de un modo inteligente.

Las terapias de sustitución hormonal estándar y con hormonas bioidénticas se van conociendo mejor entre la comunidad médica y cada vez se aplican con mayor frecuencia. Yo te recomiendo que comentes con tu médico o doctora cuáles son los riesgos y las ventajas potenciales de cualquier terapia sustitutiva hormonal. Se presentan en distintas variantes para la administración: hay parches, geles, cremas, pastillas para vía oral o pesarios vaginales. La otra gran ventaja de la TSH es que reduce las fracturas óseas causadas por la fragilidad. Mi recomendación es que, si te recetan esa terapia, te sometas a revisiones periódicas. Lo más razonable sería cada tres meses.

Y eso sí, ¡apunta los síntomas en un diario! Puedes registrar todos los datos con aplicaciones para móvil y luego esa información será muy valiosa cuando vayas a consulta.

Pruebas médicas:

Esta es una sugerencia de biomarcadores, pero no pretende ser exhaustiva. Tu especialista personalizará cada análisis tras la consulta.

- Análisis de FSH, estradiol, progesterona, testosterona.
- Análisis básico de tiroides y glándulas suprarrenales: TSH, T4, T3, cortisol y DHEA por la mañana.
- Respuesta al azúcar en sangre: HbA1c, insulina en ayunas y glucosa en ayunas.
- Hemograma (conteo sanguíneo) completo.
- Análisis de la función hepática.

Pruebas integrativas:

Esta es una sugerencia de biomarcadores, pero no pretende ser exhaustiva. Tu especialista personalizará cada análisis tras la consulta.

- Homocisteína, B_{12}, folato (para detectar posibles problemas de metilación).
- Análisis del estado de los micronutrientes: magnesio, zinc, cobre Cu+, etc., es útil una prueba de ácidos orgánicos o *Genova NutrEval*.
- Salud intestinal: microbiota, síndrome del intestino permeable, parásitos, hongos, etc., análisis de material fecal completo.
- Análisis DUTCH completo o mapeo del ciclo menstrual (hay otras alternativas pero estas serían las más importantes para empezar).

Tecnología:

- No pierdas de vista *Femtech*, que ofrece herramientas muy útiles para la salud femenina.
- *Flo.health and Clue*: programas de seguimiento del ciclo.
- Dispositivos portátiles de salud como el Ōura, que vigilan y registran el ciclo ayudándose de la temperatura corporal.

7

Una última palabra antes de
DESPEDIRME

Me encuentro rarísima ante la idea de escribir una conclusión para el libro, y es porque cuando hablamos de conocer mi propio cuerpo, nunca siento que haya terminado. Porque el baile hormonal es de una complejidad pasmosa y ese mecanismo tan sofisticado es lo que condiciona nuestro bienestar. Mientras redactaba este mismo libro me he ido topando con un montón de información nueva. La comunidad científica no para de descubrir y publicar nuevos avances y hallazgos, día tras día. Por eso me parece que nadie debería adoptar una actitud del tipo «vale, pues ya estaría: ¡ya me lo sé todo del tema!».

Cada semana se lanzan nuevos estudios, ¿quién sabe qué se revelará dentro de unos meses? Dicho esto, el objetivo de este libro era llenarlo de información útil, que fuese cargadito de conocimientos lo más prácticos posibles, que tú puedas aplicar. Y quería que te sonase cercano y accesible, sin llenarlo de tecnicismos confusos por todas partes. Por eso el hilo conductor son los síntomas y no las propias hormonas. Si es que vivimos en el mundo real, el de verdad, y por eso queremos saber qué factores están detrás de los síntomas que nos molestan. Y lo más importante: qué se puede hacer para mejorar la situación.

Espero que cuando has ido leyendo hayas entendido e interiorizado que el poder de sentirte con plenas capacidades, en tu mejor versión, está en tus manos. ¡En serio! No es obligatorio conformarse y resignarse a la fatiga, a la rabia ni a esa sensación de impotencia ante el mundo. Con la ayuda de estas páginas y los consejos del Dr. E, mi meta es que te equipes para interpretar tus síntomas, buscar qué pieza falta en el puzle y pruebes nuevas estrategias.

Tienes una gama de herramientas completísima a tu disposición para hackear tus hormonas de la forma más positiva y progresar, para VIVIR MEJOR. Los síntomas son la clave de todo el asunto, porque te avisan de que el cuerpo tiene algo que comunicarte. No te preocupes si tu médico o doctora de cabecera te contesta que todo es «normal» pero tú no te sientes así. Ya te lo he dicho: no pasa nada. Nadie te conoce mejor que tú personalmente. Y tú puedes introducir cambios positivos con la ayuda de estos truquitos hormonales.

Eso sí, no existen soluciones de oro ni validez universal para hackear las hormonas. Si todavía no lo has hecho antes, te animo a que rellenes las tablas que te he propuesto, que pongas a prueba algunas medidas y que procures disfrutar por el camino. De veras, es divertido curiosear e investigar para comprobar a qué estímulos respondes mejor.

Te esperan un montón de beneficios para la salud por esa ruta, y no solo para ti, sino para las personas que te rodean. Cuando descubras detalles y remedios que te hagan sentir mejor y con más energía, coméntalo y comunica esos consejos al resto de la gente. A mí me ha resultado superenriquecedor y gratificante explicar por *Instagram* todo el proceso que seguí hasta llegar aquí, tras años de pruebas y errores.

¡Y ahora no pienso detenerme! Estoy experimentando constantemente, así que si todavía no me conocías, me puedes seguir en *@daviniataylor*. Este viaje dura toda la vida, son décadas y décadas de aprendizaje. Así que vale la pena que lo emprendamos en buena compañía.

Davinia x

APÉNDICE I

Glosario

5-HTP: El 5-hidroxitriptófano (o 5-HTP) es un aminoácido que se produce de forma natural en el organismo humano y sirve para luego obtener serotonina transformando el triptófano.

Acetilcolina: La acetilcolina es el neurotransmisor más abundante en nuestro organismo y tiene presencia especialmente en el sistema nervioso central. Está a cargo del control muscular, la memoria y las sensaciones. Dado que una de sus misiones consiste en regular la velocidad a la que trabaja el cerebro, si padeces un nivel insuficiente, corres el riesgo de sufrir de mala memoria, además de experimentar dificultades para aprender y para reflexionar de una forma creativa.

Adaptógenos: Remedios herbales (de herboristería) obtenidos de fuentes vegetales, como la ashwagandha y los hongos ling zhi.

Adrenalina: Es la hormona que controla el impulso de «luchar o huir». Su nivel lo regulan las glándulas suprarrenales, ubicadas justo encima de los riñones. Sirve para fines de seguridad, porque es la que te prepara para huir de un peligro o para afrontarlo a cara descubierta, por eso te aporta una dosis instantánea de energía cuando el cerebro percibe un peligro y de inmediato notas que te cosquillean los nervios.

Aminoácidos: Moléculas que se combinan para formar proteínas. Muchas veces se las conoce como «los ladrillos de la vida».

ATP: También conocido como adenosín trifosfato, el ATP está presente en todas las células que componen el organismo, a las que sirve de carburante para transferir energía.

Central, sistema nervioso central: Es el centro de mando del cuerpo humano y lo controla todo, desde los movimientos y los pensamientos hasta procesos automáticos, como pueden ser la digestión o la respiración.

Citoquinas: Se trata de péptidos (proteínas pequeñitas o fragmentos de ellas) que se producen en nuestras células y se encargan de regular diversas respuestas inflamatorias dentro del sistema inmunitario.

Colágeno: Una larga cadena de aminoácidos enlazados que aporta al organismo la estructura necesaria para funcionar y trabajar. Después del agua, el colágeno es la sustancia más abundante en el organismo, pero experimenta un declive progresivo a partir de los primeros años de la veintena.

Colesterol: Sustancia de constitución similar a una cera, presente en todas las células del cuerpo. Es imprescindible para producir otras hormonas y también para fabricar ácidos en el hígado que luego absorben el excedente de lípidos durante la digestión.

Cortisol: Muy célebre por ser la «hormona del estrés». Se produce en las glándulas suprarrenales, que liberan un gran torrente una vez por día. También desempeña un papel esencial en muchas otras funciones. Es una hormona alfa, o sea, que el cuerpo considera prioritaria antes que muchas otras, si se ve en la obligación de escoger. Sin embargo, existe el riesgo de que el nivel de cortisol suba demasiado y nos provoque estrés, ansiedad y temores.

Dopamina: La hormona más destacada en lo que respecta al placer y al dolor. La dopamina es fascinante, porque ostenta un protagonismo tremendo para regular el sueño, el apetito, la claridad mental, la capacidad de concentración y la resiliencia... además de ser la principal responsable de las conductas adictivas. Se produce en el cerebro y controla las rutas metabólicas de las recompensas. Por eso nos motiva para dar lo mejor de cada cual. Cuando el nivel de dopamina está muy bajo, lo habitual es sentir un gran bajón anímico, desesperanza y una indiferencia generalizada por cuanto nos rodea.

Emulgentes (y emulsionantes): Aditivos químicos que se incorporan a los alimentos para que emulsionen ingredientes como el agua y las grasas o aceites, de modo que se consigue una textura más cremosa. Pueden inhibir la capacidad del intestino para detectar qué nutrientes hay en los alimentos digeridos y, como consecuencia, alterar la respuesta de la leptina.

Endocrino, sistema endocrino: Esta es la red de glándulas que trabaja para crear nuestras hormonas. Incluye el hipotálamo, la glándula pineal, la glándula pituitaria, la glándula tiroidea, las glándulas paratiroideas, el timo, las glándulas suprarrenales y el páncreas.

Endorfinas: A menudo se las denomina «hormonas del placer» o «del bienestar» porque ayudan a silenciar los dolores y también a que sintamos placer. Se segregan tras ciertas actividades, como el ejercicio físico, las relaciones sexuales o la risa.

Enzimas digestivas: El páncreas sintetiza tres enzimas digestivas principales cuya misión es descomponer los alimentos. Sin ellas sería imposible absorber y aprovechar correctamente los nutrientes que contienen. La amilasa descompone los carbohidratos complejos y también se produce en la boca. La lipasa se ocupa de las grasas y la proteasa, de las proteínas.

Estrógenos: Un grupo fundamental de hormonas sexuales femeninas, responsables de desarrollar y mantener en plenas capacidades el aparato reproductor. Se producen en los ovarios antes de la menopausia y también en las glándulas suprarrenales durante la fase posterior a la menopausia. Sus niveles fluctúan y cuando alcanzan valores excesivos o insuficientes, desencadenan múltiples efectos, que abarcan todo el cuerpo, porque contamos con receptores de estrógenos repartidos por todas partes.

FSH: Conocida también como hormona foliculoestimulante, se produce en la glándula pituitaria del cerebro y desempeña un papel esencial en el ciclo menstrual. Cada mes propicia que madure un óvulo en los ovarios y también estimula a estos órganos para que segreguen estrógenos.

GABA: El ácido gamma-aminobutírico es un neurotransmisor que inhibe la ansiedad y pone freno al runrún descontrolado del cerebro, promoviendo una sensación de calma y relajación. Se produce en el cerebro y sus cometidos más destacados son regular la respuesta inmunitaria y controlar el miedo y la ansiedad cuando las neuronas se sobreexcitan.

Grelina: La hormona del hambre, que se produce fundamentalmente en el estómago. Su función primordial es regular el apetito, para lo cual envía una señal que le indica al cerebro que ha llegado la hora de comer. El nivel de esta hormona en el organismo fluctúa a lo largo del día y también lo condicionan otros factores, como olores, horarios de comidas regulares o caídas del azúcar en sangre.

Hormonas: Son los mensajeros químicos del cuerpo humano y se fabrican en células especializadas que están en las glándulas endocrinas. Las hormonas se vierten al torrente sanguíneo y viajan por esa red hasta todos los puntos del cuerpo.

Insulina: La insulina regula el nivel del azúcar en sangre. Se sintetiza en el páncreas y se segrega cuando el organismo descompone los alimentos y obtiene glucosa (azúcar), que servirá de combustible a las células. Cuando la glucosa se desplaza por las células, desencadena la respuesta de la insulina, que se encarga de rebajar los niveles de azúcares en sangre para devolverlos a la normalidad. Consumir demasiados alimentos procesados, que provocan picos de azúcar, es perjudicial para los niveles de insulina e incrementa el riesgo de desarrollar diabetes tipo II.

Leptina: Es la hormona que controla la sensación de saciedad, o sea, de satisfacción, lo contrario que el hambre. Se produce en las células adiposas del organismo, que envían una señal al hipotálamo para indicarle que ya es el momento de parar de comer. Lo que pasa es que muchos alimentos procesados interfieren en los receptores de leptina y por eso nos cuesta más dominar el apetito, porque no recibimos esa señal de saciedad correctamente.

LH: La hormona luteinizante se genera en la glándula pituitaria y estimula la secreción de progesterona, además de provocar también que los ovarios liberen los óvulos cuando hayan terminado de madurar.

Melatonina: Más conocida por su papel de hormona reguladora del sueño. Se segrega en el organismo unas dos horas antes de irte a dormir. Se produce en la glándula pineal y es el resultado final de la secuencia química triptófano > 5-HTP > serotonina > melatonina. Su misión es que concilies el sueño. Hay diversos factores que condicionan el nivel de melatonina, como la luz, la temperatura y la alimentación.

Mitocondrias: En ocasiones hablamos de ellas como las «centrales energéticas» del cuerpo, porque hay miles de mitocondrias en casi todas las células. Su trabajo es descomponer moléculas procedentes de la alimentación para fabricar ATP, junto a un montón de otras funciones esenciales.

Neurotransmisores: Son las sustancias que señalan en el cerebro el impacto de nuestros pensamientos, sentimientos y también de respuestas y reflejos automáticos provocados por cualquier tipo de factores, como el movimiento físico o el latir del corazón. Muchas hormonas funcionan también como neurotransmisores. Por ejemplo, la serotonina y la dopamina.

Nootrópicos: Compuestos que «alteran la mente» (derivado del antiguo griego *nous trepein*) y proporcionan beneficios cognitivos sin riesgo alguno. Por ejemplo, son positivos para la memoria y la capacidad de aprendizaje o tienen efectos estimulantes o sedativos, que protegen al cerebro o lo ayudan a trabajar en condiciones de estrés. Los nootrópicos te permiten controlar un poco mejor tu estado anímico y el nivel de energía disponible para las funciones cerebrales.

Noradrenalina (o norepinefrina): Es tan buena que hasta tiene dos nombres distintos. Básicamente, es la adrenalina presente en el cerebro y es importantísima para el estado de alerta, el nivel de energía y el funcionamiento general del encéfalo. Trabaja en tándem cooperando con la dopamina.

Oxitocina: La llamada «hormona del amor» porque infunde sensaciones de calidez, cariño y bienestar. Se produce en el hipotálamo, dentro del encéfalo, y controla un montón de aspectos, desde la excitación sexual hasta la confianza, los sentimientos románticos y los lazos de unión, especialmente los que se forman entre madres y bebés. Es la hormona que actúa como cemento para las relaciones sociales.

Parasimpático, sistema nervioso parasimpático: El sistema que se encarga de todo cuando descansamos o digerimos… básicamente porque regula todas las funciones automáticas del organismo. Se ocupa de situarlo en el modo de recuperación, lo calma y ralentiza el ritmo respiratorio y la frecuencia cardíaca, además de contraer la vejiga urinaria.

Progesterona: Una de las dos hormonas sexuales femeninas más destacadas (junto al grupo de los estrógenos). La segregan los ovarios a mediados del ciclo, con la finalidad de preparar el útero cada mes para la posible fecundación del óvulo. Cuando los niveles de progesterona están en lo alto, nos envuelve una sensación de calma y confort que provoca bienestar. Funciona en concierto total colaborando con los estrógenos.

Síndrome de ovario poliquístico (SOP): Vello facial, periodos irregulares, ansiedad, molestias premenstruales, abortos y muchos más síntomas, ninguno agradable en absoluto. Si te afecta este problema, estudia las dietas bajas en carbohidratos (dieta cetogénica) o carnívora y aplica protocolos antiinflamatorios (consulta mi libro *It's Not a Diet*).

Serotonina: También conocida como la hormona de la felicidad. Para sentirse bien, con seguridad, sin miedos y a gusto, es fundamental contar con unos niveles saludables de serotonina. Funciona tanto en el cerebro a modo de neurotransmisor como en el torrente sanguíneo, como hormona. Entre el 90 y el 95% de la serotonina se fabrica en los intestinos. Cuando está muy baja, no sentimos satisfacción, alegría ni seguridad, y resulta más probable que suframos depresiones y otros problemas, como insomnio.

Simpático, sistema nervioso simpático: Trabaja en paralelo con el sistema nervioso parasimpático, encargándose de controlar las reacciones de «lucha o huida». Nos prepara para entrar en acción y para ello estimula procesos como la sudoración, aumenta la frecuencia cardíaca y pone los sentidos en estado de alerta.

Testosterona: Esta es la hormona más abundante en las mujeres y provoca que sintamos bienestar a raíz del esfuerzo físico. Se produce en los ovarios y en las glándulas suprarrenales. Contribuye a la creación de fibras musculares, a la quema de grasas y al mantenimiento de la energía y la libido en niveles saludables. Los niveles de testosterona también interactúan con el cortisol y los estrógenos.

Tiroides: La tiroides es una glándula situada en el cuello y allí se producen dos hormonas que regulan los niveles de energía del organismo (o sea, el metabolismo) y el ciclo menstrual. Se trata de la T4 o tiroxina y la T3 o triyodotironina. Es bastante frecuente padecer trastornos o alteraciones de la función tiroidea y que, como resultado, el organismo produzca una cantidad de tiroxina exagerada o insuficiente. Eso puede afectar a los niveles de otras hormonas, como la progesterona.

Triptófano: Se trata de un aminoácido esencial, imprescindible para el crecimiento y para un montón de funciones metabólicas más. Se obtiene de la alimentación o de complementos dietéticos y el organismo se ocupa de transformarlo en 5-HTP, luego en serotonina y, a continuación, en melatonina.

Vago, nervio vago: Se trata del nervio más largo del cuerpo humano, que conecta el cerebro con los intestinos. Es la principal vía de comunicación del sistema nervioso parasimpático. O sea, el que regula las funciones del descanso y la digestión.

Vitamina D: Mejor dicho, hormona D, porque en realidad se trata de una hormona, como espero que tengas bien claro a estas alturas. Se produce en la piel, como respuesta a la incidencia de los rayos de luz solar. Ayuda a absorber el calcio que llega a los intestinos para que pase al torrente sanguíneo. Y también contribuye a regular el sueño.

Xenoestrógenos: Son sustancias químicas sintéticas de origen industrial, presentes en gran variedad de plásticos, conservantes y pesticidas. Pueden actuar como si fuesen estrógenos e incluso bloquear la actividad normal de estas hormonas si actúan como antiestrógenos. Te recomiendo que extremes las precauciones al utilizar recipientes de plástico para comida o bebida.

Lista de la compra recomendada: el **TOP 5**, por síntomas

¿Por qué duermo tan mal?

Persianas o cortinas opacas

Absolutamente imprescindibles para acondicionar cualquier dormitorio para eso, para dormir. Porque la incidencia de la luz sobre la piel, aunque sea en cantidades pequeñas, estimula la liberación de cortisol, lo que dificulta enormemente conciliar el sueño.

Si prefieres las cortinas, puedes forrarlas de una tela o revestimiento opacos. Las puedes encargar a medida e incluso comprar láminas portátiles opacas que se sujetan con ventosas, las hay por menos de 25 euros.

Gafas bloqueadoras de luz azul

Ayudan a entrar en estado de somnolencia porque detienen las ondas de luz azul que emiten las pantallas del teléfono móvil, la tablet o el televisor. Esa luz engaña a tu cerebro y lo convence de que es de día, con lo cual inhibe la secreción de melatonina. Las puedes encontrar por Internet, por poco más de 10 euros.

Alimentos fermentados: kimchi, kombucha y kéfir

Si quieres qué tu microbiota intestinal produzca suficiente serotonina para luego transformarla en raudales de esa maravillosa melatonina y sus ganas de dormir y descansar, necesitas que esa microbiota esté sana como un roble. Para eso hace falta que sea diversa y eso se puede favorecer si consumes alimentos fermentados. Ahora son muy fáciles de encontrar, así que añádelos a tu dieta. Da igual si lo que prefieres es el kéfir como alternativa al yogur, las verduras picantonas del kimchi o las burbujitas de la kombucha.

Magnesio

Un complemento ideal para regular el sueño. Activa la parte del sistema nervioso que se ocupa de calmarnos y relajarnos, además de activar los receptores de GABA que cooperan en la relajación. El formato más popular para favorecer el sueño es el glicinato de magnesio, más benévolo y menos agresivo para el intestino que otras presentaciones (¡cuidado, porque algunas hasta se utilizan como laxantes!). Una dosis diaria recomendada sería de entre 250 y 300 mg. Yo también tomo treonato de magnesio para el cerebro y citrato de magnesio para tratar el estreñimiento.

Zinc

Se ha demostrado que un nivel de zinc saludable reduce el tiempo necesario para conciliar el sueño y aumenta la duración de ese mismo sueño. Una dosis diaria estándar oscilaría entre 15 y 25 mg.

¿Por qué no puedo parar de comer?

Vinagre de sidra de manzana

Una cucharada de vinagre de sidra de manzana antes de comer (sola o diluida con agua) activará tus enzimas digestivas y así ralentizará la descomposición de los carbohidratos en el intestino. También suavizará la reacción de la insulina, con lo que mejorará la gestión de los niveles de glucosa en sangre y ayudará a regular de ese modo el apetito.

Berberina

La berberina es un compuesto bioactivo derivado de la corteza de los árboles y diversos estudios han certificado que reduce la secreción de leptina, la hormona del apetito. Es un suplemento completamente seguro y natural, que rebaja los niveles de azúcar en sangre y atenúa la respuesta de la insulina. La puedes encontrar en formato de tabletas, que se toman antes de las comidas.

Péptidos de colágeno en polvo

El colágeno contiene aminoácidos, que son precisamente lo que reclama el organismo cuando tenemos hambre. Añadir una cucharada bien rebosante de colágenos de bovino de buena calidad en polvo al café de la mañana (luego te doy más detalles) te ayudará a resistir las ansias de zampar cereales o tostadas.

L-glutamina

Es un aminoácido que yo usé cuando me estaba desenganchando y deshabituando del azúcar. Solo hay que poner una cucharadita de este polvo bajo la lengua durante 30 segundos para que pase al torrente sanguíneo y suavice el apetito irrefrenable de azúcar. Así no tendrás que echar mano del chocolate, los sobaos, las madalenas o las rosquillas.

Aceite TCM/TCM en polvo

Los triglicéridos de cadena media o TCM contienen ácidos grasos derivados del aceite de coco que tienen propiedades asombrosas. Se absorben rápidamente hasta llegar al torrente sanguíneo y sacian el apetito porque contienen grasas saludables para poner en marcha tanto el cerebro como el resto del cuerpo. Puedes añadir un poquito a tu café de primera hora para controlar los apetitos imperiosos, para complementar el colágeno.

¿Por qué me siento como si estuviera perdiendo la cabeza?

Colina

Es posible potenciar la producción de acetilcolina del propio organismo. Esta sustancia nos ayuda a mantener la concentración y aprender. Nos aportan colina alimentos como los huevos, el brécol y el hígado, y además los complementos dietéticos que la incluyen. La dosis diaria recomendable se situaría entre 100 y 500 mg. Un huevo contiene 147 mg.

L-teanina

La L-teanina es un aminoácido que se obtiene del té verde y es fantástico por sus propiedades para aliviar las sensaciones de pánico y promover la calma. Yo me lo tomo justo antes de irme a dormir. La dosis diarias de referencia oscilaría entre 200 y 400 mg.

Aceite TCM/TCM en polvo

Las grasas TCM (triglicéridos de cadena media) son fundamentales para apoyar la producción saludable de hormonas y son muy abundantes en el aceite de coco. Las grasas TCM están implicadas en la producción de ATP (el combustible de las células), que mejora el estado de alerta, la memoria y el estado anímico. Los estudios científicos también han demostrado que las grasas TCM refuerzan los niveles de antioxidantes en el cerebro y también suben la serotonina, que tiene efecto antiestresante. Yo tomo polvo de cetonas de TCM diluido en el café de la mañana y me ha cambiado por completo el estado de ánimo y la capacidad de concentración.

Mucuna pruriens (L-dopa)

Se trata de un adaptógeno natural que se basa en el recetario de la medicina ayurvédica. Contiene unos niveles altísimos de una sustancia precursora de la dopamina, denominada L-dopa o levodopa, así que ayuda al organismo a producir dopamina. Una dosis diaria estándar oscilaría entre 15 y 30 mg.

Raíz de valeriana

Se ha comprobado que este extracto natural sube los niveles de GABA en el cerebro y ayuda a aliviar la ansiedad. Se suele emplear como remedio herbal para favorecer el sueño. Si la tomas para mejorar tu concentración, rebaja la dosis (entre 120 y 200 mg tres veces al día) o correrás el riesgo de que te asalte la somnolencia.

¿Por qué tengo la moral tan baja?

EPA

Para mí, el principal complemento para combatir los bajones anímicos es el EPA (ácido eicosapentanoico), presente en alimentos ricos en ácidos grasos omega-3. Se sabe que el EPA tiene unas propiedades fabulosas, porque además de aliviar la inflamación, tiene efectos equiparables a los de los antidepresivos. Se recomienda una dosis diaria de entre 2.000 y 4.000 mg.

Sales de *Epsom*

Las sales de *Epsom* son en realidad un tipo de magnesio (sulfato de magnesio), uno de los superminerales esenciales para un montón de funciones distintas. Un baño con sales de *Epsom* es beneficioso para regular los niveles de cortisol y mejorar los de GABA, el neurotransmisor que ayuda a favorecer la calma.

Ginseng

El ginseng procede de las raíces de plantas del género *Panax* y se utiliza desde hace siglos en todo el mundo como complemento por sus excelentes características nutricionales. Tiene efectos antiestrés y antiinflamatorios, así como que ayuda a aliviar la fatiga. La dosis habitual oscila entre 200 y 400 mg.

Kimchi, kombucha y kéfir (otra vez)

Los alimentos fermentados son increíbles para reforzar la salud y la variedad de las bacterias benignas que habitan en tu intestino y que apoyan la producción de serotonina. Así que incluye en tu dieta una buena porción de los que más te gusten: kimchi (hortalizas encurtidas), kombucha (una bebida fermentada a partir del té verde, con burbujitas) o kéfir (un tipo de yogur fermentado).

Rhodiola rosea

Este es un adaptógeno de origen vegetal que se emplea en todo el mundo para combatir los estados de ánimo deprimidos. Tiene un efecto muy notable sobre la fatiga relacionada con el estrés y sobre la depresión, ya que influye de manera positiva sobre los niveles de serotonina y dopamina en el cerebro. Puedes tomar 200 mg en una toma diaria o repartidos en dos tomas.

¿Por qué estoy de tan mal humor?

Ashwagandha

Es un adaptógeno extraordinario, con propiedades relajantes, y muchos estudios han certificado que reduce el nivel de cortisol de manera efectiva, además de que puede ayudar a aliviar los problemas derivados de una exposición insuficiente a la luz solar. Y por si fuera poco, contribuirá también a que duermas mejor. Como ya he mencionado antes, precaución, porque puede provocar anhedonia, es decir, cierta sensación de indiferencia generalizada. Así que presta atención y no vayas a lo loco si quieres probarla.

L-teanina

Controlar el nivel de cortisol es vital para evitar caer en la rabia y la sensación de presión constante. Te puede ayudar la L-teanina, un aminoácido que puedes tomar a diario (con o sin café, según como sea tu sensibilidad a la cafeína) y que tiene excelentes características para apaciguar la respuesta del estrés. Las dosis diarias pueden ser de entre 200 y 400 mg.

Lámpara o caja de luz roja

La luz natural intensa, por las mañanas, estimula la respuesta del cortisol en el momento más apropiado. Pero si no recibimos esta estimulación en esos instantes, puede descontrolarse y dispararse justo cuando menos nos interese. Ahora puedes contrarrestar la oscuridad reinante en invierno con las cajas de luz roja, solo tienes que utilizarlas cuando no salga el sol.

Sauna

Sudar y sudar sin parar es un método muy eficaz para fomentar la detoxificación de los estrógenos. No hace falta que aprendas carpintería y te pongas a montar tu propia cabina de sauna en madera, porque hoy se comercializan trajes de sauna y minisaunas portátiles que puedes instalar en casa. Hay precios para todos los gustos, ya te lo puedes imaginar. Supone una inversión, pero en mi modesta opinión, vale mucho la pena.

Cúrcuma

Esta especia ayuda a depurar los estrógenos del cuerpo y además tiene propiedades antiinflamatorias. Puedes diluirla con un poco de agua para tomarla por la mañana en plan chupito o espolvorearla sobre la comida. No olvides que su biodisponibilidad mejora un montón si la combinas con pimienta negra.

¿Pero qué diablos le pasa a mi ciclo hormonal?

Vitaminas B_2, B_6 y B_{12}

Estas tres vitaminas del grupo B son esenciales para activar los estrógenos y mantener la progesterona en niveles saludables, lo que te ayudará a aliviar los síntomas del síndrome premenstrual. Puedes reforzar tu dieta con 100 mg de B_2 y B_6 al día, así como con 500 µg de B_{12}. El símbolo µ expresa una milésima parte de un miligramo, ¡fíjate bien! Lo más recomendable es optar por la variante P-5-P (piridoxal-5-fosfato), la forma activa de la B_6. Sirve como cofactor para más de 100 enzimas.

D-glucarato de calcio

Otro suplemento fantástico para asegurar la correcta detoxificación de los estrógenos, porque ayuda al hígado a cumplir sus funciones. Para empezar, puedes tomar 200 mg dos veces al día e incrementar gradualmente la dosis hasta los 500 mg.

DIM

El diindolilmetano es una enzima necesaria para que tu organismo equilibre los niveles de estrógenos, para lo cual debe descomponerlos correctamente. Ayuda a aliviar el síndrome premenstrual y los síntomas de la menopausia, además de equilibrar el estado de ánimo y tu nivel de energía. Se recomienda una dosis diaria de 200 mg.

NAC

La N-acetilcisteína es otro aminoácido con grandes cualidades para regular y controlar los apetitos descontrolados y caprichosos. Ideal para los días justo antes de la regla. La dosis habitual por regla generalmente oscila entre 600 y 1.200 mg diarios. Esta es una sustancia precursora del glutatión, el principal antioxidante de nuestra biología.

Lámpara o caja para terapia con luz roja

De acuerdo con distintos estudios, aplicar luz roja directamente sobre la tiroides (esa glándula situada en la base de la garganta) es beneficioso para favorecer la función tiroidea, que regula el ciclo menstrual. En lo que respecta al presupuesto, puedes gastarte entre 50 y 250 euros más o menos. No es exactamente barato, pero debería durar años y años. Yo te recomiendo que investigues un poco por tu cuenta y que leas las reseñas y opiniones de otras personas para decidir qué modelo se ajusta mejor a tus necesidades, porque hay muchísimas opciones.

APÉNDICE III

Proveedores RECOMENDADOS

A menudo me preguntan en *Instagram* por recomendaciones de tiendas, vendedores, distribuidores y proveedores. La verdad, son nombres que cambian constantemente, pero sí me pareció buena idea enumerar los más destacados a los que yo misma acudo.

No podría cubrir este apartado sin darte a conocer mi propia marca, ¡*WillPowders!* Fundé en 2021 *WillPowders* con el objetivo de reunir los mejores ingredientes posibles para elaborar los complementos dietéticos más prácticos y biodisponibles del mercado. ¡Y estoy orgullosísima de nuestros productos! No dejo de investigar, cuestionar y pensar en cómo evolucionar el catálogo, por eso te invito a visitar *www.willpowders.com* y descubrir qué productos hemos desarrollado pensando específicamente en abordar los trastornos y las alteraciones hormonales a las que podrías enfrentarte.

Tomando como base toda la información que he aprendido y recopilado sobre suplementos nutricionales y trabajando en colaboración con mis especialistas en bioquímica y endocrinología, he diseñado una tienda que ofrece propuestas para aliviar los síntomas de desequilibrio hormonal más habituales sobre los que me preguntáis.

Pero además de mi propio negocio, hay muchos más que me parecen fenomenales, que además de abastecerme incluso me sirven de inspiración para luchar contra los trastornos crónicos y el sufrimiento que genera este tema.

A continuación encontrarás una lista en la que he seleccionado a mis proveedores favoritos.

Espero que te sea útil y te ayude a encontrar la solución más eficaz para tu caso y tu estilo de vida.

Servicios de reparto de comida online

planetorganic.co.uk
wholefoods.co.uk
welleasy.co.uk
weareheylo.co.uk
fieldandflower.co.uk
oddbox.co.uk
gazegillorganics.co.uk
ableandcole.co.uk
eversfieldorganic.co.uk
coombefarmorganic.co.uk
thefishsociety.co.uk
coast-to-home.co.uk
riverford.co.uk
fishforthought.co.uk
shop.rickstein.com

Lácteos a base de leche cruda

naturaler.co.uk – buscador de granjas y explotaciones lácteas en tus proximidades

Alimentos y bebidas fermentados

lovingfoods.co.uk
myfermentedfood.com
thesourdoughco.com
modernbaker.com
jasonssourdough.co.uk
bottlebrushferments.com
labrewery.co.uk
kombuchawarehouse.com

Proteínas en polvo

Brilliance Broth de willpowders.com
Dr Axe Ancient Nutrition de iherb.com
planetpaleo.com
Ancient Nutrition de luckyvitamin.com
Vegan Low-Carb Protein de gardenoflife.co.uk
organicwhey.com

Colágeno

willpowders.com (péptidos de colágeno de origen bovino con alimentación ecológica).
hunterandgatherfoods.com (péptidos de colágeno de origen bovino con alimentación ecológica).
ossaorganic.com (péptidos de colágeno de origen bovino con alimentación ecológica).
Vegan Naked Collagyn de ancientandbrave.com

Caldo de huesos

Brilliance Broth de willpowders.com
planetpaleo.com
drgusnutrition.co.uk

Electrolitos

Electrotide – willpowders.com
e-lyte – bodybio.co.uk

Nootrópicos

Pure C8 TCM Oil – willpowders.com
Pure C8 TCM Oil – hunterandgatherfoods.co.uk
Gama Nootropics Range – willpowders.com
troscriptions.com
onnorlife.com
dirteaworld.com

Suplementos dietéticos

Gama Hormone Hacker – willpowders.com
Gama Designs for Health – supplementhub.co.uk
thorne.com
highernature.com
veridianhealth.com
pippacampbellhealth.com
hum2n.com
drsturm.com

Análisis y pruebas

omnos.me
thriva.co
lifecodegx.com
medichecks.com
letsgetchecked.co.uk
freestylelibre.co.uk – Monitor de glucosa continuo
joinzoe.com

Equipamiento y accesorios

redlightrising.com – lámparas de luz roja.
functionalself.co.uk – tienda generalista dedicada al *hacking* biológico.
aquatrue.co.uk – sistema de filtración de agua por ósmosis inversa.
waterfilters.co.uk – filtros para agua potable *Berkey*.
ouraring.com – dispositivo de seguimiento de tu estado de salud.
circular.xyz – dispositivo de seguimiento de tu estado de salud.
whoop.com – dispositivo de seguimiento de tu estado de salud.
firzone.co.uk – sauna portátil de infrarrojos.
infraredsaunas.co.uk – sauna infrarrojos para 2 o + personas.
brassmonkey.co.uk – bañera portátil para baños de hielo.
dryrobe.com – albornoz.
voited.co.uk – albornoz.
ikea.com – cojín refrigerante.
eightsleep.com – tecnología de *fitness* para el sueño.
Lumen.me – ayuda a mejorar tu flexibilidad metabólica.
hackswellbeing.com – equipamiento para *biohacking*.

Aplicaciones para móvil

Flo health – seguimiento de síntomas.
mysysters.com – aplicación para seguimiento de síntomas de perimenopausia.
Wim Hof – exposición al frío y técnicas de respiración.
HeadSpace – meditación guiada.
MindValley – automejora y perfeccionamiento.

Especialistas profesionales

Dr. Enayat – hum2n.com
Justin Maguire – autonomiccoaching.com
Pippa Campbell – pippacampbellhealth.com
Rosemary Ferguson – rosemaryferguson.com
Dr. Tamsin Lewis – wellgevity.com
Gary Brecka – garybrecka.com
Dra. Barbara Sturm – drsturm.com
Dra. A. J. Sturnham – thedecree.com
Inge Theron – facegym.com
omnos.me

AGRADECIMIENTOS

Me gustaría dedicar este libro a todas las mujeres cuyos desequilibrios hormonales las han condenado a padecer intervenciones médicas espantosas y a sufrir la carga de la vergüenza social. La humillación, la incomprensión, la pura negligencia y el ninguneo de la salud femenina parecen aproximarse a su fin. Al fin se presta la atención debida, ¡que ya iba siendo hora! Necesitamos contar con opciones, necesitamos que se investiguen de verdad nuestras complejidades hormonales, sin limitarse exclusivamente a los aspectos más beneficiosos para las empresas farmacéuticas.

Tengo la esperanza de que este libro sea una pieza más dentro de ese cambio cultural que tanta falta nos hace. En este ámbito, quiero reconocer y agradecer la labor de mi agencia de *management*, Becca Barr, que me ha apoyado en todo momento y cree de veras en mi mensaje y mi propósito de mejorar la salud de todo el mundo. Me habéis ayudado a darle un vuelco a mi vida y con ello, habéis ayudado a miles de personas que ahora se sienten más saludables y felices que en décadas. ¡Gracias por darme la oportunidad y también por atreveros a poner en práctica algunas de mis ideas más descabelladas! No encuentro palabras que hagan justicia a vuestra valentía.

Un agradecimiento muy especial para Becky Howard, que hizo una labor sobresaliente para plasmar en estas páginas mis ideas. Y a todo el equipo de Orion, que me ayudó a hacer realidad este nuevo libro. Gracias también a Alan Strutt y Gemma Sheppard, por esa foto tan chula de Marbs. Teresa

Paul PR: me declaro rendida admiradora de tu mente brillante y de tu personalidad contagiosa, pero también querría darles las gracias a todas las personas que me siguen en *Instagram* (*@daviniataylor*) y me han prestado su apoyo en toda clase de altibajos y aventuras dentro de esta historieta que llamamos vida. ¡Gracias! Os considero casi parte de mi familia.

Naturalmente, también tengo que darles las gracias a los miembros de mi familia de verdad, a mi queridísimo Matthew y a mis hijos guapísimos, que me ayudan a mantener la mentalidad abierta y a ser honesta acerca de las hormonas y de cómo nos afectan. Cuando abordamos nuestros desequilibrios hormonales también contribuimos a que nuestras familias comprendan mejor en líneas generales la salud física y la salud mental. Como madre de varios hijos, considero que es mi deber ayudarles a que entiendan que las mujeres son una fuerza de la naturaleza que conviene respetar y con la que hay que aliarse en pie de igualdad.

Matthew, no sabes cuánto aprecio tu cariño. Sin tu dedicación y tu apoyo, me sería imposible plasmar en papel todas estas aventuras mías. Sé que estás siempre a mi lado. Te quiero tanto que no sabría expresarlo con otras palabras.

Y por último, también tengo que darles las gracias a quienes integran el equipo de la oficina de mi negocio, *WillPowders*. Gracias Sarah Lundy, gracias Gill Cefai. Adoro nuestras charlas. Me encantan las sesiones de lluvia de ideas, las anécdotas, las sonrisas, todo. ¡Sois mujeres sabias! Es un honor teneros a mi alrededor. Y un saludo a mis amiguetes de «The Them», larga vida a ese grupo de *WhatsApp* tan deslenguado. Os quiero un montón, esas quejas e historietas compartidas sobre los achaques de la menopausia sirven para no olvidar que ni hemos sido ni seremos jamás «normales». ¡Menos mal que tenemos bien claro que el color beige es el más aburrido!